움직임을 위한 가이드

A guide to Better Movement

움직임을 위한 가이드

A guide to Better Movement

동작을 원활하게 하고 통증을 줄이는 **움직임**에 대한
과학적 접근과 **실제적 전략**

토드 하그로브 CR, CFP 지음
김지용, 차민기, 황현지 옮김

대성의학사

역자 서문

이 책의 저자는 롤퍼Rolfer이자 휄든크라이스 전문가로 비단 구조와 기능개선에 집중할 뿐만 아니라, 뇌과학과 통증 과학의 최신 지견을 소개하고 이를 움직임에 접목하였다. 의료 영역과 달리 운동치료 분야는 아직까지 치료에 대한 기준을 잡기가 쉽지 않은 분야로, 각각의 건강 전문가들이 스스로의 경험을 바탕으로 치료 규칙을 정하고 있다. 최근에 들어 여러 단체들이 자신들만의 기준과 원리를 세우고 그 규칙을 정립하고 있는 단계이다. 이 책은 운동치료에서 통증과 진통 기전의 틀을 충분히 설명할 만한 방식으로 제시하고 있다고 생각한다.

이 책에서는 처음부터 운동방법을 소개하지 않는다. 통증과 진통의 과정들에서 움직임을 통한 치료가 어떤 도움을 주는지, 그리고 그런 도움을 위해서 지켜야 할 원칙이 무엇인지 소개한다. 그리고 난 뒤 휄든크라이스 방식의 움직임 접근을 소개한다.

주변의 많은 운동치료사와 물리치료사들이 본인의 치료법이 옳은지, 잘 하고 있는지 궁금해 하는 것을 보았다. 그리고 한의사, 의사 중에서도 운동치료가 어떤 기전을 통해서 진통 효과를 발휘하는지 궁금한 분들이 있을 것이다. 그런 분들에게 움직임의 치료적 측면에 대한 기초적인 토대가 될 만한 책이라고 생각이 된다.

이 책은 근력과 컨디셔닝 그리고 요가 분야의 퍼스널 트레이너, 한방재활의학과 전문의, 그리고 운동을 공부하는 한의사가 함께 번역을 하였다. 운동치료 분야에서만큼은 각 직능의 건강관리 전문가들이 서로 의견을 공유하고 존중하며 나아가 협업을 할 수 있는 장이 열리기 바란다.

2015년 8월

MovLAB

김지용, 차민기, 황현지

머리말

나는 스포츠를 즐기며 자랐다. 체계적인 스포츠, 비체계적인 스포츠, 팀 스포츠, 개인 스포츠 가릴 것 없이 말이다. 중학교 시절에는 야구와 농구를 했고, 고등학교 시절에는 축구, 대학 시절에는 테니스를 했다. 뉴욕 북부가 대학 테니스로 유명한 지역은 아니었지만 몇 년간 최고의 자리를 지킨 것에 대해서 자랑스럽게 생각했다.

나는 항상 훌륭한 선수들을 '훌륭하게' 만드는 요소가 무엇인지 궁금했다. 사이즈일까, 스피드일까? 또는 스트렝스일까, 기술 또는 컨디셔닝일까? 연습일까, 아니면 선천적인 능력일까?

대학 시절 포켓볼 시합에 출전하게 되면서 이러한 주제에 대한 관심이 더욱 커졌다. 이유가 궁금했다. 아마도 포켓볼에서는 프로처럼 잘 치기 위한 신체적인 조건이 크게 작용하지 않기 때문일 것이다. 포켓볼을 잘 치기 위해서 덩치가 크거나 힘이 세고 재빠를 필요는 없다. 단순히 적당한 스피드로 적절한 장소에 공을 쳐서 들어가게끔 하면 된다.

이유가 무엇이든 나는 프로 수준의 포켓볼 실력을 만드는 것에 조금 집착하게 되었다. 내가 구할 수 있는 모든 책을 샀고, 프로들의 기술을 분석하기 위해 몇 시간 동안 동영상을 보기도 했다. 내 친구들이 나를 괴짜로 생각했던 것도 이상할 것이 없긴 하다.

이러한 과정을 거치는 동안, 나는 움직임을 관찰하고, 분석하고, 어떻게 흉내 낼수 있는지 알아내는 것에 특별한 관심을 가지게 되었다. 그러한 노력 끝에 나는 포켓볼을 꽤 잘 치게 되었다(프로 수준은 아니지만!).

곧 나는 다른 신체활동에도 이와 비슷한 흥미를 가지게 되었다. 이십대 때 스쿼시를 시작했고, 시애틀 오픈 경기에서 세 번이나 우승했다.

이 기간 동안 나는 움직임 무엇인지 알게 되었으며, 불행하게도 만성통증이 무엇인지 또한 알게 되었다. 이십대 시절 법학도이자 변호사로서 나는 컴퓨터 앞에서 많은 시간을 보냈으며, 이는 필시 목, 어깨, 허리의 만성통증에 영향을 미쳤을 것이다. 무릎과 발 또한 아팠다. 내 인생의 전기에 점점 늙어가고 있다고 느꼈다.

통증이 있을 때면 나는 일에 집중할 수 없었다. 경쟁적으로 스포츠를 할 수도 없었으며, 앉아서 영화를 관람하거나 장거리 운전을 할 수도 없었다. 잠도 제대로 잘 수 없었으며, 한시도 편안함을 느끼지 못했다. 나는 통증이 발생하는 이유와 치료법에 관한(대개는 모순되는 내용이었지만) 방대한 양의 책을 읽기 시작했다. 나는 의사에게 진찰을 받고, 물리치료사를 방문하고, 요가와 필라테스 수업에 참여했다. 교정운동, 퍼서널 트레이닝, 자세, 스트레칭, 통증 치료에 대한 의학적인 방법 그리고 대체요법들에 관한 다양한 책을 읽었다. 만성통증이라는 주제가 내 실제 직업과 관련이 없긴 하지만 아주 매력적이라는 것을 알게 되었다. 나는 곧 퍼포먼스에 대해 연구했던 것처럼 통증에 대한 연구에 푹 빠지게 되었다. 또한 이 두 개의 서로 달라보이는 주제들 사이의 흥미로운 연관성에 대해 깨닫게 되었다.

결과적으로 나는 몇 년에 걸쳐 아주 꾸준히, 그리고 조금씩 만성통증을 극복하게 되었다. 12년도 넘게 걸렸다. 나는 현재 46세이며 여전히 스포츠 경기에 출전하고 아주 건강하다고 느낀다. 때때로 다치기도 하지만 어떻게 나아질 수 있는지 알고 있다. 나는 이십대 때보다 지금 더 건강하다고 느끼며, 이로 인해 앞으로 우리 모두가 겪어야 할 변화에 대해 매우 긍정적이 되었다. 나이가 들어가는 것에 대해서 말이다.

2005년 나는 변호사 일을 그만두고 내 관심분야와 보다 관련 있는 직업을 찾기로 결심했다. 나는 롤핑요법가 그리고 휄든크라이스 지도자가 되었고, 그때부터 현재까지 시애틀에서 고객들과 만나고 있다.

만일 통증을 가진 사람이 물리치료사, 가족주치의, 외과의사, 카이로프랙터, 침술가, 퍼스널 트레이너, 마사지 치료사를 찾아간다면 그 사람은 아마도 각각 일곱 가지의 상이한 통증에 대한 설명을 듣게 될 것이며, 일곱 가지의 완전히 다른 치료법을 듣게 될 것이다. 그리고 이러한 설명 중 대부분은 과학적으로 전혀 뒷받침이 되지 않은 것일 가능성이 매우 높다. 심하게는 과학과 직접적으로 충돌하는 내용일 수도 있다! 나는 사람들이 혼란스러워하고, 고통스러워하면서 시간과 자원을 낭비하는 것을 보았다.

이러한 혼란에는 공통된 주제가 있다. 많은 치료사들이 신체의 결함이라고 추정하는 것이 통증에 미치는 영향을 지나치게 강조한다는 것이다. 예를 들어 통증은 나쁜 자세, 기의 불균형, 척추의 부정렬, 코어의 약화, 짧은 고관절 굴근, 근섬유의 뭉침muscle knot, 추간판팽륜bulging disc의 문제일 수 있다. 하지만 동시에 신경계 그리고 뇌의 역할은 무시되거나 잘못 이해되고 있다.

이는 모순적이다. 실제로 성공적인 치료 결과를 낳는 것은 병리적으로 예상한 신체의 문제가 아니라 신경계의 문제일 때가 많기 때문이다. 사실 카이로프랙터에게 치료받은 후 또는 요가, 폼롤링, 침술, 마사지, 교정운동 등을 한 후 통증이 나아졌다면, 서로 아주 비슷한 메커니즘이 작용했을 가능성이 매우 높다. 각각의 치료사가 완전히 다른 대상을 목표로 치료하였다 할지라도 이는 사실이다. 통증과학과 신경과학의 최신 연구들을 통해 이러한 메커니즘에 대해 상당히 많이 이해할 수 있으며, 그 메커니즘에 가장 효과적으로 접근할 수 있는 방법 또한 알 수 있다.

그리하여 나의 블로그(또한 이 책의) 주제는 다음과 같다.

- 더 잘 움직이고 더 건강하기 위해 우리가 어떠한 것을 하고 있건 간에, 그 효과를 극대화하기 위해서 실제 작용하고 있는 메커니즘을 이해할 필요가 있다.
- 신경계는 대부분의 사람들이 생각하는 것보다 훨씬 더 많이 신체의 인식과 움직임을 통제하고 있다.
- 더 잘 움직이고 더 건강하게 되기 위한 가장 빠르고 쉬운 방법은 신경계를 변화시키는 것이다.

1~2년간 이러한 주제에 대해 글을 올리기 시작하면서 내 블로그가 전국의 유명한 물리치료사들과 선수 트레이너들로부터 주목을 받고 좋은 평가를 받는 것을 보고 매우 놀랐다. 몇 명의 물리치료사, 요가, 무술 지도자들로부터 학생들에게 내 글을 추천한다는 내용의 메시지도 받았다. 내가 가장 좋아하는 블로거들이 내 글을 링크하기도 했다. 독자수는 계속 늘어났으며, 나는 학식과 지식이 아주 높은 사람들이 많이 모인 네트워크와 정기적으로 교류하게 되었다. 그로 인해 나의 지식과 함께 정확하고 쉽게 이해할 수 있는 정보를 제공하고자 하려는 책임감 또한 급격히 늘어나게 되었다.

2012년, 나는 내 블로그에서 다루었던 다양한 생각들을 정리하고 모아서 책을 쓰기로 결심했다. 당신이 이 책을 통해 내가 그랬던 것처럼 놀랍고도 유용한 정보를 얻기를 희망한다.

읽기 전에…

이 책을 읽고 있는 당신은 아마도 더 잘 움직이고 더 건강해지기를 바라는 사람일 것이다. 운동선수이거나 만성통증으로 고통받는 사람, 또는 자기발전과 자아발견을 위해 몸과 마음을 수련하는 사람일 수도 있다. 어쩌면 당신은 물리치료사, 마사지 치료사, 카이로프랙터, 퍼스널 트레이너, 요가, 필라테스, 무술 지도자와 같이 다른 이들에게 움직임을 가르치고 있는 전문가일 수도 있다.

그렇다면 이 책은 당신을 위한 것이다. 이 책은 편안하게 더 잘 움직이는 것과 관련된 아주 흥미로운 과학을 제공하며, 그 목표를 달성하기 위한 실용적인 방법 또한 알려준다. 이 책은 신경계에 초점을 맞추고 있다. 신경계가 어떻게 우리를 움직이게 하고 느끼게 하는지 말이다. 이 책의 주제는 스트렝스, 스피드, 유연성, 지구력, 통증 그리고 협응력에 신경계가 미치는 영향이 우리가 생각하는 것보다 훨씬 크다는 것이다.

나는 이 책에 움직임 관련 전문가들을 만족시킬 수 있는 자세한 과학적 정보를 충분히 담으려고 했다. 그와 동시에 이러한 주제에 대한 사전지식이 없는 독자들 또한 쉽게 읽을 수 있게 쓰려고 노력했다. 그 점을 염두에 둔 채, 이 책에는 몇 가지 목표가 있다.

첫째, 과학적으로 기반을 두되, 운동조절motor control과 퍼포먼스, 통증, 건강과 그것의 상관관계를 이해하기 위한 상식적인 지식의 틀을 제공하는 것이다. 하나의 단순한 렌즈의 역할을 할 수 있기를 희망한다. 이를 통해 각각의 분야의 언어와 개념을 사용하면서 여러 다른 분야의 복잡하고 겉으로는 모순되어 보이는 많은 정보들을 이해할 수 있도록 해주는 렌즈 말이다. 이 책을 읽은 후, 당신은 서로 다른 분야의 생각들을 통합하고, 복잡한 개념들을 단순화하며, 불분명한 생각들을 명료하게 만들고, 이치에 맞지 않는 생각들을 버릴 수 있게 될 것이다.

이 책의 두 번째 목표는 몇 가지 일반적인 원칙들을 분명하게 표현하는 것이다. 어떠한 프로그램이든 간에 통증 감소와 신체적 퍼포먼스 향상을 위해 움직임을 이용한다면 이러한 원칙들을 프로그램을 발전시키는 데 쓸 수 있다. 이 책은 당신이 하고 있는 것이 요가이건 필라테스이건 물리치료 또는 교정운동이건 간에 관계없이 그것이 왜 효과가 있으며, 어떻게 더 잘 사용할 수 있는지 이해하도록 도울 것이다.

세 번째 목표는 여러 가지 움직임을 가르치는 것이다. 이러한 움직임들은 책의 앞부분에서 논의된 과학과 원칙들을 적용한 것이다. 마지막 챕터에는 휄든크라이스 원칙에 기반한 25가지 움직임을 소개하고 있다. 각각의 움직임은 팔다리 뻗기, 신체 이동과 같은 기본적인 움직임을 향상시키거나 몸통과 하체를 연결하여 사용하는 것에 중점을 두고 있다. 당신이 기존에 휄든크라이스를 접해본 적이 없다면 이러한 움직임들이 독특하고, 흥미로우며 재미있고 어려우면서도 효과적이라고 생각할 것이다. 또한 코치나 지도자 없이 스스로의 움직임을 탐험하는 이상적인 방법이라 느낄 것이다.

왜 더 잘 움직여야 하는가?

이 책을 읽고 있는 것으로 보아 당신은 아마도 이미 움직임의 질을 향상시키는 것이 가치 있는 일이라고 믿고 있다고 생각된다. 그러한 믿음을 더 확고히 할 필요가 있다면, 여기 움직임의 효율성, 협응력, 그리고 편안함을 향상시키기 위해 노력해야 하는 세 가지 중요한 이유가 있다.

1. 더 나은 퍼포먼스 그리고 부상 예방

최고의 선수, 무용가, 무술가, 그리고 요가 수련자가 되기 위해서는 그저 가장 강하고, 빠르며, 유연하기만 하면 되는 것이 아니다. (이런 것들이 분명 도움이 되긴 하지만!) 최고들은 가장 질 높은 움직임을 구사하며, 최고의 협응력과 신체구조를 가지고 있다. 그들을 돋보이게 하는 것은 (타이거 우즈, 로저 페더러, 리오 메시, 미아 햄과 같은 사람들) 사이즈, 스트렝스, 스피드가 아니라 그들의 움직임 능력이다.

움직임의 질은 또한 엘리트 선수들이 부상에서 자유로울 수 있도록 도와준다. 어떠한 것이든 기술향상을 위해 훈련을 매우 열심히 한다면, 신체는 엄청난 양의 역학적 스트레스 상황에 놓이게 된다. 효율적으로 움직인다면 신체의 역학적 스트레스를 최소화하고 분배하여 부상을 피하는 데 도움이 된다.

2. 편안한 일상생활

움직이는 방법은 우리가 일상에서 활동을 하면서 어떻게 느끼는가에 영향을 준다. 심지어 현대에 만연하고 있는 좌식 생활조차 앉기, 서기, 걷기, 숨쉬기, 뻗기, 구부리기 등의 신체적인 활동으로 꽉 채워져 있다. 컴퓨터 앞에 앉아 있는 것은 여러 가지 부상을 일으키는 힘든 작업이다. 당신이 알고 있을지 모르겠지만 우리 모두는 운동선수들만큼 활동하고 있는 것이다.

스포츠에서와 마찬가지로 일상생활에서의 움직임은 대개 협응력과 효율성을 필요로 한다. 이러한 활동에서 과도한 긴장을 습관적으로 사용하는 것과 역학적 스트레스가 1~2분 정도라면 어떠한 통증도 일으키지 않을 가능성이 높다. 하지만 이것이 며칠, 몇 주, 몇 년간 축적된다면 심각한 영향을 준다. 더 나은 움직임을 배우는 것은 만성통증과 스트레스를 피하거나 줄이는 것을 도울 수 있다.

물론 신체는 매우 적응력이 높으며, 통증을 피하거나 좋은 기능을 위해 각각의 모든 움직임이 생체역학적으로 완벽할 필요는 없다. 또한 비효율적으로 보이는 움직임 패턴을 가지고 있는 많은 사람들이 통증이 없는 경우도 있으며 그 반대의 경우도 있다. 그러나 움직임은 생활 속 스트레스의 많은 원인 중 한 가지이며, 스트레스가 많아지는 것보다는 적은 것이 더 나을 것이다. 때때로 이것은 매우 중요한 차이를 만들어낸다.

3. 자아발전

좋은 움직임은 단순히 더 잘 움직이는 것에 대한 것만이 아니다. 뇌의 움직임을 조절하는 부분은 생각, 감정, 감각인지를 조절하는 뇌의 부분과 연결되어 있다. 감정 상태, 정신 상태 그리고 자아상을 변화시키고 싶다면, 자신의 몸을 인지하고 움직이는 방법을 바꾸는 것이 좋은 시작이 될 것이다. 움직임이라는 추상적이며 불분명한 뇌의 특성을 더 분명히 이해할 수 있도록 해주는 확실한 도구이다.

이것이 바로 요가, 필라테스, 무술, 태극권, 휄든크라이스 요법과 같은 전통적인 형태의 움직임 치료법이 신체뿐만이 아니라 정신에도 건강을 가져다주는 이유일 것이다.

뇌과학에 기반을 둔 관점

이 책은 뇌과학에 기반을 둔 시각을 가지고 있다. 이는 중추신경계가 우리가 움직이고 느끼는 방법에 미치는 영향, 그리고 그와 관련된 기능을 변화시킬 수 있는 방법에 중점을 두고 있다는 뜻이다.

몸의 구조는 전혀 중요하지 않으며, 좋은 움직임은 "전부 당신의 뇌에 달려 있다"라고 말하려는 것이 아니다. 오히려 그와 반대다. 좋은 근골격계 구조는 좋은 움직임의 필수요소이다. 자동차를 안전하게 운전하기 위해 기계적인 결함이 없어야 하듯이 말이다.

다양한 형태의 다이어트와 운동, 스트레스 감소를 통하여 신체구조를 발달시키는 것에 대한 책은 아주 많다. 그와 대조적으로 우리의 몸을 조절하는 신경계의 기능을 최적화시키는 방법을 제시하는 책은 거의 드물다. 또한 다수의 이 분야 전문가들은 스트렝스, 스피드, 유연성, 지구력, 협응력 그리고 통증과 관련하여 신경계가 하는 역할에 대해 제대로 이해하고 있지 않다. 이 책은 치료사들과 트레이너들에게 필수적이라 할 수 있는 '움직임을 균형 있게 바라보는 시각'을 제공하려 한다.

하드웨어와 소프트웨어의 구별

고장난 컴퓨터를 고치고 싶다면 하드웨어의 문제인지 소프트웨어의 문제인지를 알아내야 한다. 자동차 사고가 난 이유를 알고 싶다면, 그것이 자동차의 결함인지 운전자의 문제인지 궁금할 것이다. 타이어가 망가져서일까, 운전자가 충분히 주의를 기울이지 않아서일까? 만일 기타에서 이상한 소리가 난다면, 악기를 제대로 조율하지 않아서일까, 연주자가 엉뚱한 음을 치고 있기 때문일까?

인간의 움직임을 볼 때도 비슷한 질문을 던질 수 있다. 달리기를 하는 동안 고관절 굴근이 뻣뻣한 느낌이 든다면, 근육이 짧은 것일까 아니면 단순히 긴장을 풀 수가 없는 것일까? 둔근의 크기가 위축된 것일까, 단지 그 기능이 억제된 것일까? 만일 달리는 동안 통증이 있다면 고관절에 손상을 입은 것일까, 신경계가 일반적인 움직임에 지나치게 민감해진 것일까? 이것은 구조 또는 기능의 문제일까, 근육 또는 신경계의 문제일까, 자동차 또는 운전자의 문제일까, 하드웨어 또는 소프트웨어의 문제일까?

인정하건데, 항상 이 질문에 대한 답을 얻을 수 있는 것은 아니다. 심지어 구조와 기능 사이에 분명한 선을 긋는 것조차 어렵다. 때로 이러한 구별은 객관적인 해부학적 실제라기보다 추상적인 개념에 가깝다. 그렇다 하더라도, 움직임에서 문제가 발생하는 원인과 이를 개선하기 위한 목표를 제대로 설정하기 위하여 이러한 개념을 유용한 도구로 사용할 수 있을 것이다.

위에서 말한 바와 같이 이 책은 구조가 아닌 기능, 하드웨어가 아닌 소프트웨어, 자동차가 아닌 운전자, 악기가 아닌 연주자에 영향을 미치는 요소들에 중점을 둘 것이다. 움직임을 개선하려는 노력에 있어서 신경계의 기능을 극대화시켜야 하는 몇 가지 중요한 이유가 있다. 이는 다음과 같다.

신경계는 변화하기 쉽다

중추신경계는 몸의 구조에 비하여 보다 변화하기 쉽다. 몇몇 신체적인 구조는 실질적으로 변화가 불가능하다. 뼈는 수년에 걸쳐서만 그 모양과 밀도를 변화시킬 수 있다. 즉 성인이 되어서는 골격계가 변하지 않는다고 볼 수 있다.

연부조직 또한 그 길이를 변화시키기 쉽지 않다. 우리는 스트레칭을 통해 근육의 길이를 늘인다고 생각하지만 가동범위의 증가는 실제 근육의 길이가 변화했다기보다 스트레칭에 대한 신경계의 저항력이 변화하여 발생한 것일 가능성이 높다.[1)]

마찬가지로 근막의 길이를 늘이거나 변화시키기 위한 치료법은 아마도 구조의 변화 때문이 아니라 신경계의 영향을 통해 나타난 효과일 것이다. 연구결과에 따르면, 손이나 팔꿈치, 폼롤러를 통해 이미 성숙한 결합조직을 변형시키는 것은 불가능에 가깝다.[2)] 결합조직은 역학적인 스트레스에 변화를 일으키기는 하지만, 그 변화는 뼈와 마찬가지로 오랜 시간에 걸쳐 발생한다.

몸과 구조와는 대조적으로 기능적 변화의 가능성은 무제한에 가깝다. 만일 당신이 농구 실력을 향상시키고 싶다면, 키를 크게 만들 수는 없지만 올바른 훈련을 통해 다양한 농구 기술을 배울 수 있는 가능성은 아주 높다. 또한 신경가소성에 관한 신생과학에 의하면 뇌는 평생동안 재조직이 가능하다.

신경계는 빠르게 변화한다

몸의 구조는 스트레스의 축적에 반응하여 매우 천천히 변화한다. 수년에 걸쳐 반복적으로 충격이 가해진 뼈는 결국 더 단단해지고 밀도 또한 높아질 것이다. 인대나 건에 일정한 수준의 스트레스를 반복적으로 가한다면 수개월 뒤에는 더 강해지고 두꺼워질 것이다. 근육 또한 마찬가지이며, 이는 최소한 몇 주는 걸릴 것이다. 이러한 모든 적응은 기능을 향상시키며, 역학적 스트레스에 의한 피해를 감소시킨다.

---

1) Weepier, Magnusson (2010), Increasing Muscle Extensibility: A Matter of Increasing Length or Modifying Sensation? *Physical Therapy,* March 2010, Vol. 90, No. 3, 438–449; http://www.physther.net/content/90/3/438.full

2) Chaudry, Schleip (2008), Three-Dimensional Mathematical Model for Deformation of Human Fasciae in Manual Therapy. *J Am Osteopath Assoc.* August 1, 2008, Vol. 108, No. 8, 379–390; http://www.jaoa.org/content/108/8/379.full

이러한 변화는 흥미롭고 매우 중요하긴 하지만, 신경계의 복합적인 적응력과 비교하자면 답답할 정도로 느리고 단순하다. 신체에서 과도한 역학적 스트레스가 감지될 때 신경계는 즉각적으로 아주 다양한 교정 조치를 취한다. 신경계는 즉시 움직임 패턴을 재편성하여 위험이 발생한 부분의 스트레스를 제거한다. 이 부분을 더 보호하기 위해 통증을 발현시킬 수도 있다. 보다 정밀하게 움직임을 조절하기 위해 지각을 변화시킬 수도 있다. 단 몇분만에 보다 안전하고 효율적으로 움직이는 새로운 방법을 터득한다.

이와 같이 신경계는 환경 정보에 대하여 믿을 수 없을 정도로 민감하며 즉각적으로 대응한다. 신경계는 즉시 변화를 일으키고, 뇌는 새로운 기술을 매우 빠르게 습득한다. 요가나 마사지, 교정운동 후 몸이 나아지고 움직임이 개선된다면 몸의 구조보다는 신경계에 유의미한 변화가 일어났을 가능성이 아주 높다.

신경계의 변화는 영구적이다

중추신경계의 기능적 적응은 근육 크기의 증가와 같은 신체적인 적응을 유리하게 만들 수도 있다. 일정한 수준까지 발전됐을 경우 신경계에 의한 학습은 영구적으로 유효하다. 웨이트 트레이닝을 통하여 만들어진 근육과 몸은 운동을 쉬게 되면 금방 잃어버리지만, 자전거를 타는 방법은 쉽게 잊어버리지 않는다. 이와 마찬가지로 꽤 높은 수준까지 수련했을 경우, 요가, 무술, 휄든크라이스 요법 또는 다른 신경계 학습에 기반한 치료법을 통해 깨우친 몸의 자각과 협응력은 오랜 시간 동안 그 효과가 지속된다.

로드맵

이와 같은 배경지식을 유념하며 이 책의 개요를 빠르게 살펴보자. 이 책은 총 세 부분으로 이루어져 있다. Part 1은 움직임의 과학을 다루며 Part 2는 통증과 그 외의 보호기전에 초점을 두고 있다. Part 3은 이러한 개념의 실제적 적용에 관한 것이다. 다음은 각 챕터에 대한 설명이다.

Part 1: 더 좋은 움직임에 대한 과학

Chapter 1은 생체역학적으로 가장 건강하고 효과적이며 기능적인 혹은 바람직한 움직임의 본질을 규정한다.

Chapter 2에서는 신경계가 움직임을 어떻게 인지하고 조절하는지, 그리고 어떻게 더 나은 움직임을 배울 수 있는지에 대해 다룬다.

Chapter 3은 뇌 안의 '지도', 즉 우리의 몸을 나타내며 움직임과 인지를 통제하는 신경활동의 패턴에 대한 것이다. 우리는 그 패턴들이 어떻게 변화하며, 왜 그것이 중요한가에 대해 살펴볼 것이다.

Chapter 4는 성장발달적인 관점에서 움직임을 바라보며, 우리가 갓난아기 때 배운 움직임의 기본적인 구성요소, 그리고 성인으로서 기본적인 움직임 패턴을 회복하고 유지하기 위한 성장발달적인 자세의 중요성에 대해 살펴볼 것이다.

Part 2: 더 좋은 느낌을 위한 과학

Chapter 5에서는 통증의 발현에 있어서 뇌의 역할, 통증이 조직의 손상을 나타낸다고 볼 수 없는 이유, 또한 우리의 생각과 감정이 통증에 주는 영향에 대해 살펴볼 것이다.

Chapter 6에서는 우리의 신체적 퍼포먼스를 제한할 수 있는 보호기전 또는 '중심 운영자central governors'에 대해 살펴볼 것이다. 뻣뻣함, 약함, 피로, 그리고 변형된 협응력 등과 같은 모든 현상들은 신경계가 위협적으로 인식되는 움직임으로부터 우리를 보호하기 위한 방법이다.

Chapter 7은 다양한 몸과 마음의 수련법이 어떻게 자기발전과 감정조절을 향상시키는가를 이해하기 위한 과학적인 체계를 제공할 것이다.

Part 3: 더 좋은 움직임과 기분을 위한 실습

Chapter 8에서는 앞 챕터들에서 다룬 배경지식들을 사용하여 움직임과 감정을 더 잘 다루기 위한 뇌과학적인 방법들에 대해 이야기할 것이다. 이 방법들은 아주 다양한 맥락에서 사용될 수 있다.

Chapter 9에서는 Chapter 8에서 다룬 방법들을 적용한 예를 보여주는 25가지의 움직임 레슨으로 마무리된다.

자, 이제 시작해보자!

차 례

PART I

좋은 움직임에 대한 과학

CHAPTER 1

좋은 움직임에 대한 정의

"열쇠가 잠긴 문을 쉽게 열듯,
움직임 문제를 완벽하게 해결할 때 정확한 움직임이라 할 수 있다."
— 니콜라이 번스타인Nikolai Bernstein

움직임을 향상시키려는 노력에 앞서 우리는 좋은 움직임이란 어떠한 것인가에 대해 고려해보아야 한다. 생체역학적으로 가장 건강하고 기능적인 움직임의 본질이란 무엇일까?

이번 챕터에서는 해부학적인 상세한 견해 또는 특정한 관절이나 움직임에 대한 아주 구체적인 평가에 대한 내용을 다루지 않을 것이다.[3] 대신 우리가 할 수 있는 거의 모든 움직임 그리고 움직일 수 있는 모든 사람들에게 적용 가능한 올바른 생체역학의 일반적인 원칙에 초점을 둘 것이다. 예를 들자면 퍼포먼스를 향상시키고 부상을 감소시키기 위해서는 하나의 관절에 크게 집중하기보다는 많은 관절에 역학적인 스트레스를 분산시켜야 한다는 것이 일반적인 사실이다. 발에 관해서건 어깨에 관해서건, 달리기를 하건 걷기를 하건, 호흡을 할 때건 점프를 할 때건, 엘리트 선수이건 노인이건 간에 이러한 원칙에는 변함이 없다.

3) 이 책에서는 포워드벤드(forward bend), 오버헤드리치(overhead reach), 스쿼트 등에서 나타나는 정확한 관절의 가동범위, 관절 움직임의 시퀀스 또는 근육 활성화 패턴에 대해 다루지 않는다. 이러한 구체적이고 정확한 움직임 분석은 매우 유용하지만 약점도 가지고 있다. 첫째, 이러한 분석은 수치를 필요로 하며 이는 부정확하거나 측정이 어렵다. 대부분의 움직임 평가에서는 우리가 생각하는 수치를 측정하지 않는다. 둘째, 정확한 움직임 분석은 해부학적 조사를 바탕으로 하며 이는 불분명하고 변화하기 쉽다. 예를 들면 세계 최고 수준의 해부학자들은 여전히 승모근이 견갑골을 상방회전시키는지 또는 요근이 골반 전방경사에 관여하는지 여부에 대해 토론하고 있다. 셋째, 이러한 접근법은 개개인의 해부학적, 구조적 차이를 고려하지 않는다. 어떤 이에게 적절한 것이 다른 이에게는 전혀 맞지 않을 수 있다.

이러한 사실을 염두에 둔 채 이 챕터에서는 건강하고 기능적인 움직임의 본질에 대해 알아볼 것이다. 이러한 과정에서 안정성stability, 가동성mobility, 유연성flexibility, 균형balance, 자세posture, 정렬alignment과 같은 움직임의 특성을 설명하기 위해 흔히 사용되는 개념들에 대한 혼동을 명확하게 할 수 있을 것이다. 유연성은 중요한가? 유연성과 가동성은 어떻게 다른가? 자세와 코어 안정성은 관련이 있는가? 움직임에 '올바른' 방법과 '잘못된' 방법이 존재하는가? 그 해답을 얻고자 한다면 계속해서 이 책을 읽으면 된다.

시작하기에 앞서, 우리는 생체역학이 전부가 아니라는 사실을 알아야 한다. 이후에 다루겠지만, 심각한 만성통증에 시달리는 사람들 중에 훌륭한 움직임 패턴을 가지고 있는 사람도 많고, 나쁜 움직임을 가지고 있는 사람 중에서 전혀 통증이 없는 경우도 많다. 또한 어떠한 사람에게는 아주 효율적인 자세와 움직임이 다른 사람에게는 전혀 효과가 없을 수도 있다. 개개인은 모두 독특하며, 움직임에 대한 최상의 해결책 또한 모두 다를 것이다.

그럼에도 불구하고 퍼포먼스, 안전, 그리고 그로 인해 신체에 가해지는 물리적인 스트레스와 관련하여 모든 움직임이 동일하게 만들어지진 않는다. 최상의 기능을 가지고 있는 사람들이 움직이는 방법에는 많은 공통점이 존재한다. 예를 들어 러너들은 개인별로 달리는 모습의 차이를 보이지만 엘리트 선수 그룹은 초급자들에 비해 비교적 일관적인 모습을 보여준다. 톨스토이가 말했듯이 "행복한 가족들은 모두가 닮아 있다. 하지만 불행한 가족들은 각각 다른 모습을 가지고 있다." 이는 행복하게 움직이는 사람들에게도 어느 정도 적용된다. 그들은 특정한 본질을 공유하고 있다. 이러한 특성이 어떠한 것인지 살펴보자.

협응력

모든 좋은 움직임은 협응력coordination이 필수적이며, 협응력이란 '조화로운 상호작용'으로 정의된다. 이를 움직임에 적용해보면 협응력이란 서로 다른 근육과 관절들이 하나의 팀으로 작용하여 특정한 결과를 만들어내는 것이라고 할 수 있다.

아주 단순한 움직임조차 팀워크가 필요하다. 손가락 하나를 들어올릴 때도 주동근(움직임을 만들어내기 위해 수축한다), 안정근(원치 않는 움직임을 막기 위해 수축한다) 그리고 길항근(움직임이 일어나도록 하기 위해 이완한다)이 서로 협력하여 움직여야 한다. 각각의 근육들이 기능이 아주 뛰어나다고 한들, 서로 한 팀으로 협력하지 않는다면 움직임은 아예 발생하지 않는다.

스포츠 팀에 비교해보면 협응력이 어떻게 최적화되고 손상될 수 있는지를 이해하는 데 효과적이다. 선수들이 서로 협력을 하지 않거나, 자신의 포지션에서 플레이를 하지 않거나, 핵심 선수가 부상을 당해 벤치에 앉아 있을 때 협응력이 제대로 작용하지 않는다고 할 수 있다. 왼쪽 어깨 너머로 시선을 돌린다고 가정해보자. 목, 어깨, 갈비뼈, 그리고 척추 관절들이 모두 왼쪽으로 돌아보는 동작에 협력한다. 만약 이 팀 구성원 중 하나가 아예 움직이지 않는다면? 나머지 팀 구성원들이 이 임무를 수행하기 위하여 더 열심히 일해야 하며 움직임의 효율성은 떨어지게 된다.

음악에도 비교해볼 수 있다. 모든 근육과 관절들은 커다란 오케스트라의 연주가들이라고 할 수 있다. 훌륭한 음악은 특정한 하나의 음이나 악기에 의해 완성되는 것이라기보다, 전체의 각 부분 사이의 조화로운 상호작용에 의해 완성된다고 할 수 있다. 또한 모두가 같은 곡을 연주하는 것이 중요하다!

유연성과 가동성

좋은 움직임을 위해서는 모든 관절이 일반적인 기능을 위해 요구되는 최소한의 가동범위를 가지고 있어야 한다. 나는 각 관절에 대한 이 최소한의 가동범위가 얼마큼인지 설명하진 않겠다. 이는 물론 어떤 활동을 하느냐에 따라 달라진다. 그러나 좋은 움직임을 위한 유연성의 역할이 일반적으로 과대평가되어 있다는 사실을 지적하고 싶다. 이는 가동성이라고 부르는 다른 개념과 혼동되기도 하며 종종 가동성이 더 중요하기도 하다.

이러한 용어들은 다른 전문가들 사이에서는 다른 의미로 사용되지만, 이 책의 목적에 따라 나는 유연성을 이렇게 정의할 것이다. 특정한 관절의 가동범위, 즉 A에서 B로 얼마나 멀리 움직일 수 있는가이다. 가동성은 가동범위의 끝 지점에 대한 기능적인 조절의 정도를 의미한다. 대부분의 사람들은 움직임을 향상시키기 위해 유연성이 아닌 가동성이 더 많이 필요하다. 다시 말하자면 그들은 더 넓은 가동범위가 필요한 것이 아니라, 그들이 이미 가지고 있는 가동범위의 끝 지점에서 단지 더 나은 퍼포먼스와 조절 능력이 필요한 것이다.

만일 당신이 한 무리의 엘리트 선수들을 실험실로 데려가서 그들의 신체적인 능력을 측정한다고 가정해보자. 그 선수들은 뛰어난 수준의 스트렝스, 파워, 지구력, 균형감각을 가지고 있을 것이다. 하지만 그들의 유연성은 아마도 건강한 사람치고는 평균적인 수준일 것이다. 대부분의 경우 훌륭한 움직임은 가동범위가 얼마나 넓은가에 관한 것이 아니라 자신이 가지고 있는 그 범위로 어떻게 움직이는가에 관한 것이다.

스포츠와 삶에 있어서 대부분의 움직임은 보통의 건강한 사람들이 쉽게 얻을 수 있는 가동범위 안에서 발생한다. 선수들이 움직이는 사진을 보면 알 수 있을 것이다. 사진에 나와 있는 각 관절의 자세를 흉내내는 것은 그다지 어렵지 않다. 하지만 파워풀하고 부드럽게, 통증 없이 그리고 다른 관절과 조화롭게 이 동작을 실행하려고 한다면 매우 어려울 것이다. 이러한 문제는 보통 가동범위와는 그다지 관계가 없다. 이는 유연성이 아닌 가동성, 안정성, 협응력, 스트렝스, 파워와 연관이 있다.

더 나아가 유연성은 부상을 예방하는 것과도 관계가 없는 듯 보인다. 예를 들어 하키 선수들에게는 유연한 내전근보다 강한 내전근이 훨씬 더 서혜부 염좌 예방에 효과적이다.[4]

하지만 이러한 모든 조건들이 동일하다면 더 유연한 것이 낫지 않을까? 그렇지만은 않다. 후방 사슬 근육들의 유연함은 달리기 속도가 느린 것 그리고 달리기 효율이 떨어지는 것과 연관이 있다.[5] 이와 같은 이유로 빵빵한 공이 바람 빠진 공보다 더 잘 튕겨오르며 타이트한 햄스트링이 달리기에서 더 많은 '탄성'을 제공한다. 후에 더 자세한 내용을 다루겠지만, 과도한 유연함은 관절의 안정성을 떨어뜨리고 이로 인해 부상의 위험을 높일 수 있다.

물론 몇몇 스포츠와 신체활동에서는 높은 수준의 유연성이 필요하기도 하다. 이러한 스포츠는 대개 심미적인 요소를 포함한다. 무용, 체조, 다이빙 그리고 특정한 유형의 무술들이 그러하다. 넓은 가동범위는 아름답게 보일 수 있다. 그것이 무용수들이나 체조선수들이 다리찢기를 많이 하는 이유이다. 그러나 심미적인 요소로 인해 점수를 더 받을 수 있는 스포츠를 제외하고 다른 곳에서 다리찢기를 볼 수 있는 경우는 아주 드물다. 우리가 스포츠를 통해 볼 수 있는 것은 일반적인 가동범위를 완벽하게 조절하는 모습이다.

안정성

안정성은 최근에 아주 유행하는 단어다. 사람들은 어떤 근육이 안정성을 만들어내는 데 가장 중요하며, 가동성이 안정성보다 선행되어야 하는가, 안정성의 부족이 통증의 주요한 원인인가, 그렇다면 안정성을 발달시키는 가장 좋은 방법은 무엇인가 등에 대하여 토론하곤 한다. 또한 안정성이라는 용어는 종종 '코어'라는 단어와 함께 사용되며, 이 단어 또한 사람들 사이에서 언쟁을 일으키곤 한다. 이러한 복잡한 특징에도 불구하고 안정성이라는 단어의 기

4) Tyler, et al. (2001), The Association of Hip Strength and Flexibility With the Incidence of Adductor Muscle Strains in Professional Ice Hockey Players. *American Journal of Sports Medicine,* Vol. 29, No. 2.

5) Trehearn, Burghs, et al. (2009), Sit-and-reach fl exibility and running economy of men and women collegiate distance runners. *J Strength Cond Res.* 2009 Jan. 23; http://www.ncbi.nlm.nih.gov/pubmed/19050648

본적인 의미는 꽤나 분명하다. 안정성은 단순히 원치 않는 움직임이 나타나지 않도록 하는 능력이다.

협응력은 전적으로 움직임을 조절하는 데 달려 있다. 인간의 몸에서는 원치 않는 움직임이 발생할 가능성이 매우 높기 때문이다. 움직임을 조절하는 것을 문에 비유한다면, '관절'은 그 문의 '경첩hinge'이다. 경첩은 문을 여닫는 동작을 제외한 어떠한 다른 움직임도 발생하지 않도록 고정해준다. 관절의 구조는 문의 움직임을 아주 쉽게 조절할 수 있도록 해준다.

하지만 신체의 관절은 경첩과는 전혀 다르다. 각 관절은 여러 개의 자유도가 존재하고 각각의 중요한 작용(부가적인 움직임)을 가지고 있다. 그러므로 우리가 만들어낼 수 있는 서로 다른 관절 움직임의 조합은 무한대다. 대부분의 움직임 조합은 쓸모가 없으며 심지어 안전하지도 않다. 그러므로 유용하고 안전한 움직임을 만들어내는 일, 소위 말하는 움직임을 조절하는 능력은 가동성이 아닌 안정화에 달려 있다.

우리가 명백하게 원치 않는 한 가지는 관절에 손상을 가하는 움직임이다. 모든 근육의 수축은 뼈와 같이 단단한 물질을 민감한 연부조직 쪽으로 움직이게 할 가능성을 가지고 있다. 예를 들어 어깨관절이 매번 압박력을 흡수할 때마다 상완골의 골두는 소켓 밖의 다른 구조물 쪽으로 미끄러져 나갈 수 있다. 이러한 원치 않는 움직임을 막기 위해 회전근개가 반드시 안정성을 만들어내야 한다.

안정성은 또한 힘을 목표물로 보내는 것을 최적화하는 데 필수적이다. "배 위에서는 대포를 쏠 수 없다"는 말을 들어본 적이 있을 것이다. 물 위의 배가 고정되어 있지 않다면, 대포를 쏘는 힘은 포탄을 쏘아 올리는 대신 배를 뒤로 밀려나도록 하는 데 낭비될 것이다. 움직이는 뼈의 한쪽 끝에 붙어 있는 관절이 고정되지 않는다면 이와 똑같은 일이 발생한다. 근육을 수축하는 에너지는 하나의 뼈가 아닌 두 개의 뼈를 움직여야 할 것이다. 이러한 비유는 타이밍 문제에도 적용될 수 있다. 안정성은 대포가 발사된 후가 아닌 그 이전에 제공되어야 한다.

또한 안정성은 정확한 움직임을 위한 전제조건이다. 움직이지 않는 부분을 안정화시키는 것은 근수축의 결과를 예상하기 위해 뇌가 다루어야 할 변수들을 줄여준다. 말을 타면서 문자를 보낸다고 상상해보라. 얼마나 어렵겠는가. 재난을 자동으로 수정해주는 것이 안정성을 말하는 것은 아니다.

관절을 안정화한다는 것은 복잡한 일이다. 왜냐하면 근육의 전체 사슬(슬링slings 또는 근막경선trains이라고 부르기도 한다)을 통합적으로 사용해야 하기 때문이다. 등을 바닥에 대고 누워서 자신의 발을 보기 위해 고개를 든다고 상상해보자. 목 전면부 근육을 수축하여 이와 같은 동작을 할 수 있으며 그 근육들은 늑골, 흉골과 연결되어 있다. 복부 근육을 수축하여 늑골과 흉골을 아래쪽에서부터 안정화하지 않는 한 이러한 수축은 (머리를 흉골 쪽으로 가게 하는 것이 아니라) 늑골과 흉골을 머리 쪽으로 잡아당긴다. 이렇게 되면 흉골과 늑골이 골반과 연결된다. 그러므로 머리를 들어올리는 것과 같이 단순한 움직임에서도 협응된 안정성의 사슬이 필요하다.

아니면 공을 던지는 것을 상상해보자. 팔을 들어올려 가슴 쪽으로 잡아당기기 위해서 대흉근이 수축해야 할 것이다. 하지만 만약 가슴이 복부 근육에 의해 아래쪽에서부터 안정화되지 않는다면 팔을 잡아당기기 위한 고정점으로 작용하는 대신 팔 쪽으로 끌려가게 될 것이다. 이와 같은 유형의 '에너지 누수energy leak'를 예방하는 것은 협응력과 움직임 효율성 측면에서 매우 중요하다.

많은 전문가들이 단순한 움직임을 하는 동안 협력하는 여러 가지 근육 사슬을 발견하였다. 후면사슬(비복근/가자미근, 슬굴곡근, 둔근, 요추과 흉추 기립근), 측면 사슬(고관절 외전근, 요방형근, 늑간근) 그리고 사선사슬(내복사근, 외복사근, 전거근, 하부 승모근 등)이 이에 포함된다.

이러한 사슬들은 단순한 움직임을 위한 안정성조차 매우 복잡하며 부분적으로 상호의존적이라는 것을 보여준다. 이는 어떠한 부분에서건 안정성을 잃는다면 또 다른 부분의 움직임에도 영향을 줄 가능성이 있다는 것을 의미한다.

그러므로 가장 단순한 움직임조차 복잡한 근육 사슬의 안정성이 요구된다. 문으로 다가가서 문 오른쪽에 손바닥을 대기 위해 왼팔을 쭉 뻗는다. 그리고 나서 문을 오른쪽으로 밀어내듯 누른다. 이 동작을 하기 위해 몸의 얼마나 많은 근육들이 일을 하는지 느낄 수 있는가? 두 발 아래까지 활동하는 것을 느낄 수 있을 것이다. 발과 발목으로부터 제공되는 안정성은 손에서 쉽게 느껴질 수 있다.

안정성에서 마지막으로 강조할 점은 안정성이 단단함을 의미하는 것은 아니라는 점이다. 안정성의 기능과 관련된 관절들은 대부분의 경우 완벽히 단단하거나 움직임이 없는 것이 아니다. 보통 최상의 기능을 위해 약간의 작은 움직임이 필수적이다.

예를 들어 요추 관절들은 사지의 움직임에 의해 발생하는 원치 않는 동작에 대항하여 스스로를 안정화하지만, 기능이 최적화를 위해 거의 항상 약간의 보상적인 움직임이 발생한다. 예를 들어 당신의 팔을 앞으로 들어올린다면 무게중심의 변화와 함께 코어와 팔을 연결하는 근육 사슬이 활동함에 따라 척추뼈가 정렬에서 벗어나게 될 것이다. 그러므로 척추뼈는 팔을 움직이기 이전에 코어 근육에 의해 안정화되어야 한다. 그러나 최적의 안정화란 척추의 모든 움직임을 막는 것이 아니라, 통제 하에 약간의 움직임을 허용한다. 이와 같이 코어 안정성 또는 적절한 안정성이란 딱딱하게 움직임을 막는 것이 아니라, 움직임을 미묘하게 조절하는 것이라고 할 수 있다.[6]

이것이 바로 우아한 움직임, 심지어 작은 미묘한 움직임조차 몸 전체에 영향을 주는 이유이다. 무용수가 팔을 들어올릴 때 우리가 보게 되는 것은 단단하게 움직이지 않는 코어가 아니다. 우리가 보게 되는 것은 코어와 다리를 통한 보상적인 움직임의 미묘한 흔들림이다. 최적의 안정성이란 바람에 흔들리는 나무의 움직임과 같이 즉각적인 반응을 보인다. 이러한 측면에서 보면 안정성이란 아주 강한 힘이라기보다는 미묘한 협응력과 타이밍이라고 할 수 있다.

포지션: 관절 중심화, 정렬, 자세

동작이 멈춰 있는 사진에서 좋은 움직임을 알아볼 수 있다는 사실은 흥미롭다. 사진은 실질적인 움직임을 보여주지 않는데 말이다! 사진으로 좋은 움직임을 알아볼 수 있는 이유는 관련된 관절의 위치를 보여주며, 그 위치가 매우 중요하기 때문이다.

관절의 위치는 안전하고 효과적으로 기능하는 관절의 능력을 결정하는 중요한 요인이다. 예를 들어 점프에서 착지할 때 무릎과 발의 정렬이 맞는 편이 안쪽으로 무너지는 것보다는 안전하다. 바닥으로부터 무거운 무게를 들어올릴 때는 허리가 중립 상태에 있는 것이 둥글게 앞으로 굴곡된 것보다 더 안전하다. 어깨관절은 손을 몸의 뒤쪽이 아닌 앞쪽으로 뻗었을 때 파워풀하고 정확한 움직임을 하기 훨씬 유리하다.

특정한 관절이 특정한 기능과 관련하여 안전과 퍼포먼스를 위한 최적의 위치에 있는 것을 관절이 중립 상태에 있다 또는 중심화되어 있다고 한다. 중심화란 관절을 이루는 두 개의 뼈가 최대로 접촉한 상태를 의미하는데, 이것은 힘을 가장 안전하고 효과적으로 전환해준다. 이는 또한 근육이 파워풀하게 협응하여 움직이기 위한 최적의 길이를 가지고 있다는 것을 의미한다.

일련의 인접한 관절들이 평범한 기능을 위해 중심화되어 있을 때 우리는 이것을 올바른 정렬 또는 자세라고 부른다. 예를 들어 각각의 척추뼈가 주변과 비교하여 중립적인 위치에 있다면 (굴곡, 신전, 외전, 외측 굴곡 되지 않은) 척추는 수직 부하를 포함한 많은 기능을 위해 바르게 정렬된 자세에 놓여 있는 것이다.

---

6) Mok, Brauer, Hodges (2007), Failure to use movement in postural strategies leads to increased spinal displacement in low back pain. *Spine* (Phila Pa, 1976). 2007 Sep 1; 32(19); http://www.ncbi.nlm.nih.gov/pubmed/17762795

이러한 개념에 대해 좀 더 자세히 살펴보자.

관절이 중립 상태에 있을 때 움직임의 선택 폭이 넓어진다

모세 휄든크라이스Moshe Feldenkrais는 좋은 움직임을 판단하는 가장 중요한 기준 중 하나는 최소한의 준비만으로 언제 어떠한 방향으로든 움직일 수 있는 능력이라고 말했다.

관절이 중립 위치에 있을 때는 폭넓은 움직임의 선택권을 가지게 된다. 이때 관절은 앞뒤 좌우로 똑같이 편안하게 움직일 수 있다. 관절이 이미 가동범위의 끝 지점에서 특정한 방향을 향해 있을 때는 그 반대 방향으로 움직이려는 성향이 강하며 움직임의 선택권이 거의 없다. 이것은 마치 잡기놀이에서 궁지에 몰린 것과 같다.

좋은 움직임을 하는 사람은 언제든 파워풀하게 움직일 수 있는 준비 태세를 갖추기 위해 가능한 자주 자신의 관절을 중립 위치에 둔다. 이것이 바로 훌륭한 운동선수들의 정적인 사진에서 평형감과 균형감을 발견할 수 있는 이유이다.

일반적으로 사람들이 흔하게 관절의 중립 위치를 잃어버리는 움직임 방향은 상부 경추의 신전, 흉추의 굴곡, 견갑골의 거상과 내회전, 흉요추의 신전, 고관절 굴곡, 발의 회내이다.

중립 관절은 부하를 흡수하며 힘을 전달한다

관절이 압박 부하를 흡수할 때(예를 들어 착지 시 무릎 관절) 관절이 중심화되어 있다면, 관절을 형성하는 두 개의 뼈 끝 지점이 최대한 접촉되어 있다는 것을 의미한다. 넓은 접촉 부분은 부하를 분산시키고, 한 부위에 과도한 스트레스가 발생하는 것을 예방해준다. 접촉 부분이 좁으면, 예를 들면 외반슬valgus(안짱다리, X자 다리)의 경우 뼈의 외측 부분과 내측 인대에 스트레스가 가중되는 경향이 있다. 관절각의 작은 차이가 역학적 효과의 큰 차이를 만들어낼 수 있다.

두 개의 뼈 사이의 각은 그 둘 사이로 힘을 얼마나 잘 전달하는가를 결정짓는다. 뼈는 서로를 밀어내도록 만들어졌다. 우리가 걸을 수 있는 이유는 정강이가 대퇴를 밀어내고, 대퇴는 골반을 밀어내며, 골반은 밀어내는 각도의 반대방향에서 무게중심을 움직이기 때문이다. 관절의 중심화가 제대로 되어 있다면 어떤 뼈가 다른 뼈를 밀어낼 때 의도한 방향을 향해 움직인다. 하지만 관절 중심화가 잘못되어 있다면, 의도치 않은 방향을 향해 랜덤하게 움직일 것이다. 이는 또한 국소 부위의 전단, 마찰, 과도한 스트레스를 유발시킬 수 있으며 이로 인해 보상적인 근육 활동이 필요하게 될 것이다.

골프공이나 야구공의 중앙을 정확하게 맞출 때의 기분을 생각해보라. 이때 골프 클럽 또는 야구 배트에서 발생한 힘이 공으로 완벽하게 전환된다. 공은 크게 애를 쓰지 않았음에도 최대 스피드로 멀리 뻗어 나가며, 당신의 손에 느껴지는 충격은 거의 없다. 이와 반대로 중심을 정확하게 맞추지 못했을 때는 손과 팔을 통해 끔찍한 진동이 느껴지게 된다. 공은 아주 낮은 스피드로 예상치 못한 방향을 향해 날아간다.

이와 같은 역학은 관절이 압박 부하를 받을 때 똑같이 작용한다. 문과 같은 무거운 물체를 밀 때, 또는 샌드백에 펀치를 날릴 때 손목, 팔꿈치, 어깨관절, 견갑골, 척추, 고관절 그리고 양발까지의 정렬이 올바르다면 손에서부터 땅까지의 힘은 정확하고 깨끗하게 전달될 것이다. 힘은 당신을 통하여 전달된다. 전달할 때 에너지가 새어나간다면 마찰, 전단력 그리고 다른 스트레스들이 발생할 것이며, 이는 에너지 효율의 감소와 미세손상의 원인이 될 것이다. 우리가 매 걸음을 내디딜 때마다 이와 똑같은 역학이 작용한다.

서 있는 자세에서 뼈의 정렬이 올바르다면 중력은 몸을 통과하여 지면으로 깔끔하게 전달된다. 잘 쌓여 있는 블록이 아래로 잡아당기는 중력에 잘 저항할 수 있듯이 뼈의 정렬이 올바르다면 정렬을 유지하기 위한 최소한의 근육의 힘만으로도 바르게 서 있을 수 있을 것이다. 뼈의 연결을 시각적으로 상상하는 것은 어떤 움직임이 효율적인지에 대한 생각을 단순화할 수 있는 흥미로운 방법이다.

역할의 분배

앞서 말했듯이 움직임은 많은 선수들이 함께하는 팀 경기이며, 그 선수들은 근육과 관절이라고 할 수 있다. 이 팀에서 수행해야 하는 여러 가지 역할과 그 역할을 어떻게 분배하는 것이 좋은지 알아보도록 하자.

움직임의 분배

대부분의 움직임은 다분절 움직임이다. 하나의 시퀀스에 수많은 관절의 움직임이 포함된다. 예를 들어 허리를 구부려 손이 발가락에 닿으려 한다면 수많은 관절들이 당신을 원하는 방향으로 움직이기 위해 협력할 것이다.

만일 각각의 관절이 구조에 따른 알맞은 가동범위로 움직인다면, 관절을 편안한 범위 이상으로 더 많이 움직일 필요가 없다. 반면 그 중 한 관절이 어떠한 이유로 인해 충분히 움직이지 않는다면, 부득이하게 다른 관절들이 각자 편안하게 움직일 수 있는 범위 이상으로 움직여야 할 것이다. 이 관절들은 중립 위치에서 멀리 벗어나 움직여야 하며, 이는 앞서 말한

바와 같이 파워, 균형, 조절을 위하여 필수적이다.

뒤로 돌아보는 동작을 예로 들어보자. 척추에는 24개의 척추뼈가 있으며, 그 각각은 일정한 범위의 회전이 가능하다. 회전하는 동작이 각 척추뼈의 능력에 맞추어 적절히 분배된다면 그 움직임은 쉽고 부드럽게 이루어질 것이다. 그러나 몇몇 척추뼈가 제대로 움직이지 않는다면 나머지 척추뼈들은 역학적인 스트레스를 받게 될 것이다.

동작의 분배가 잘 이루어진다면 멀리서 본다고 할지라도 쉽게 알아볼 수 있다. 엘리트 선수가 큰 동작을 할 때, 예를 들면 투수가 공을 던지거나 무용수가 아라베스크를 할 때 우리는 많은 관절들이 조화롭게 움직이는 것을 볼 수 있으며 이는 보기에도 아름답다. 발에서 골반, 척추 그리고 반대쪽 팔을 따라 이어지는 선을 통해 부드럽고, 매끈하며, 우아한 곡선을 관찰할 수 있다.

하지만 움직임이 전신에 제대로 분배되지 않았을 때는 단절됨을 볼 수 있다. 직선으로 연결되는 날카로운 각은 특정한 부분은 너무 열심히 일을 하고 있는 반면, 다른 부분은 일을 전혀 하고 있지 않음을 나타낸다. 이것이 에릭 코브 박사Dr. Eric Cobb가 효율적인 움직임에서는 직선이 아닌 곡선이 드러난다고 말한 이유이다. 직선으로 이루어진 고대 건물들은 수년 후 무너졌지만, 아치 모양의 출입구는 계속해서 남아 있다는 사실은 흥미롭다. 신체도 마찬가지다. 직선으로 이어지는 날카로운 각은 약함의 상징이지만, 부드러운 곡선은 강함의 상징이다.

좋지 못한 움직임 분배의 패턴

많은 움직임 전문가들은 사람들이 최적의 일 분배에서 벗어난 움직임을 할 때 예측가능한 패턴의 양상을 보인다고 말한다. 즉 어떤 부분은 직선을 보이며 다른 부분은 날카로운 각을 보인다.

이러한 패턴을 설명하는 수많은 모델이 있지만(쿡Cook과 보일Boyle의 '조인트 바이 조인트' 모델, 샤먼Sahrmann의 '움직임에 대한 특정한 방향성', 얀다Janda의 '상하부교차증후군', 맥길McGill의 '척추의 힌지') 이 모든 것들은 최소한 두 가지 개념에 근거하고 있다.[7] 첫째, 어떠한 관절이 과도하게 뻣뻣하다면 이 관절과 팀을 이루어 다분절 움직임을 일으키는 인접한 다른 관절에서 보상적인 과운동성이 발생할 것이다. 둘째, 이러한 패턴은 어느 정도 예측 가능하다. 홍

7) Cook (2010), Movement; Sahrmann (2002), Diagnosis and Treatment of Movement Impairment Syndromes; McGill (2007), Low Back Disorders; Page, Frank (2010), *Assessment and Treatment of Muscle Imbalance: The Janda Approach.*

미롭게도 각각의 모델에서 움직임이 과도해지기 쉬운 부분과 뻣뻣해지기 쉬운 부분에 대한 그 전문가들의 의견은 하나로 모아진다.

예를 들면 흉추는 신전과 회전 동작을 할 때 과도하게 뻣뻣해져 이 방향으로 잘 움직이지 못하는 경향이 있으며, 요추과 경추가 과도하게 움직임으로써 이를 보상한다. 팀에 비유하자면, 신전과 회전 동작을 할 때 흉추는 벤치에 앉아 쉬고 있는 반면 요추와 경추는 경기에 나가 더 많은 일을 하고 있으며 그 결과로 부상을 당하게 될 가능성이 있다. 예를 들자면 업워드독upward dog 동작을 할 때 자주 발생하는 실수는 등 위쪽을 충분히 신전하지 않고 허리와 목을 과도하게 신전하는 것이며, 그 반대의 경우를 보기는 어렵다.

또 다른 예는 고관절이다. 고관절은 굴곡, 신전, 회전 동작 시 뻣뻣해지는 경향이 있으며, 이로 인해 허리, 무릎, 거골하 관절에서 보상적인 과도한 움직임이 발생한다. 예를 들어 앞으로 구부리는 동작을 할 때 고관절이 너무 뻣뻣하다면 허리가 이를 보상하기 위해 너무 많이 굴곡하게 된다. 이것이 바로 다양한 움직임 치료 방법에서 고관절의 가동성을 늘리는 동시에 코어를 강화시키라고 말하는 이유다. 이 반대로 하라고 가르치는 곳은 찾기 힘들다.

역할의 분배: 파워 vs 조절

질 좋은 움직임을 위해서는 힘생산에 대한 효과적인 일분배 또한 요구된다. 근수축을 통하여 힘을 생산하는 목적은 그 힘을 목표물을 향해 정확히 보내는 것이며, 이는 보통 손이나 발을 통해 전달된다. 가장 흔한 목표물은 지면이다. 그로 인해 발생하는 지면반력은 우리를 걸어 다닐 수 있게 해준다.

이 과정의 효율성은 올바른 역할 분배에 달려 있다. 특히 크고 강한 근육들은 파워를 만들어내는 일을 해야 하며, 보다 작고 협응력이 좋은 근육들은 그 파워를 의도한 목표를 향해 정확히 전달하는 일을 해야 한다.[8] 팀에 비유하자면 키잡이는 조종을 하고 노 젓는 선수들은 노를 저어야 한다. 그 반대가 되어서는 안 된다.

가장 크고 강한 근육들(둔근, 복근, 슬굴곡근, 대퇴사두근, 고관절굴근, 척추기립근 등)은 모두 몸의 중심에 가깝게 위치한다. 이 근육들이 크고 강한 이유는 골반을 움직이려고 하기 때문이며, 골반은 몸에서 가장 큰 골격 부분이다. 골반의 움직임은 힘을 어깨와 다리로 전달하며 이 힘은 다시 손과 발로 연결된다. 이것이 우리가 주로 주변 환경과 교류하는 곳이다. 전완과 손, 하퇴와 발을 연결하는 보다 작은 근육들은 상대적으로 약하지만, 아주 정교하고 조절

8) Feldenkrais (2009), *Awareness Through Movement.*

된 움직임이 가능하다. 그렇기 때문에 이 작은 근육들은 지면, 축구공, 야구공, 샌드백과 같은 최종 목적지까지 아주 정확하게 힘을 전달하기에 적합하다.

때로는 이러한 일의 분배가 제대로 이루어지지 않을 수 있다. 몸의 중심부에 위치한 강한 주동근들이 파워풀한 움직임을 만들어내는 것 이외의 다른 일에(예를 들어 안정성 또는 균형을 제공하는 것) 이미 사용되고 있는 경우, 또는 어떠한 이유로 제 기능이 억제되어 있다면 소근육들이 부득이하게 힘을 생산하는 일에 개입해야 할 수 있다. 이 경우 소근육들은 힘을 정확하게 전달하는 본래의 역할을 하기 어려워진다. 왜냐하면 강하게 힘을 쓰려고 노력하게 되면 정교하고 미세한 조절을 할 수 없기 때문이다.

수많은 스포츠 및 무술 전문가들이 파워풀한 움직임은 몸의 중심, 또는 코어, 또는 골반, 또는 단전으로부터 시작되고 만들어져야 한다고 반복적으로 말하는 이유가 바로 여기에 있다. 훌륭한 운동선수나 무용수들을 관찰할 때는 파워를 생성함에 있어 골반의 중요성을 놓치기 쉬운데, 기술적이고 화려한 동작이 빠른 스피드로 이루어지고 있는 몸의 주변부로 우리의 시선이 주목되기 때문이다. 그러나 이러한 움직임은 중심에서부터 시작된다. 엘리트 골프선수나 야구선수의 놀라운 손 스피드는 고관절의 파워풀한 이동과 회전에서부터 시작되기 때문이다.

일의 분배에서 흔하게 발생하는 또 다른 문제는 국소 분절 안정성에 보다 적합한 근육들이 억제되고, 포괄적인 안정성과 큰 움직임에 적합한 근육들이 활성화되어 있는 경우이다. 이러한 문제에 대한 보다 구체적인 내용은 후에 다룰 것이다.

좋은 움직임은 효율적이다

훌륭한 움직임이란 기능적인 목적 달성에 가장 효과적이면서 에너지를 최소로 사용하거나 물리적 스트레스를 최소화하는 것이라고 말할 수 있다. 이런 의미에서 좋은 움직임은 효율적이다. 움직임에 있어서 효율성이란, 수행하는 데 필요한 노력(에너지 또는 역학적 스트레스)과 실제로 수행된 유용한 일의 비율이다.

훌륭한 운동선수나 무용수를 볼 때 가장 감명받는 것 중 하나는 그들이 하는 동작이 놀랍도록 쉽게 보인다는 것이다. 백플립을 하는 체조선수, 땅볼을 잡아서 1루로 던지는 유격수, 폴 주변으로 활강하는 스키선수의 모습을 떠올려보라. 이러한 동작들은 수행하기 아주 어렵고 파워풀하지만, 매우 효율적으로 수행되기 때문에 피로나 부상 없이 수백 번 반복이 가능하다.

이와 대조적으로 높은 수준의 기술을 가지고 있지 않은 사람이 똑같은 동작을 수행한다면 체력이 매우 좋은 사람이라 할지라도 몇 회 반복만에 완전히 지치거나 부상을 당하게 될 것이다.

프로 마라톤선수들은 평범한 러너들과 똑같은 운동을 할 때 30% 더 적은 에너지를 사용한다. 선수들의 움직임은 너무 부드러워서 같은 동작을 반복하는 기계 또는 내리막길을 굴러가는 공과 같아 보인다. 반면 평범한 러너들은 삼각형이 굴러가는 것처럼 보인다. 매 스텝이 에너지와 역학적인 스트레스 면에서 비효율적이다.

많은 러너들이 더 빠르게 달리기 위해서는 체력이 더 좋아지고 에너지를 더 잘 소모해야 한다고 생각한다. 차의 엔진이 더 커지기를 원한다. 그것도 물론 좋은 생각이지만, 퍼포먼스에 있어서 또 다른 중요한 요소는 단순히 브레이크에서 발을 떼는 것이다. 브레이크를 밟은 채로 운전한다면 아주 빨리 달릴 수도 없고 그 과정에서 차가 손상을 입는다. 그와 비슷하게 비효율적인 움직임은 당신을 느리게 만드는 동시에 신체에 스트레스를 가한다.

이완의 기술

효율적인 움직임을 위해서는 이완의 기술이 필요하다. 예를 들면 스프린트를 할 때 몸을 앞으로 나가게 하기 위해 수축하는 근육은 다음 단계의 보행 주기에서는 이완되고 신장되어야 할 것이다. 만일 그 근육의 신장 속도가 느리다면 필연적으로 앞으로 나아가려는 움직임에 브레이크가 걸리게 된다. 이와 같은 이유로 세계적으로 유명한 스프린트 코치 찰리 프랜시스Charlie Francis는 이완이야말로 빠른 스피드의 첫째 비결이라고 말한다. 이완을 하면 발생하는 힘의 절대량은 적어지지만 추진하는 힘의 총량은 증가하는 결과가 나타날 수 있다.[9]

골퍼, 테니스선수, 투수들은 아마도 최대 파워를 내는 것에 대해서 이와 유사한 조언을 줄 것이다. 최대 파워를 내는 동안 이완이라는 요소는 필수적이며, 너무 과도한 노력은 당신을 느리게 만든다. 다시 한 번 말하지만 이것이 바로 훌륭한 선수들의 움직임이 쉽게 보이는 이유이자, 매우 이완되고 부드러워 보이면서도 엄청난 파워를 생산해낼 수 있는 이유이다.

이완의 기술은 또한 일상생활에서의 과도한 근육 긴장을 예방하는데도 아주 중요하다. 컴퓨터 앞에서 일하는 사람은 손가락과 손목만 움직이면 된다. 하지만 그 스트레스로 인해

9) Francis, Charlie, High Octane Training: Q&A for high-performance athletes. Article in *T-Nation*; http://www.tnation.com/free_online_article/sports_body_training_performance/high_octane_training;jsessionid=27A6043C50F641D85CF03EDC35877306-mcd02.hydra

신체의 다른 부분(어깨, 목 또는 턱 같은)에서 (휄든크라이스가 기생하는 긴장parasitic tension이라고 부르는) 불필요하고 원치 않는 근육의 수축이 발생한다. 우리는 뻗기, 숨쉬기, 걷기, 앉기, 서기 등과 같은 우리가 늘상 하는 동작에서도 유사한 경우를 보곤 한다. 이러한 활동 중의 과도한 긴장은 1~2분 동안은 아무런 불편함을 주지 않지만 며칠, 몇 주, 몇 년 동안 축적된다면 심각한 결과를 초래할 수 있다.

일반적으로 근활동을 억제하는 것은 활성화하는 것보다 높은 수준의 기술이며 어떠한 도움을 받지 않고도 곳곳으로 퍼지거나 방사되는 경향이 있다. 다른 말로 하자면, 근육을 활성화시키는 것은 상대적으로 쉽지만, 주변 근육들이 일하고 있을 때 그 근육을 이완된 상태로 유지하는 것은 힘든 일이다.

피아노를 연주한다고 생각해보라. 한 건반을 치기 위해 하나의 손가락을 움직일 때마다 다른 손가락들을 이완하고 있어야 다른 건반을 누르지 않을 수 있다. 억제는 활성화보다 더 중요하다.

유아는 근 활성화가 한 곳에 또 다른 곳으로 퍼져나가는 것을 조절할 수 있는 능력이 거의 없다. 국소적으로 움직이려는 의도를 달성하기 위해서 신체의 모든 부분을 활성화시키는 경향이 있다. 한 물건을 잡기 위해 손을 뻗으면 다리 또한 차게 된다.

이와 마찬가지로 초심자가 처음으로 복잡한 동작을 수행하려고 할 때, 거의 모든 근육들이 그 움직임에 동원된다. 살사춤을 출 때 손과 팔을 과도하게 긴장하거나, 골프 스윙을 할 때 얼굴 근육이 활성화된다.

이런 일이 발생하는 이유 중 하나는 새로운 기술을 배우는 초심자는 특정한 관절을 잠금으로써 복잡한 움직임을 단순화하려고 하기 때문이다. 이렇게 하면 움직이는 부분, 그리고 움직임에 관련된 변수들을 효과적으로 줄임으로써 운동조절을 쉽게 만들어준다. 그러나 이러한 전략은 지속적으로 과도한 근육의 긴장을 필요로 하며 이는 효율적이지 못하다. 또한 한 관절을 잠금으로써 파워와 조절을 도울 수 있는 잠재적인 '팀원'을 이용할 수 없다.

초심자에서 전문가로 성장한다는 것은 근긴장의 이완을 통해 관절을 자유롭게 하는 것을 의미한다. 예를 들어 농구 초심자가 드리블을 배울 때는 팔꿈치를 제자리에 고정시켜 어깨, 팔꿈치, 손목의 상호작용을 단순하게 만들 것이다.[10] 하지만 기술을 습득함에 따라 팔꿈치의 움직임을 자연스럽게 통합시킬 것이다. 세발자전거를 타다가 두발자전거를 타게 되면 더 많은 변수들을 조절해야 하는 반면 더 강한 파워, 효율성, 정확성을 얻을 수 있다. 이와 마찬

10) Shumway-Cook, Woolacott (2012), *Motor Control: Translating Research into Clinical Practice,* 4th Ed. p.31.

가지로 농구의 드리블에서 두 개의 관절을 사용하다가 세 개의 관절을 사용하게 되면 유사한 이점을 얻을 수 있다.[11]

그러므로 움직임의 기술을 발전시키는 것은 신경적 흥분의 확산을 넓히는 것이라기보다는 억제하는 것에 가깝다. 그런 의미에서 좋은 움직임을 배우는 것은 그림을 그리는 것보다 조각을 하는 것에 가깝다. 무엇을 더하기보다는 덜어냄으로써 당신의 기술을 향상시킬 수 있다.

리듬과 타이밍

최상의 협응력을 위해서는 적합한 근육을 때에 맞게 활성화시키는 것, 그리고 관절을 올바른 시퀀스로 움직이는 것이 필요하다. 근활성화의 정확한 타이밍이란 종종 상황에 따라 다르지만 타이밍에 관한 몇 가지 일반적인 법칙들은 거의 모든 경우에 적용된다.

그 중 한 가지는 앞서 말했듯이 안정근이 주동근보다 먼저 수축해야 한다는 것이다. 나중에 살펴보겠지만, 흥미롭게도 만성통증이 있는 사람들에게서 이러한 타이밍이 제대로 이루어지지 않는다는 사실을 보여주는 중요한 연구결과가 있다.

올바른 타이밍은 또한 근육이 최적의 길이에서 수축하도록 하기 위해 필수적이다. 대부분의 근육은 수축 전 적당히 스트레치가 된 상태에서 사전에 부하가 걸릴 때 가장 효율적이고 파워풀하게 작동된다. 이 상태에서 근육은 탄성 반동과 신장 반사의 효과를 얻을 수 있다. 기능적인 움직임을 하는 동안 전체의 근사슬은 시퀀스에 맞춰 짧아지고 길어진다. 걷기나 달리기는 이러한 활동 패턴의 완벽한 예다. 사지는 앞으로 나아가기 전에 뒤로 움직이고 근육은 짧아지기에 앞서 길어진다. 그런 의미에서 올바른 타이밍은 부드럽고 매끄러운 몸의 움직임을 통해 드러나며, 보기에 편하고 눈을 즐겁게 한다.

근육이 미리 신장되도록 기다리는 것이 어떻게 근수축을 보다 반사적이고 자동적이며 쉽게 느껴지도록 하는가에 대한 실험을 해보자. 걷는 동안 뒤따라오는 다리가 근육이 없는 헝겊 인형이라고 상상해보라. 가능한 이완하라. 앞으로 가려는 골반의 움직임이 고관절 굴근을 충분히 신장시켜 뒷다리가 앞으로 수동적으로 끌려올 때까지 뒷발을 지면에 가능한 오래 유지하라. 뒷다리를 의식적으로 움직이려고 의도하거나 노력하지 않아도 쉽고 빠르게 뒷다리가 앞으로 이동하는 것을 느낄 수 있을 것이다. 고관절 굴근과 대퇴 사두근의 탄성적인 특성

11) Shumway-Cook, Woolacott (2012), p.31.

을 최대한 활용하였으며, 그 근육들의 활성화가 고의적이기보다는 반사적이었기 때문일 것이다. 이와 비슷한 느낌을 계단을 올라갈 때도 느낄 수 있다. 오른발이 계단을 올라갈 때 자신의 모든 체중을 그 쪽에 실어보라. 의도치 않았음에도 왼발이 땅에서 떨어지며 위로 올라가는 것을 느낄 수 있다. 앞쪽에 있는 몸의 나머지 부분의 움직임이 왼발을 끌어당긴다.

골프 스윙 또한 좋은 예가 될 수 있다. 다운스윙을 할 때 첫 번째로 일어나는 현상은 골반이 회전하며 목표물로 힘을 전환하는 것이다. 골반의 움직임이 복부를 잡아당기고, 그 힘이 흉곽과 척추를 잡아당기며 각각 목표물을 향해 회전한다. 그러면 흉곽은 견갑골을 잡아당기고, 견갑골은 상완을 목표물 쪽으로 잡아당긴다. 그 후에 오른쪽 팔꿈치가 신전한다. 그러고 나서야 사슬에서 가장 약하지만 가장 정밀한 고리인 오른쪽 손목이 마침내 공을 맞춘다. 이러한 각 관절의 움직임은 매끄럽고 리듬감 있는 시퀀스에 맞춰 일어난다. 각각의 움직임 사슬의 연속적인 지렛대는 작고 약하지만 더 빠르고 협응력이 있다. 만일 한 관절이 순서에 맞지 않게 움직인다면 (흉곽 이전에 팔을 움직임으로써 발생하는 엎어치기와 같이) 파워는 누수되고 정확성은 떨어진다. 이와 유사한 파도 같은 순차적인 움직임은 발차기, 펀치, 던지기, 스프린팅과 같은 파워풀한 움직임에서 흔히 볼 수 있다.

최적의 타이밍과 리듬은 개개인에게 달려 있다. 모든 이의 근육과 연부조직의 길이와 탄성은 제각각이다. 따라서 각각의 구조물에는 큰 진폭의 상승적인 움직임을 위한 최적의 리듬이 존재한다.

마이크 타이슨Mike Tyson이나 베리 샌더스Barry Sanders와 같이 팔다리가 짧고 근육이 두꺼운 사람들은 짧고 뚝뚝 끊어지며 피스톤과 같이 움직이는 특징을 가지고 있다. 팔다리가 길고 근육이 얇은 사람들은 움직임의 시작은 꽤 느리지만 힘이 더해짐에 따라 몸으로 채찍을 휘두르는 것과 같이 움직인다. 천천히 스피드를 쌓아가는 키 크고 호리호리한 투수를 생각해보라.

자기의 몸의 독특한 리듬을 느끼고 유지하는 선수의 능력은 움직임의 질을 결정짓는 중요한 요인이다. 특히나 달리기, 스프린트, 던지기, 근육 사슬의 순차적인 리듬의 타이밍과 관련된 큰 폭의 전신 움직임에서 이것이 중요함은 명백하다.

균형

균형감각이란 기저면 내에서 무게중심을 유지하는 능력이다. 움직임이 좋은 사람들은 당연히 좋은 균형감각을 가지고 있다.

동물계 중에서 인간은 매우 독특하게도 아주 좁은 기저면과 매우 높은 무게중심을 가지고 있다. 모세 휄든크라이스는 인간의 동상을 세울 때는 넘어지는 것을 방지하기 위해 아주 무겁고 넓은 바닥이 필요하지만 이와 대조적으로 네발 동물의 동상은 외부의 지지대 없이도 안정적이라고 말했다.

서 있는 자세에서 상대적으로 불안정한 인간의 이러한 특성은 또한 저장된 에너지가 주저함 없이 어떠한 방향으로든 움직일 수 있도록 해준다. 다르게 말하자면, 서 있는 사람은 단순히 몸을 원하는 방향으로 숙이는 것만으로 어떠한 방향으로든 쉽게 움직일 수 있다. 경주를 시작하기 위해 앞으로 몸을 숙이는 스프린터를 생각해보라.

훌륭한 균형감각이란 단순히 평균대를 걸으면서 몸을 꼿꼿이 유지할 수 있는 것을 말하는 것이 아니다. 심지어 넘어질 위험이 없는 상황이라 할지라도 최적의 균형감각은 최소한의 준비만으로 어떠한 방향으로든 움직일 수 있는 능력을 유지하기 위해 필요하다. 무게중심이 한쪽으로 너무 쏠려 있다면, 반대 방향으로 빠르게 움직일 수 있는 능력을 잃게 된다. 스포츠에서 이것은 승패를 결정짓는 요인이 될 수 있다. 춤이나 체조에서는 잠깐 멈칫하여 정해진 안무의 리듬을 망치는 순간이 될 수 있다.

움직이는 도중 어떠한 특정한 지점에서 균형감각을 시험하는 흥미로운 방법은 방향을 전환할 수 있는지를 확인하는 것이다. 심지어 정반대의 방향으로 말이다. 그런 의미에서 '가역성reversibility'은 때로 움직임 능력에 대한 좋은 테스트가 된다.

좋은 움직임이 왜 보기에 아름다운지를 설명하는 균형감각의 한 요소는 상호균형이다. 인간은 기저면이 아주 좁기 때문에 한쪽 팔이나 다리를 크게 움직이면 무게중심이 기저면의 바깥쪽으로 나가려고 하는 경향이 있다. 그러므로 기저면 내에서 무게중심을 유지하기 위해서, 다른 쪽 팔이나 다리를 반대쪽 방향으로 똑같이 움직여야 한다. 움직이고 있는 엘리트 선수들의 스냅샷을 찍어보면 균형을 맞추기 위해 사지를 상호적으로 이용하고 있는 훌륭한 예시를 발견할 수 있을 것이다. 아라베스크 동작을 하고 있는 무용수나 공을 차는 축구 선수는 완벽한 예가 될 수 있다. 우리는 사실 매 걸음을 걸을 때마다 이러한 상호균형을 관찰할 수 있다. 오른발이 앞으로 나갈 때 왼발은 뒤에 있는 식으로 말이다. 이는 서로 멀리 떨어져 있는 몸의 부분들 또한 기능적으로 서로 관련이 되어 있다는 징표이다.

반응성과 가변성

좋은 움직임이란 몸의 각 부분들 간의 조화로운 상호작용이나 협응력만을 말하는 것이 아니다. 좋은 움직임이란 기본적으로 시스템이 환경과 어떻게 상호작용을 하는가, 특히나 예상치 못한 변화에 어떻게 반응하는가에 대한 것이다. 다른 말로 하자면 좋은 움직임이란 변화하는 환경에 대한 적응력과 반응성responsiveness을 말하는 것이다.[12)]

완벽하게 대칭을 이루며 우아하게 걸을 수 있는 인간을 닮은 로봇을 만들었다고 상상해 보자. 하지만 그 로봇이 지형에 맞추어 걸음걸이 패턴을 변화시킬 수 없다면 돌을 밟을 때마다 넘어질 것이며 그렇다면 그 로봇의 움직임 기술은 전혀 쓸모가 없게 된다. 그러므로 진정한 움직임 능력이란 움직임 그 자체보단 환경과의 상호작용에 존재한다고 할 수 있다.

사슴의 우아한 걸음걸이는 장애물을 뛰어넘거나 늑대를 피하는 것에 맞추어 변화할 수 없다면 아무런 소용이 없다. 축구선수는 홀로 연습할 때 기술적으로 완벽하게 공을 다루는 기술을 수행할 수 있다 할지라도 자신을 방해하는 상대 선수에 맞서야 하는 경기 상황에서 그러한 기술을 자연스럽게 사용할 수 있기 전까지는 실제로 그 기술을 사용할 수 있다고 보기는 어렵다.

특정한 단 한 가지 주제에 대해서만 의사소통할 수 있는 사람을 두고 그가 언어를 유창하게 구사한다고 말할 수는 없다. 그 주제에 대한 의사소통이 매우 완벽하다고 할지라도 말이다. 이와 같이 다양한 방법으로 같은 움직임을 수행할 수 없는 사람은 그 움직임에 능수능란하다고 할 수 없다. 서 있는 자세에서 앉는 자세까지 완벽하지만 단 한 가지 특정한 방법으로만 움직일 수 있는 사람은 여러 가지 방법으로 바닥까지 내려갈 수 있는 사람에 비해 기술이 부족하다고 할 수 있다. 완벽한 자세로 스쿼트를 수행할 수 있는 파워리프터가 하루 종일 밭에서 일을 할 수 있는 준비가 되어 있을 필요는 없다. 쪼그리고 앉아서 발의 위치를 바꾸면서 약간씩 중심에서 벗어나는 환경에 지속적으로 적응하면서 말이다. (밭일을 하는 사람 또한 360kg 스쿼트를 해야 할 필요는 없을 것이다.) 그러므로 좋은 움직임을 특정한 이상적인 자세에 국한하기보다는 수많은 여러 상황에 적응하는 능력으로 평가해야 할 것이다.

이러한 적응 능력은 경쟁적인 스포츠에만 적용되는 것은 아니다. 매일의 일상은 우리에게 지속적으로 예상치 못한 움직임 또는 도전적인 자세를 제시한다. 좁은 좌석에서 장시간 비행기를 타야 하는 상황이나 소파 또는 낯선 침대에서 하룻밤을 보내야 하는 경우, 불편한 신발을 신고 걸어야 하는 경우, 한 손에 장바구니를 들고 아이를 차에 태워야 하는 경우 등…, 이 모든 상황에서의 운동 문제를 해결하기 위해서는 우리가 좋은 자세, 올바른 자세, 가장 아름답고 조화롭게 움직이는 방법이라고 여기는 자세로부터 벗어나는 것이 필요할지 모른다. 이러한 예상치 못한 문제들에 대한 해결책을 찾는 능력이 우리가 운동지능이라고 부

12) Shumway-Cook, Woolacott (2012), p.13-16; Bernstein (1996), *On Dexterity and Its Development*.

르는 것을 구성하는 일부분이다.

좋은 움직임은 편하다

'완벽한 자세'로 앉거나 흠 잡을 데 없는 자세로 달리는 것, 또는 요가 선생님처럼 다운독 자세를 취하는 것이 편하게 느껴지지 않는다면 그것은 좋은 움직임이 아니다. 편하다는 것은 통증이 없고, 편안하며, 수월하다는 것이다. 이것은 너무나 당연한 말이지만 잊혀지기 쉽다.

우리는 몸짓 언어의 사회적인 기준에 따라 혹은 스포츠에서 승리하기 위해, 춤 오디션을 통과하기 위해, 또는 올바르게 움직이는 방법에 대해 말해주는 개인 트레이너, 요가 선생님, 물리치료사를 만족시키기 위해 몸을 움직이는 데 많은 시간을 보낸다. 많은 사람들이 전문가들의 조언에 따라 자신의 자세를 수정하려 애쓴다. 심지어 그러한 움직임이 자연스럽고 편안하지 않게 느껴지는데도 말이다. 또한 많은 사람들이 자신의 몸으로부터 오는 피드백을 무시하여 몸의 특정한 부분에 통증이 있는지 없는지조차 느끼기 어렵게 된다. 그 결과 우리 몸으로부터 오는 정보에 대한 민감성을 잃게 된다. 그러한 정보는 특정한 움직임 또는 자세가 적절한지를 결정짓고 그에 맞게 현명하게 적응하는 것을 도와준다.

나이가 들수록 완전하게 편안한 움직임이 어떤 느낌인지 잊어버리기 쉽다. 서른이 넘어가면 일상적으로 하고 있는 동작 중에 매번 아주 약간의 불편함이라도 느끼게 하는 동작이 몇 가지 생길 것이다. 바닥에 있는 물건을 집기 위해 쪼그려 앉거나, 머리 위로 손을 뻗거나, 주차를 하기 위해 뒤를 돌아보거나 하는 동작 같은 것 말이다. 불편함을 인식하지 못한다면 그것을 개선하기 위해 노력하는 것은 물론 쉽게 성취 가능한 개선을 상상하는 것조차 불가능하게 된다.

사람들이 종종 무시하는 방법 중 특정한 움직임이 적절한지를 판단하기 위한 또 하나의 미묘한 지표는 그 움직임이 자연스러운가, 진짜인가, 힘을 들이지 않고 수월하게 움직이는가를 보는 것이다. 움직임을 약간 다르게 수정했더니 갑자기 훨씬 쉽게 느껴지는 경험을 해본 적이 있을 것이다. 이러한 상황은 스포츠나 새로운 동작을 배우는 과정에서 종종 발생한다. 기존에는 불편하고 이상하게 느껴지던 것이 갑자기 자연스럽고 편하게 느껴지는 것이다. 우리의 일상생활에서도 많은 이들이 숨을 쉬는 것, 의자에서 일어서는 것, 골반을 움직이는 것을 자연스럽고 쉽게 만들기 위한 발전의 여지가 충분하다. 이러한 미묘한 차이를 감지하는 능력을 기르는 것은 더 나은 움직임을 배우기 위한 중요한 요소이다.

개별성

좋은 움직임은 개별적이다. 좋은 움직임에 대한 일반적인 원칙이 존재하는 것은 분명하다. (이것이 이번 챕터의 요점이다!) 하지만 그러한 원칙이 모든 사람에게 적용되지는 않는다.

모든 사람이 구조적으로 다르기 때문에 한 개인을 위한 최적의 움직임에 대한 해결책이 다른 사람에게도 똑같지는 않다. 이는 관절의 중심화, 자세, 정렬의 경우에 특히나 그러하다. 척추측만증이 있는 사람을 위한 좋은 자세가 정상인 사람에게도 똑같이 좋은 것은 아니다. 척추측만증이 있는 사람에게 척추를 일자로 하고 서 있으라고 하는 것은 기본적으로 중립 자세에서 자신들의 척추를 멀리 떨어뜨리라고 요구하는 것과 같다.

더 나아가 많은 사람이 특정한 한 가지 기능에 관련된 모든 관절을 동시에 중심화하지 못하도록 하는 뼈의 구조를 가지고 있다. 만일 당신이 경골의 바닥 부분이 윗부분에 대하여 내측으로 회전되는 경골의 비틀림을 가지고 있다면, 스쿼트를 하는 동안 고관절, 무릎, 발목을 동시에 중심화할 수 없을지도 모른다. 이러한 사람들 위한 스쿼트 또는 다른 동작들의 움직임 해결책을 찾는 것은 일반적으로 좋은 자세라고 생각되는 것과는 거리가 멀다는 것을 의미한다.

자세

자세란 앉아 있거나, 서 있거나, 동작이 발생하기 전과 같이 총움직임의 양이 그다지 크지 않을 때의 몸 또는 척추의 방향을 의미한다. 자세란 실제로 또 다른 형태의 움직임이라고 할 수 있다. 숙련되고 통합된 근육의 움직임과 관절의 적절한 위치와 정렬이 필요하다. 또한 자세는 항상 호흡, 중심 맞추기, 고개를 옆으로 돌리기 등과 같은 약간의 작은 움직임들과 관련되어 있다.

좋은 자세란 항상 그 자세를 유지하기 위해 요구되는 근육의 체계성에 의해 결정되기 때문에, 좋은 움직임을 정의하는 데 사용되는 똑같은 원칙을 자세를 평가하는 데도 적용할 수 있다. 그러므로 움직임과 같이 좋은 자세란 효율적이며, 이완되어 있고, 협응되어 있으며, 정렬되어 있고, 자세근과 주동근 사이에 적절한 일의 분배가 되어 있어야 한다.

좋은 자세란 관절을 중립 위치로 유지하며, 그로 인해 최소한의 준비를 통하여 최대한 유용한 움직임으로 쉽게 전환할 수 있도록 해준다. 좋은 자세는 편안하며 수월하다. 좋은 자세 또한 환경에 적절히 반응하며 순간적인 요구에 따라 달라진다. 그러므로 타이핑을 할 때, TV를 볼 때, 저녁을 먹을 때 또는 차를 운전할 때의 좋은 앉은 자세는 모두 다르다.

자세는 개개인에 따라, 그리고 그 개인이 가지고 있는 특정한 구조에 따라 모두 다르다. 자세는 아무것도 안 하며 편안하게 유지하는 방법 문제에 대한 해결책에 대해 폭넓은 선택권을 가지는 것이 좋다.

요약하자면, 자세란 역동적인 것이며 자세의 질은 추상적인 관념이나 추선plumb line(인체 정렬을 수직으로 긋는 선)이 아닌 주변 환경과 의미 있는 상호작용을 가능하게 하는 능력에 의해 평가되어야 한다.

놀라운 것은 나쁜 자세가 여러 가지 만성통증 때문에 발생한다고 하는 많은 이들의 주장과는 상반되게도, 대부분의 연구들에서 개개인의 자세에는 측정 가능한 차이가 있지만 그러한 차이점이 만성통증의 정도를 예측해주지 않는다고 밝혔다.[13] 이것은 통증을 정상에서 벗어나 있는 자세와 관련지어 설명하려는 사람들에게 매우 강력한 경고가 될 것이다. 하지만 이러한 경고가 자세가 기능과 전혀 상관이 없다는 것을 의미하진 않는다. 사지의 최적의 협응력을 위해서는 그 기본 토대로써 척추의 협응력과 정렬이 절대적으로 필요하다. 러시아의 물리치료사 니콜라이 번스타인이 말했듯이, 나쁜 자세로 움직이려 하는 것은 흐물흐물한 펜으로 글씨를 쓰려는 것과 같다.

Summary

다음은 이 챕터의 중요한 요점과 기억해야 할 몇몇 주의점과 제한점이다.

생체역학적으로 효율적이고 기능적이며 건강한 움직임은 다음과 같은 일반적인 특징을 가지고 있다.

- **협응력**: 움직임은 팀 경기이며 관절과 근육 간의 적절한 팀워크가 각각의 퍼포먼스보다 더 중요하다.
- **반응성**: 아무리 협응력이 좋은 움직임이라 할지라도 환경의 변화에 반응하지 못하면 아무런 쓸모가 없다.

13) Christensen, Hartvigsen (2008), Spinal curves and health: a systematic critical review of the epidemiological literature dealing with associations between sagittal spinal curves and health. *J Manipulative Physiol Ther.* 2008 Nov-Dec, 31(9): 690-714.

- **노력의 분배**: 움직임의 역학적 스트레스는 가능한 많은 팀 구성원들에게 적절히 분배되어야 한다. 더 많은 팀 구성원들이 참여할수록 더 많은 일을 할 수 있다. 다분절 움직임은 직선이 아닌 균형잡인 곡선을 이루어야 한다.
- **역할의 분배**: 근육은 각자 맡은 역할에 충실해야 한다. 안정근은 안정화에, 주동근은 움직이는 데 쓰여야 하며, 큰 근육들은 파워를 만들어내고 작은 근육들을 힘을 전달해야 한다.
- **위치와 정렬**: 관절은 중립 또는 중심화된 위치에서 가장 안전하며 기능적이다. 협응된 움직임은 관절을 가능한 자주 중심화되고 정렬된 상태를 유지하도록 한다.
- **이완과 효율성**: 움직임의 기술이란 불필요한 근육의 움직임 또는 기생하는 긴장을 억제하는 것이다. 억제는 활성화보다 더 높은 수준의 기술이다.
- **타이밍**: 안정근은 주동근 이전에 활성화되어야 한다. 다분절 움직임은 올바른 순서로 이루어져야 한다. 대부분의 움직임은 탄성 반동, 연부조직의 수동적 특성, 반사적인 근활성화의 이점을 충분히 얻기 위하여 짧아지기 이전에 늘어나도록 하는 것이 필요하다.
- **가변성**: 움직임은 언어와 같다. 한 언어가 유창하기 위해서는 정확성뿐만 아니라 가변성을 갖추어야 한다.
- **편안함**: 움직임은 통증이 없고 수월하며 자연스러워야 한다.
- **개별성**: 최적의 움직임을 위한 방법은 항상 개인, 업무, 환경에 따라 달라져야 한다.

이 책의 마지막 부분은 학생들에게 이러한 움직임의 특성을 깨닫고 조절할 수 있는 능력을 가르치기 위한 내용이 담겨 있다.

주의점

다음은 이 챕터에서 제시한 내용과 관련하여 기억해야 할 주의점이다.

- 위에 제시한 좋은 움직임에 대한 기준은 특정한 관절이나 움직임에 관련된 정밀하고 객관적인 수치를 기본으로 한 기준을 대체하기 위한 것이 아니다. 대신 이러한 기준은

부정확할 수 있는 수치 또는 생체역학적 추측에 크게 의존하는 방법에서 놓치기 쉬운 통찰력을 제공하기 위한 것이다.

- 단순히 이러한 원칙을 공부하고 적용하는 것만으로 모든 사람이 프로 운동선수나 무용수처럼 움직일 수는 없다! 물론 좋은 움직임은 기술이긴 하지만 몸의 구조 또한 중요하다. 운전자가 얼마나 뛰어나건 간에 1972년식 핀토가 페라리처럼 달릴 수는 없다. 최상의 구조를 가지고 태어난, 특별하게 뛰어난 사람들과 자기 자신을 비교해서는 안 된다. 그러므로 우리의 움직임이 위의 원칙에 완벽하게 부합하지 않는다 하더라도 자신의 움직임 기술을 탓할 필요는 없다. (그런 의미에서 대부분의 사람들이 발전가능성을 가지고 있다.)
- 움직임은 발전가능성이 있는 기술인 동시에 깨기 힘든 습관이라 할 수 있다. 쉽게 이룰 수 있는 변화가 있는 반면 엄청난 노력이 필요한 것도 있다. 이 개념은 운동조절에 대한 챕터에서 다룰 것이다.
- 완벽한 생체역학이 통증으로부터의 해방을 의미하진 않는다. 통증에 관한 부분에서 다루겠지만 통증은 대개 움직임 스트레스로 인한 조직의 상해와 거의 관련이 없다. 그러므로 완벽한 움직임을 가지고 있다 하더라도 여전히 통증이 발생할 수도 있고 그 반대의 경우도 있을 수 있다. 그렇다 하더라도 우리가 움직이는 방법은 몸에 스트레스를 유발하는 요소가 될 수 있으며, 그것을 줄이는 것이 도움이 될 것이다!

CHAPTER 2

좋은 움직임 학습

"뇌의 상당 부분이 언어보다는 움직임에 사용된다.
언어는 움직임의 드넓은 바다 위의 떠 있는 아주 작은 조각에 불과하다."
— 올리버 삭스Oliver Sacks

어떻게 움직임의 기술을 향상시킬 수 있을까? 이번 챕터에서 우리는 신경계가 몸의 움직임을 어떻게 인식하고 조절하는지, 그리고 어떻게 이러한 기능을 향상시키는 방법을 배울 수 있는지에 대해 살펴볼 것이다.

몸의 움직임을 조절하는 것은 기술과 정보 처리의 놀라운 성취이다. 대부분의 일이 무의식중에 이루어지기 때문에 그 성취를 과소평가하기 쉽다.

걸을 때뿐만 아니라 어떠한 일을 하던 간에 관절과 근육의 위치에 대한 수백만 가지의 정보가 몸에서 뇌로 흘러 들어간다. 이 정보는 모든 것들이 어디에 위치하는지 또 무엇을 하고 있는지에 대한 이해로 조합되고 처리된다. 또한 수백만 개의 근섬유들이 협응된 움직임을 위해 어떻게 수축하고 이완해야 하는지에 대한 명령을 받는다. 이 모든 것들이 의식하지 못하는 사이에 이루어진다.

이러한 과제를 수행하기 위해 필요한 정보처리의 정도는 너무 엄청나서 믿기 어려울 정도이다. 수백만 개의 수축성 물질에, 수백만 개의 줄이 매달려서 자유롭게 여러 방향으로 움직이는 수백 개의 관절을 조절해야 하는 꼭두각시 인형을 움직이는 것과 맞먹는 정도이다. 움직임 조절에 관련된 뇌의 기능은 여러 가지 면에서 추상적인 추론을 하는 뇌의 능력보다 더 놀랍다고 할 수 있다.

예를 들어 인간은 세계 최고의 체스 선수를 이길 수 있는 컴퓨터 프로그램을 만들어냈지만 설거지 프로그램을 설치할 수 있는 로봇을 만들어내지는 못했다. 컴퓨터는 꽤 괜찮은 교향곡을 작곡할 수도 있고 낱말게임에서 우승할 수도 있으며, 인간과 거의 흡사하게 대화를 이끌어갈 수도 있다. 하지만 우리가 자연스럽게 하는 걷기, 물건을 집어올리기 등등의 단순한 움직임을 세 살배기 아기만큼이라도 구현할 수 있는 기술을 가지고 있는 로봇은 없다.

이 챕터에서는 움직임에 관련된 문제들을 해결할 수 있도록 해주는 하드웨어와 소프트웨어에 대해 살펴볼 것이다. 우리가 움직이고 느끼는 데 더 나은 결과를 만들어내기 위해 소프트웨어를 변화시키는 방법을 이해하는 데 도움을 줄 것이다.

운동조절의 기본 원리

운동조절이란 우리가 움직임을 준비하고 수행하기 위한 과정이다. 운동조절 체계는 세 개의 하위체계로 나눌 수 있다. 수동적, 능동적, 그리고 신경적이 그것이다.[14] 처음 두 가지 요소는 우리를 움직이게 하는 '하드웨어'에 해당되고, 세 번째는 정보를 모으고 해석하며 명령을 내리는 '소프트웨어'라고 할 수 있다. 다음은 세 가지 하위체계와 그것들이 운동조절을 제공하기 위해 협력하는 방법에 대한 간략한 설명이다.

능동적 체계: 근수축

능동적 체계는 근육으로 이루어져 있다. 각 근육은 수천 개의 근섬유로 이루어져 있고, 근섬유가 모여 운동단위를 구성한다. 운동단위의 작용은 한 단위 내의 근섬유들이 전부 수축하거나, 아니면 하나도 수축하지 않거나 둘 중 하나이다. 큰 근육들은 일반적으로 작은 근육보다 운동단위당 소유하고 있는 근섬유가 더 많다. 예를 들면 손가락의 움직임을 조절하는 근육들은 단위당 단 350개의 근섬유를 가지고 있는 반면, 허벅지의 근육들은 단위당 약 1000개 가량의 근섬유를 가지고 있다. 이는 손가락은 무릎과 비교하여 파워 생산보다는 정교한 조절 능력이 더 뛰어나다는 것을 의미한다.

근섬유는 긴장을 만들어냄으로써 작용한다. 긴장이 만들어지면 근섬유의 길이는 짧아지

14) Panjabi (1992) The Stabilizing System of the Spine. Part I. Function, Dysfunction, Adaptation, and Enhancement. *Journal of Spinal Disorders and Techniques*. Vol. 5, No. 4 1992; http://appliedspine.redhawk-tech.com/Medical-Professionals-and-Physicians/White-Papers/The_stabilizing_system_of_the_spine_part_1.pdf

거나(등장성 수축), 길어지거나(신장성 수축), 같은 길이를 유지한다(등척성 수축). 예를 들면 덤벨컬 동작에서 이두는 무게를 들어올릴 때 등장성 수축을 하고, 잠깐 멈추는 동안에는 무게가 떨어지지 않도록 등척성 수축을 하며, 무게를 조절하며 내릴 때는 신장성 수축을 한다.

움직임 체계에서는 근섬유가 능동적 작용을 하는 유일한 선수이기 때문에 어떠한 움직임이건 간에 그 운동단위 활동의 특정한 패턴에 의해 정의된다고 할 수 있다. 다른 말로 하자면, 하나의 움직임을 만드는 것은 단순히 적절한 운동단위를, 적절한 시간에, 올바른 길이와 올바른 순서에 따라 활성화하는 작업이라고 할 수 있다.

수동적 체계: 결합조직

수동적 하위체계는 근육을 제외한 모든 움직임 하드웨어, 즉 뼈, 관절낭, 연골, 근막, 건, 인대, 그리고 다른 결합조직들(근육의 수동적인 특성)로 구성되어 있다. 수동적 체계는 에너지를 소비하지 않고도 상당히 많은 움직임을 수행한다.

예를 들면 걷는 동안 몸무게를 지지하는 발 쪽으로 실을 때마다 아킬레스건이 탄성 에너지를 저장하기 위해 늘어나며 이 에너지는 추진력의 형태로 되돌아온다. 효율적인 움직임을 배운다는 것은 수동적인 체계가 많은 일을 하도록 만드는 것이라고 할 수 있다.

수동적 체계가 '무료로' 일을 하는 또 다른 방식은 움직임을 수동적으로 제한하면서 안정성을 만들어내는 것이다. 예를 들면 발가락을 보려고 고개를 숙인 자세를 유지하는 데는 두 가지 방법이 있다. 목 뒤쪽 근육에 긴장을 만들어내거나, 그 근육들을 이완하여 머리가 수동적으로 연부조직에 매달려 있도록 내버려두는 것이다.

등이 굽은 자세를 가진 10대를 상상해보자. 한쪽 엉덩이는 옆으로 나와 있고, 무릎은 과신전되어 있으며, 가슴은 구부러져 있고, 머리는 앞으로 나와 있다. 이러한 자세에서는 관절을 중심화하고 정렬을 유지하기 위해 능동적으로 근육을 사용하는 것이 아니라 기본적으로 수동적인 체계에 매달림으로써 자세의 안정성을 만들어내는 것이다. 이러한 방식으로 안정성을 만들어내는 것은 에너지 사용 면에서는 효율적이지만 수동적 체계 내의 연부조직에 가해지는 스트레스를 고려하면 역학적으로 비효율적이다. 다음 움직임으로 전환하기 위한 준비가 전혀 되어 있지 않다는 점 또한 그러하다.

수동적 체계는 또한 신경계에서 해야 하는 움직임 조절의 역할을 한다. 그 역할이란 관절이 움직일 수 있는 자유도를 제한하여 움직임이 미리 정해진 경로를 따라 발생하도록 하는 것이다. 그럴 경우 지능적인 의사결정 및 움직임 명령을 통해 그 경로를 선택할 필요가 없다.

예를 들면 발목은 어깨와 비교하여 움직임의 수동적 제한이 크고 자유도가 적다. 그러므로 원하는 경로로 움직이기 위하여 더 적은 근육과 지능을 필요로 한다. 만일 등이 굽은 자세를 가진 10대와 같이 움직이고자 하는 경로를 결정할 때 수동적 체계에 너무 많이 의존한다면, 움직임을 조절하기 위한 신경과 근육의 부담을 줄일 수는 있지만 수동적 체계에 과도한 스트레스가 발생한다.

신경체계: 정보처리

운동조절에서 신경계의 기능은 정보처리기계라고 할 수 있다.[15] 말초신경은 입력 정보(몸의 각 부분의 긴장, 위치, 움직임에 대한 정보)를 취합한다. 중추신경계는 이러한 정보를 처리하고 두 개의 기본적인 출력을 만들어낸다. 몸에 대한 의식적인 인지, 그리고 몸을 움직이라는 운동명령이 그것이다.

다음은 감각, 인지, 운동명령 생산을 포함하는 신경계의 움직임 조절에 관련된 몇 가지 중요한 개념에 대한 내용이다.

감각 – 정보 취합

몸은 감각sensation을 통하여 자극을 감지하고 뇌로 신호를 보낸다(다음 부분에서 다루겠지만 감각은 인지perception와는 다른 개념이다).[16]

몸 안의 다양한 감각기관들은 뇌가 몸의 각 부분의 위치와 움직임을 감지할 수 있도록 도와준다. 가장 중요한 것은 고유수용체, 시각, 그리고 전정기관으로부터 오는 정보이다.

고유수용체계는 기계적 수용기로부터 오는 정보를 제공하며 피부, 관절, 결합조직, 인대, 건 그리고 근육에 위치하고 있다. 기계적 수용기는 루피니ruffinis, 마이스너소체meisner corpuscles, 파시니소체pacinian corpuscles, 골지건기관golgi tendon organs, 근방추muscle spindle fibers와 같은 다양한 이름을 가지고 있다. 각각은 서로 다른 유형의 기계적 자극에 반응한다. 어떤 것은 스트레칭 또는 압력에 반응하며, 빠른 움직임에 반응하거나 움직임을 유지하기도 한다. 이들이 자극을 받으면 중추신경계에 어떤 일이 발생했음을 알려주는 신호를 보낸다. 예를 들면 인대가 스트레칭되거나, 관절이 압박되거나, 근육이 길어지거나, 피부가 늘어나거나 하는 등의 신호이다.[17]

---

15) Schmidt, Lee (2005), *Motor Control and Learning: A Behavioral Emphasis*, p.53.

16) Schachter (2011), *Psychology*.

17) Proske and Gandevia (2012), The Proprioceptive Senses: Their Roles in Signaling Body Shape, Body Position and

시각은 공간 내 몸의 방향과 환경과의 관계에 대한 중요한 정보를 제공한다. 시각이 없다면 몸의 감각은 상당히 제한될 것이며, 이것이 바로 눈을 감으면 한 다리로 서서 균형을 잡는 것이 더 어렵게 느껴지는 이유이다.

전정기관은 머리의 움직임과 중력선에 관련된 머리의 방향에 대한 정보를 제공한다. 전정기관이 없다면 서 있기조차 힘들다. 술에 취한 사람이 균형을 잡지 못하는 이유 중 하나는 알코올이 전정기관 체계를 손상시키기 때문이다.

인지 – 감각 정보 해석

감각과 인지라는 용어는 일상생활에서 종종 혼용되긴 하지만 심리학자들은 이 두 단어를 구별해서 말한다. 그 구분은 움직임을 이해하는 데 매우 유용하다.

감각은 자극을 감지하여 중추신경에 신호를 전달한다. 인지는 이러한 감각정보를 받아들이고, 필터링하고, 체계화하고, 해석하는 과정으로, 감각과 관련하여 주관적 또는 의식적인 경험을 만들어낸다.[18)]

예를 들면 우리는 감각을 통하여 귀에서 뇌로 음파에 대한 정보를 보내며, 인식을 통하여 음악을 듣는다. 움직임으로 말하자면 감각은 고유수용체와 전정기관의 정보를 전달하며 인식은 느껴진 움직임의 감각을 만들어낸다.

이는 서로 다른 것이기 때문에 이 둘을 구별하는 것은 매우 유용하다. 인식을 조절하는 데는 많은 요인들이 있는데 우리가 집중하는 방식, 과거의 경험, 그리고 예측 등이 그것이다. 그러므로 두 사람이 똑같은 감각정보를 받고도 완전히 다르게 인식하는 것이 가능하다.

아래의 그림을 보자.

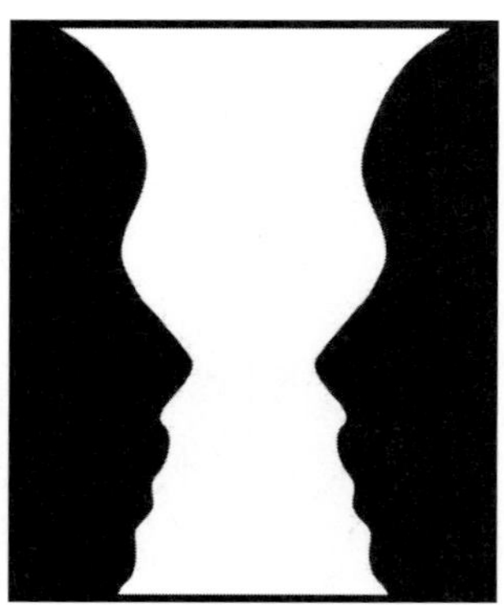

Movement, and Muscle Force. *Physiol Rev.* October 1, 2012, 92 (4), 1651-1697; http://physrev.physiology.org/content/92/4/1651.full.pdf+html

18) Shumway-Cook, Woollcott (2012), p.4.

당신은 이 그림을 두 가지 방법으로 볼 수 있다. 꽃병 또는 서로를 바라보고 있는 두 개의 얼굴로 말이다. 눈으로 들어간 감각 데이터는 똑같지만 뇌가 데이터의 의미에 대해 상충되는 해석 사이를 왔다 갔다 함에 따라 그림에 대한 인지는 완전히 변할 수 있다. 두 가지 그림을 동시에 볼 수 없다는 사실에 주목하라!

환시는 우리가 무언가를 보기 전에 의식하지 못한 채 거의 즉각적인 계산과 해석이 일어난다는 사실을 보여준다. 우리의 시각적 경험은 실제 세계의 순수한 반영이 아니다. 이것은 그 그림에 대한 뇌의 해석이며, 이는 뇌가 생각하기에 실제 세계에 대해 우리가 알아야 하는 유용한 표시라고 할 수 있다.

이 점을 좀 더 명확하게 만들어줄 또 다른 그림 하나를 살펴보자. 아래의 체스판 사진을 보라. 네모칸 A와 B는 서로 다른 색깔로 보인다. 그렇지 않은가?

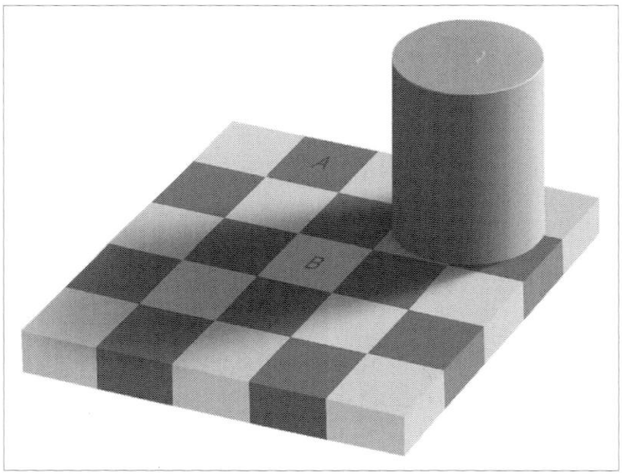

그러나 둘은 같은 색깔이다! 두 개의 네모칸을 하나의 띠로 연결해서 살펴보면 서로 같은 색깔임을 알 수 있다.

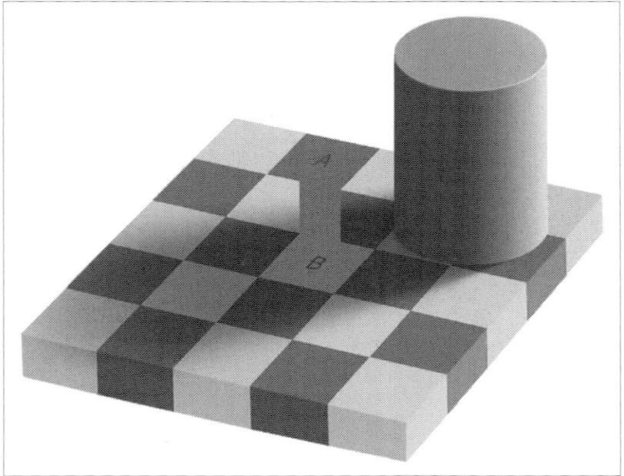

당신은 아마 지금 이 그림이 조작된 것이라고 생각하고 있겠지만 두 네모칸을 연결하는 띠를 손가락으로 가리고 보면 이 둘은 다시 서로 다른 색깔로 바뀌어 보일 것이다. (나도 여러 번 이것을 반복해보았다!)

왜 A와 B의 색깔이 다르게 보이는 것일까? 당신의 뇌가 이러한 인지를 만들어낸 것이다. 이는 뇌가 원기둥의 그림자와 서로 번갈아 나타나는 네모칸 패턴의 영향을 계산하기 때문이다. 이러한 정보를 기반으로 하여 뇌는 사실은 같은 색상을 빛의 속임수에 의한 것이라고 추측한다. 그래서 이 둘이 다른 색깔로 보이는 것이다. 지능적인 의사결정이 우리가 자각하기도 전에 빛의 속도로 이루어지는 것은 정말 놀라운 일이다. 우리는 절대로 가공되지 않은 데이터를 보지 않는다. 우리는 오직 우리의 뇌가 해석하는 그림을 인식할 뿐이며, 이 해석은 뇌가 우리에게 가장 필요한 것이라고 생각하는 것이다.

마찬가지로 우리의 운동감각 또한 단순히 몸의 위치를 반영하는 것이 아니라 기능적인 목표를 수행하기 위해 만들어진 해석이다. 같은 그림은 다르게 볼 수 있는 것과 마찬가지로 움직임에 의해 만들어진 감각 데이터를 어떻게 해석하느냐에 따라 같은 움직임을 다르게 인식할 수도 있다.

특정한 동작을 점점 잘하게 되면 움직임에 관련된 감각정보는 변하지 않지만 자세에 대한 인지가 크게 달라진다는 사실을 우리는 알고 있다. 백플립, 새로운 안무, 또는 골프 스윙과 같은 복잡한 움직임을 처음으로 수행하는 것을 상상해보자. 움직이는 동안 몸의 위치에 대한 당신의 인지는 매우 혼란스러울 것이다. 즉 당신은 말 그대로 당신이 무얼하고 있는지 알 수 없으며, 움직임의 결과를 예측할 수 없을 것이다.

이는 감각이나 뇌로 흘러 들어가는 고유수용성 정보에 문제가 생겼기 때문이 아니다. 이는 인지, 즉 감각기 정보의 의미를 해석하는 신경계의 능력 문제이다. 새로운 움직임의 경우, 뇌는 과거에 이와 유사한 정보를 조작한 경험이 없기 때문에 이를 제대로 수행할 수 없다.[19]

연습을 통하여 뇌는 인지와 현실의 조화에 대한 피드백을 받는다. 예를 들면 백플립에서 착지할 때 좋은 발의 위치를 인지하게 된다면 엉덩이로 착지하는 실수가 발생했을 때 빠르게 이를 깨달을 수 있을 것이다. 피드백을 많이 받을수록 자세에 대한 인지는 향상될 것이며, 결국 당신은 움직이는 동안 모든 것이 어디에 위치하며 무엇을 하고 있는지 알 수 있게 될 것이다.

따라서 엘리트 선수와 평범한 사람 간의 차이는 아마도 감각보다는 인지 능력 때문일

19) Shumway-Cook, Woolacott (2012), p.16.

것이다. 둘 다 움직임에 대해 비슷한 감각정보를 받지만 선수들은 그 정보의 의미를 빠르고 정확하게 해석하며, 기능적으로 유용한 인지를 만들어내는 기술이 훨씬 뛰어나다고 할 수 있다.

운동명령 – 핵심 출력

몸에 대한 감각정보를 수집하고 인지를 형성하는 것의 목적은 어떠한 운동명령motor commands이 유용한 움직임을 만들어낼지를 결정하는 데 도움을 주기 위해서이다.

진화론적 관점에서 생각한다면 모든 정신활동의 단 한 가지 목적은 올바른 움직임을 만들어내는 것을 돕는 것이다. 몸을 음식이나 안식처를 향해 움직이고, 포식자로부터 도망치며, 기구를 만들고, 친구들 그리고 가족들과 의사소통하기 위한 방법으로 입과 성대를 움직이는 등과 같이 말이다.

뇌가 무용지물인 흥미로운 사례는 멍게이다. 멍게는 삶의 첫 부분을 동물로 움직이며 보내며, 두 번째 부분은 바위에 붙어서 식물처럼 살아간다. 정착하여 명상하며 삶의 의미를 생각하며 시간을 보내는 것일까? 그렇지 않다. 성체 멍게는 자신의 뇌를 그저 에너지원으로 여기고 먹는다. 이는 소파에서 너무 많은 시간을 보내는 인간의 뇌에는 어떤 일이 발생하는지 매우 궁금하게 만든다.

운동명령은 어디서부터 발생하는가?

운동명령은 척수, 뇌의 하위 단계, 상위 단계 등 신경계의 다양한 단계에서부터 비롯된다. 뇌의 상위 센터에서 시작된 운동명령은 하달됨에 따라 척수신경 단계에 도착하면서 감각신호에 의해 수정될 수도 있다.[20] 운동명령이 어디서부터 발생했느냐에 따라 운동명령이 반사작용에 가까운 것인지 의식적인 결정에 가까운 것인지 구분지을 수 있다.

반사적인 작용에 해당되는 움직임은 뜨거운 것에 닿았을 때 손을 떼는 것이나 흔들림에 대한 균형을 유지하는 것 등을 들 수 있다. 이러한 경우 말초신경으로부터 발생한 자극이 척수신경으로 신호를 보내며 척수신경은 이에 대한 반응으로 운동명령을 내린다. 스피드가 우선이기 때문에 움직임 명령이 내려지기 전 정교한 분석을 위해 감각신경이 뇌로 올라갈 시간이 없다. 자극이 인식되기 이전에 움직임이 발생하기 때문에 자연스럽고 무의식적이다. 우리는 서 있는 자세를 유지하기 위해 어머어마한 숫자의 반사적 안정근 수축을 매초 만들어

---

20) Shumway-Cook, Woolacott (2012), p.51.

낸다. 물론 우리는 보통 이러한 수축을 알아차리지 못한다.

또 다른 운동명령은 복잡하고 다양한 단계의 움직임인데 붐비는 테이블 너머로 와인잔을 잡기 위해 손을 뻗거나, 바늘 구멍에 실을 꿰는 동작 등이 이에 해당된다. 움직임이 시작된 이후에 뇌는 진전을 확인하고 판단을 내리기 위해 감각적 피드백이 오기를 기다린다. 이는 '닫힌 고리closed loop' 또는 피드백 운동조절이라고 불리며 의식적인 집중과 계획을 필요로 한다.[21]

이러한 유형의 운동조절은 느리며, 멀티테스킹이 안 된다는 단점이 있다. 다른 단어 두 개를 동시에 오른손과 왼손으로 써 보아라. 각 움직임이 집중을 요하기 때문에 너무 어렵다. 그러므로 닫힌 고리 운동조절은 많은 일을 동시에 해야 할 때나, 움직이거나 판단을 내리는 동안 피드백을 만들어내기에 충분한 시간이 없는 상황에서는 쓸모가 없다.

야구공을 맞추기 위해 스윙을 한다고 상상해보라. 스윙을 완수하기 위해서는 운동명령의 순서를 요한다. 고관절이 목표물을 향해서 돌아가고 그 다음 어깨, 그 다음 팔이 신전하는 등이다. 그러나 그 스윙은 각 단계 사이에 판단을 내리는 시간이 있기 이전에 모두 끝나야 한다. 그러므로 각각의 순서를 수행하는 모든 상위 단계의 명령은 미리 내려져야 한다. 이는 열린 고리 운동조절 또는 피드포워드feedforward 움직임이라고 불리며 운동 프로그램에 의해 통제된다.[22]

그러한 프로그램은 운동학습 과정을 통해 만들어진다. 초급 단계에서는 협응된 운동명령을 몇 차례 수행하기 위해서는 굉장한 의식적 조절과 피질에서의 광범위한 뇌활동이 요구된다. 그러나 연습을 몇 차례 반복한 후 움직임은 뇌의 하위 센터 내의 보다 집중된 신경활동에 의해 조절된다. 움직임은 보다 자동화되고 효율적이면서 빨라진다. 그리고 걷기나 생각하기, 말하기와 같은 다른 활동을 한다 해도 덜 방해받게 된다.

이는 우리가 처음 운전을 배울 때와 유사하다. 처음엔 발이 어디에 있는지 손이 어디로 움직이는지에 매우 집중을 해야 한다. 하지만 일단 그 기술을 수행하기 위한 전용 프로그램이 만들어지면 동시에 라디오 채널을 돌린다거나 음료수를 마신다거나 하는 활동을 자유롭게 할 수 있다. 이 얼마나 굉장한 일인가!

우리는 반사적이고 자동적인 운동명령에 몇 가지 장점이 있다는 것을 발견할 수 있다. 그러한 운동명령은 빠르고, 효율적이며, 멀티태스킹이 가능하다. 단점은 판에 박힌 듯 정형화되어 있으며 환경의 새로운 변화에는 덜 반사적이다. 뇌의 상위 센터에서 시작된 운동명령

21) Shumway-Cook, Woolacott (2012), p.27.
22) Shumway-Cook, Woolacott (2012), p.27.

은 이와 반대되는 장점과 단점을 가지고 있다.[23)]

특정한 과제에 대한 기술을 획득하게 되면 보다 자동적이고 효율적으로 일할 수 있으며 움직임의 역할을 상위 센터에서 하위 센터로 전환시킬 수 있다. 반면 초기의 운동발달 과정은 상위 센터가 하위 영역으로부터의 원초적인 반사작용을 억제함으로써 이루어진다. 그러면 보다 차별화된 자극에 대한 반응이 가능하다. 더 나아가 뇌의 학습된 프로그램으로부터 시작된 운동명령은 척수 단계에서 들어오는 감각정보에 의해 수정되며 그로 인해 환경 조건의 변화에 대해 보다 반사적이 된다.

이것이 너무 혼란스럽게 들린다면 당신은 내 의도를 파악하고 있는 중이다. 운동조절에 관련된 지능은 척수신경부터 뇌의 상위 센터까지 중추신경계 전체에 폭넓게 분배되어 있다. 각 단계 사이의 상호작용은 계층적이며 순차적이거나, 병렬적이면서 즉각적이다. 이러한 상호작용의 성질은 생태계나 시장경제와 같이, 발생순서는 어떠한 특정 부분에 중점화되어 있지 않지만 수만 가지 다른 움직이는 부분들의 비교적 단순한 상호작용으로부터 발생한다.[24)]

이렇게 복잡한 특징들을 고려하여 이를 보다 단순하게 만들어주는 관점을 찾아보도록 하자! 만일 개별적인 부분을 따로 공부하여 이 시스템에 대한 정보를 이해하려고 한다면 길을 잃어버리기 쉽다. 예를 들어 우리는 근 고유감각 신장반사, 소뇌의 기능, 그리고 이들과 운동 피질의 상호작용에 대하여 공부할 수 있다. 이는 매우 흥미롭고 유익할 수 있으나 이로 인해 우리 몸 안의 다른 수천 가지 움직이는 부분에 관련된 역할에 대해서는 배제할 수도 있다. 또한 이를 이해하기 위해서는 수년간의 공부가 필요하며 그 이상이 걸려도 다 알지 못할 수도 있다.

그러므로 신경계를 미시적 관점으로, 또는 각 부분간의 상호작용으로 바라보는 것은 큰 그림을 파악하기 어렵게 만들 수 있다. 영화를 볼 때 스크린에 있는 각각의 픽셀을 보면서 그 내용을 이해하지는 않는다. 이와 마찬가지로 어떻게 신경계가 움직임을 조절하는지 보다 추상적인 개념으로 파악하는 것이 더 쉬울 것이다.

피질지도cortical maps는 운동조절의 복잡함을 단순화시킬 수 있는 유용한 큰 그림을 제공할 것이다. 피질지도는 전체 시스템 정보의 객관적인 묘사이기 때문이다. 우리는 다음 챕터에서 그 지도에 대해 알아볼 것이다.

다음은 이 챕터에서 다룬 내용의 간략한 요약이다.

---

23) Schmidt, Lee (2005), p.162.

24) Shumway-Cook, Woolacott (2012), p.51, 17.

Summary

- 다양한 자유도로 몸을 조절하는 것은 뇌의 가장 놀라운 기능 중 하나다.
- 운동조절계는 정보처리기계라고 할 수 있다. 몸의 각 기관으로부터의 감각정보들은 기계에 정보를 입력한다. 출력은 몸의 움직임에 대한 인지와 움직임을 만들어내기 위한 운동명령이다. 우리는 이 엄청난 과정을 의식할 수 없다. 왜냐하면 이는 거의 완벽하게 무의식적이고 즉각적이기 때문이다.
- 감각은 가공되지 않은 감각 데이터(시각적, 전정기관적, 고유수용적 또는 내부 감각수용적)를 몸으로부터 수집하는 과정이다.
- 인지란 기능적인 목표 수행을 위한 의식적 또는 주관적인 경험을 만들어내기 위해 감각적 데이터를 해석하고 의미를 부여하는 과정이다.
- 운동조절은 믿기 힘들 정도로 복잡하며, 각 다른 단계의 신경계(척수, 뇌의 피질하부, 피질) 사이의 병렬적이며 계층적 상호작용을 통하여 나타난다.

CHAPTER 3

뇌가 몸을 움직인다

"뇌의 어느 곳을 들여다보던 간에 지도가 넘쳐난다."

— V.S. 라마찬드란V.S. Ramachandran

현대 뇌과학 분야의 가장 위대한 발견 중 하나는 우리의 의식적인 경험이 뇌활동 패턴에 의해 만들어진다는 것이다. 이러한 패턴은 종종 지도map라고 불린다.

모든 생각, 모든 감정, 모든 의도는 뇌의 물리적 상태의 결과물이다. 만일 누군가가 당신의 뇌를 열어서 초콜릿을 먹는다거나, 벌에 쏘인다거나, 손가락을 움직이는 것 등과 관련된 뇌활동 패턴을 자극한다면, 당신은 실제로 이런 일들이 발생했을 때와 똑같은 경험을 겪게 될 것이다. 그러므로 당신이 몸의 특정한 부분의 위치나 움직임을 의식적으로 인지한다면 그러한 인지를 만들어내는 특정한 뇌활동 패턴이 있는 것이다.[25)]

몸을 인지하고 운동명령을 내리는 뉴런들은 종종 개별적인 영역에서 그룹을 만든다. 예를 들면 가운뎃손가락을 인지하는 뇌의 한 부분이 있다. 이 부분은 그 손가락으로부터 감각정보를 받을 때마다 활동한다. 뿐만 아니라 만약 이 부분이 어떠한 이유로 인해 인위적으로 자극을 받는다면, 마치 그 손가락을 건드린 것 같은 느낌을 받게 될 것이다.

이와 마찬가지로 당신이 가운뎃손가락을 움직이고자 한다면 뇌의 특정한 부분은 이러한

25) I will often refer to this brain activity as 'neural' activity, but in fact the function of the brain depends on other structures, including glial cells.

운동명령을 내리기 위해 활성화될 것이다. 그리고 만약 뇌의 이 부분이 인위적으로 자극을 받는다면 당신의 가운뎃손가락이 움직일 것이다.[26)]

몸의 특정 부분을 움직이고 인식하는 데 사용되는 개별적인 뇌의 부분들을 피질지도 또는 신체지도body maps라고 부른다. 또는 감각운동지도sensory motor maps, 피질신체매트릭스cortical body matrix 또는 신체도식body schema이라고 부르기도 한다.

이러한 지도들에 대한 비교적 최신의 발견은 우리가 몸을 어떻게 인지하고 움직이는지 깊이 이해하는 데 매우 중요하다. 예를 들어 신체지도는 환각지phantom limb에 대한 수수께끼를 해결하는 데 도움을 준다. 환각지란 절단된 팔 또는 다리가 아직 그 자리에 있는 것처럼 느끼는 증상을 말한다. 팔 또는 다리는 없어졌지만 그 팔다리에 대한 느낌을 만들어내는 신체지도는 아직 온전하며 활성화될 수 있다.[27)] 통증과학자 로날드 멜잭Ronald Melzack은 "몸을 느끼기 위해 몸이 필요하지는 않다."고 말했다. 우리에게 필요한 것은 신체지도의 자극이다. 이것은 매우 중요하다. 몸을 인지하는 것이 신체지도에 달려 있다면, 그 지도의 상태는 우리가 움직이고 느끼는 데 어마어마한 영향을 끼친다.

신경가소성: 지도는 바뀔 수 있다

신체지도의 가장 흥미로운 특징은 시간이 지남에 따라 이 지도들의 모양, 크기, 구조가 바뀔 수 있으며 이러한 변화는 우리가 몸을 움직이고 인식하는 방법의 변화와 연관성이 있다는 것이다.

뇌가 변화하는 능력을 신경가소성neuroplasticity이라고 부른다. 아주 최근에 들어서야 뇌의 구조가 시간이 지남에 따라 고정된다는 기존의 생각이 뒤집혔는데, 이는 매우 혁명적인 개념이다. 이제 우리는 뇌가 항상 스스로 구조와 생리를 개조하면서 기능적 요구를 충족시킨다는 것을 안다.

연구가들은 피질지도의 크기와 활동을 측정하면서 그것이 특정한 조건에서 어떻게 변화하는지를 연구한다. 그러한 측정은 기능적 자기공명기록법(f-MRI) 또는 마이크로전극과 같은 다양한 기술을 통해 이루어진다. 이를 통해 연구가들은 시간의 흐름에 따른 뇌의 변화뿐만 아니라 이와 관련된 행동의 변화 또한 추적할 수 있다. 이러한 연구는 우리가 더 좋은 움직

26) For an accessible review see Doidge (2008), *The Brain that Changes Itself,* or Blaskeslee (2008), *The Body has a Mind of its Own.*

27) Ramachandran and Ramachandran (2000), Phantom Limbs and Neural Plasticity, *Arch Neurol.* 2000; 57 (3): 317–320.

임, 더 좋은 기분을 위해 뇌를 어떻게 변화시킬 수 있는지에 대한 중요한 식견을 제공한다. 예를 들어 부상, 신체적 기술 연습, 만성적 통증에 대한 반응으로 뇌가 어떻게 변화하는가? 우리는 현재 이러한 질문에 대한 몇몇 연구조사를 갖고 있다. 함께 살펴보자.

좋은 움직임을 위해서는 좋은 지도가 필요하다

특정한 신체 부분에 대한 움직임과 인지 능력은 부분적으로 그 신체 부분에 대한 운동감각지도의 크기와 질에 의해 결정된다. 특정 부분에 대해 매우 자세한 지도를 가지고 있다면 그 부분을 정교하게 인지하고 움직일 수 있다. 만약 별로 자세하지 않고 흐릿하다면 인지와 움직임은 부정확할 것이다.

움직임과 인지가 더 많이 요구되는 몸의 부분은 더 큰 뇌지도를 가지고 있다. 예를 들어 손은 아주 복잡하고 차별화된 움직임과 인식이 가능하다. 그 결과 뇌는 손을 인지하고 조절하는 데 아주 큰 부분을 할애한다.

반대로 등의 가운데 부분 또는 팔꿈치와 같이 보다 작은 움직임과 감각이 요구되는 부분은 손만큼의 지도 영역을 차지하지 않는다. 뉴욕시에서는 아이오와의 작은 마을을 돌아다닐 때와 비교하여 아주 크고 자세한 지도가 필요한 것처럼, 손을 사용하기 위해서는 팔꿈치를 움직일 때와 비교하여 더 크고 자세한 지도가 필요하다. 다음 페이지의 그림을 보라. 신체를 인식하는 뇌의 단면으로 지도의 크기에 비례하여 몸의 각 부분을 그린 것이다. 손, 입술과 같이 매우 정교한 인지에 사용되는 모든 신체 부분은 불균형적으로 아주 크다.

움직임과 신체감각을 위해서 좋은 지도가 필수적이라는 또 다른 증거는 필요가 증가함에 따라 지도가 더 커진다는 것이다. 악기를 연습하거나, 매우 정교한 손가락 감각과 움직임이 요구되는 다른 활동에 시간을 많이 할애한다면 손가락에 대한 뇌지도는 눈에 띄게 커질 것이다.[28] 이러한 성장은 꽤 빠르게 이루어진다. 나흘 간의 점자 연습으로도 (일시적인) 뇌의 변화가 나타나기에 충분하다.[29]

28) Pascual-Leone (2001), The brain that plays music and is changed by it. *Ann N Y Acad Sci.* 2001 Jun; 930: 315-29.
29) Pascual-Leone A, Torres F. (1998), Plasticity of the sensorimotor cortex representation of the reading fi nger in Braille readers. *Brain.* 1993; 116 (1): 39-52; Hamilton, Pascual-Leone (1998), Cortical plasticity associated with Braille learning. *Trends in Cognitive Sciences,* Vol. 2, Issue 5, 1 May 1998, 168-174.

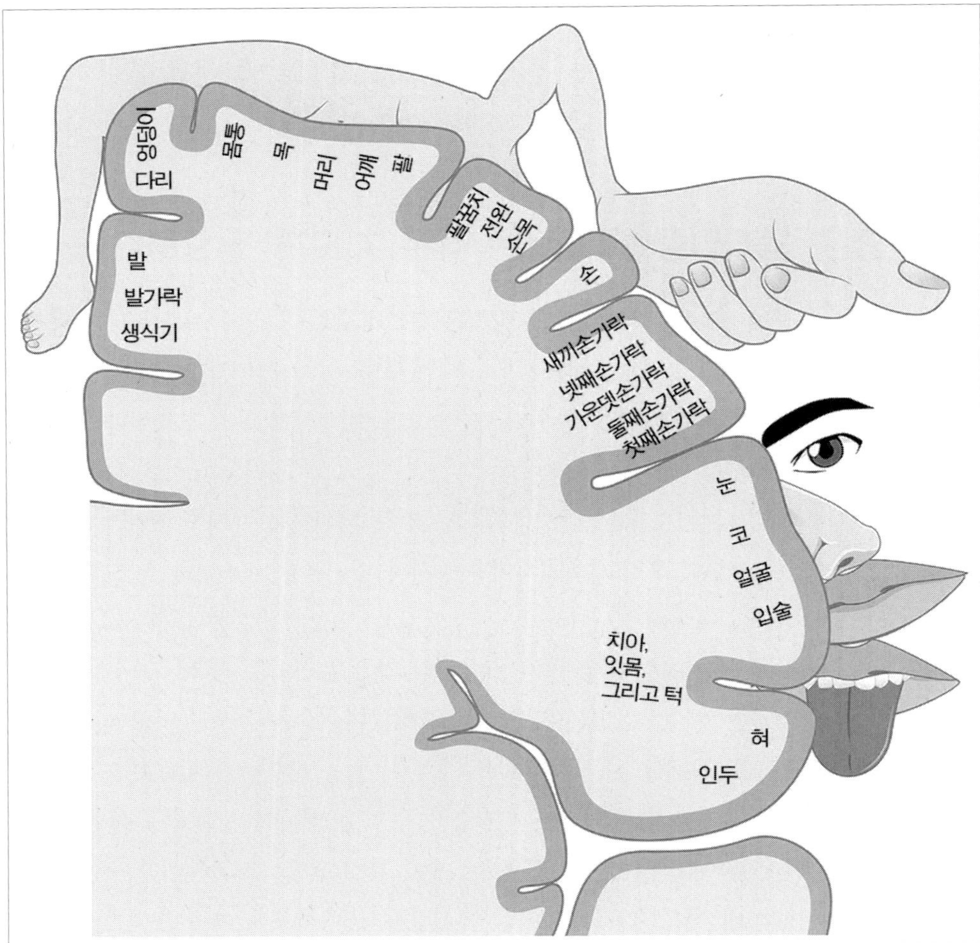

감각지도의 단면도. 지도의 면적을 반영하여 인체 부분을 표시하였다.

지도와 형상화

움직임 기술에 대한 신체지도의 중요성을 보여주는 흥미로운 증거가 있다. 기술을 수행하는 것을 상상하는 것은 실제 수행력을 향상시킨다. 이 또한 그 기술과 관련된 신체지도에 실재로 변화를 일으킨다. 예를 들어 피아노 연습, 다트던지기 심지어 웨이트리프팅을 시각화하는 것은 종종 실제 연습과 맞먹을 정도로 수행력을 향상시킨다.[30)]

상상하는 데도 그 움직임을 수행하는 것과 똑같은 지도가 사용되기 때문에 시각화는 효과가 있다. 그러므로 신경적인 면에서 실제 움직이는 것과 그 움직임에 대해서 생각하는 것

30) Id.

은 별반 다르지 않다. 당신이 주로 사용하는 손을 이용하여 허공에 이름을 쓴다고 상상해보라. 이제 그 반대의 손을 이용해보라. 두 번째에 더 많은 시간이 걸렸는가? 이는 그 움직임을 조절하는 지도에 상상하는 기술이 공존하기 때문이다.

움직임과 움직임을 생각하는 것 사이의 연관성은 지속적으로 주목받고 있는 신체지도에 대한 연구 주제를 반영한다. 그 주제는 움직임을 조절하는 능력이 이를 인식하는 능력과 밀접한 관계가 있다는 것이다. 뇌의 가소성에 대한 연구의 선구자인 마이클 머제니크Michael Merzenich는 이렇게 말했다. "움직임에 대한 느낌과 생각을 움직임 그 자체와 떼어놓을 수 없다."[31]

지도는 움직임에 의해 만들어진다

지도를 만드는 자료는 감각으로부터 온다. 간단한 실험을 통해 지도의 기계적 자극의 수용 효과를 느낄 수 있다. 자신의 왼쪽 쇄골뼈의 정확한 위치를 떠올려보라. 흉골의 어디에 붙어 있는지, 어깨관절까지 연결되는 모양이 어떠한지 등, 얼마나 명확하게 떠올릴 수 있는가?

이제 오른손을 가지고 흉골에서부터 어깨까지 쇄골뼈를 만져보라. 그 모양과 윤곽을 그릴 수 있을 때까지 위 아래 느껴보라. 그러고 나서 손을 떼고 다시 한 번 쇄골의 위치와 모양을 상상해보라.

아마도 지금은 오른쪽과 비교하여 왼쪽 쇄골의 위치를 인지하는 것이 더 쉬워졌을 것이다. 이는 당신이 그것을 만져봄으로 인해 그곳의 기계적 수용기를 자극했기 때문이다. 그 수용기들은 잠깐 동안이지만 쇄골지도를 담당하는 뇌의 부분에 신호를 보냈고, 그 지도는 약간의 신경활동에 의해 불이 켜진 것이다. 그 지도에 대한 자극은 당신이 더 쉽게 쇄골의 위치를 인지하도록 만들었다.[32]

물론 이는 일시적인 것이다. 신체지도의 장기적인 변화를 만들기 위해서는 오랜 시간에 걸쳐 지속적으로 요구를 증가시켜야 한다. 특정한 움직임이 반복적으로 일어난다면 그 움직임을 조절하는 뇌 부분에 실제로 물리적인 변화가 발생하게 된다.

31) Quote from interview on youtube: https://www.youtube.com/watch?v=rupZ-wlRdA0

32) Kerr and Shaw (2008), Tactile acuity in experienced Tai Chi practitioners: evidence for use dependent plasticity as an effect of sensory-attentional training. *Experimental Brain Research*. June 2008, Vol. 188, Issue 2, 317–322; http://www.ncbi.nlm.nih.gov/pmc/articles/PMC2795804

지도는 움직임 부족에 의해 흐릿해질 수 있다

특정한 목적을 위해 만들어진 신경지도가 사용되지 않는다면, 결국 그것은 다른 기능을 수행하는 데 동원될 것이다. 예를 들면 눈이 보이지 않는 사람들은 시각적 정보를 처리하기 위한 시각피질을 사용하지 않는다. 그래서 결국 시각피질은 청각이나 촉각으로부터의 감각 정보를 처리하는 데 개입하기 시작할 것이다. 이는 반향정위echoloation(소리와 울림을 통하여 위치를 파악하는 능력)와 같은 초인간적으로 보이는 능력을 이끌어낸다.

그러므로 뇌지도의 건강은 다른 신체구조와 똑같은 법칙을 따른다. 사용하지 않으면 잃어버린다. 감각지도는 말초신경으로부터 충분한 정보를 받지 못하면 명확성을 잃게 될 것이다. 또한 정교하고 차별화된 움직임을 수행하지 않으면 그 운동지도는 정교함과 개별성을 잃게 될 것이다.

이러한 원칙을 보여주는 유명한 연구가 있다. 원숭이의 손가락 두 개를 꿰매어 마치 하나의 손가락처럼 사용하도록 만들었다. 시간이 흐른 후 마이크로전극을 통해 두 개의 손가락이 뇌지도에서 하나의 손가락으로 바뀌게 된 것이 드러났다.[33]

교훈은 특정한 움직임 또는 인지를 오랜 기간 동안 사용하지 않으면 그 움직임과 인지를 만들어내는 방법을 사실상 잊어버리게 된다는 것이다. 이는 종종 '감각적운동기억상실증'이라고 불리운다.

현대 사회에서는 원숭이의 손가락과 같이 사실상 '서로 꿰매어진' 경향을 보이는 신체 부분이 있다. 많은 사람들이 습관적으로 척추의 특정한 다분절 부분을 각 부분의 개별적인 움직임을 가지고 있는 사슬로써가 아닌 하나의 큰 관절처럼 움직인다. 시간이 흐른 후 이런 부분은 뇌에서 하나의 큰 관절로 인식될 것이다. 뇌에 이 부분을 느끼고 조절하는 지도가 존재하지 않으므로 보다 정교하고 세밀한 움직임이 불가능하게 될 것이다. 한동안 하지 않았던 움직임을 위해 척추를 가동화하였을 때, 우리는 '유착된' 또는 서로 붙어 있는 부분이 물리적으로 해결된 결과라고 생각할 수 있다. 그러나 실제로는 단순히 움직일 수 있는 부분을 뇌가 다시 한 번 상기한 것일 가능성이 높다.

통증과 신체지도

만성통증이 있는 사람들은 피질지도를 변화시킨다. 이들은 또한 2점식별테스트 또는 수

33) Allard, Clark, Jenkins, Merzenich (1991) Reorganization of somatosensory area 3b representations in adult owl monkeys after digital syndactyly. AJP — *JN Physiol.* September 1, 1991, vol. 66, no. 3, 1048–1058; http://jn.physiology.org/content/66/3/1048.abstract

의적 요추골반 조절과 같은 인지능력 및 움직임을 테스트하기 위해 고안된 동작들을 수행하는 데 상대적으로 낮은 점수를 보인다.

통증이 운동감각지도를 '불분명하게' 만드는 데는 몇 가지 일반적인 이유가 있다. 첫째, 통증은 움직임을 방해하며 이는 고유수용적인 신호를 감소시킨다. 둘째, 통각수용nociception(조직의 손상을 나타내는 신호)의 발현은 뇌의 주의를 끌기 위해 고유수용감각과 싸우게 된다. 이는 '감각통문sensory gating'을 일으키는데 이는 덜 중요하다고 여겨지는 감각정보를 무시하는 것을 말한다.

예를 들어 발목염좌가 있다면 발목을 덜 움직이려 할 것이고 이는 뇌로 가는 특정 관절의 위치에 대한 감각신호가 적어졌다는 것을 의미한다. 또한 뇌가 통각수용에 집중하고 있기 때문에 고유수용성 신호는 무시될 것이다. 결국 발목에 대한 지도가 명확성을 잃게 될 것이며, 이는 곧 협응력의 감소를 의미한다. 그로 인해 그 발목을 또다시 삐게 될 가능성이 커지게 될 것이다. 이러한 악순환의 최종결과는 뇌가 발목의 통증을 인식하는 능력이 발달하고 관절이 위치와 움직임을 조절하는 능력은 감소하게 된다.

단지 통증이 단순히 지도를 변화시키는 것뿐만 아니라, 이러한 지도의 변화가 통증을 일으킬 수 있다. 이것을 단적으로 보여주는 예는 절단된 팔 또는 다리에서 통증을 느끼는 현상이다. 팔다리는 사라졌지만, 뇌 속에 가상의 팔다리는 여전히 살아 있으며, 근처의 신경활동과의 혼선으로 인해 자극을 받을 수 있다.[34] 이는 종종 극심한 통증의 원인이 된다. 이러한 환각지 통증을 치료하는 놀라운 방법은 남아 있는 팔 또는 다리를 거울에 비추어 없어진 팔다리가 온전한 것처럼 생각하도록 뇌를 속이는 것이다! 이는 가상의 몸의 건강 상태가 실제 몸의 건강 상태만큼 중요하다는 것을 보여주는 훌륭한 예다.

연구가들은 거울이나 다른 지각과 관련된 속임수를 이용하여 비정상적인 감각환영을 만들어냄으로써 통증을 일으킬 수 있다는 사실을 알아냈다. 이와 또 다른 실험 결과들에 근거하여 전문가들은 신체지도의 '오점'이 만성통증의 원인이 될 수 있으며, 이러한 오점을 바로잡는 것으로 치료가 가능하다고 말한다. 이에 대해서는 통증에 관한 챕터에서 다룰 것이다.

왜 움직임과 인지에 대한 명확한 지도가 필요한지를 살펴보았으니, 어떻게 그 지도를 개선할 수 있는지 살펴보자.

34) When a part of the brain goes unused (as would be the case with the part of the brain controlling a phantom limb), other parts will start to cannibalize it like dandelions moving into a field.

왜 지도는 변화할까?

신경계는 기능 학습과 향상을 위해 수명이 다할 때까지 끊임없이 변화하고 적응한다. 뇌는 원래 환경에 반응하도록 고안되었지만, 마치 찰흙 조각처럼 각각의 입력에 딱 들어맞도록 만들어지지는 않는다. 물론 뇌는 원치 않는 구조의 변화에 저항할 수도 있다.

보통 현재 각자가 가지고 있는 감각운동지도의 구성은 평생의 노력을 반영하여 기능적인 목표 수행을 위한 최적의 방법으로 만들어진 것이다. 합당한 이유가 없다면 우리는 또 다른 변화를 원하지 않는다. 감각운동지도를 변화하도록 만드는 요인들에 대해서 살펴보자.

반복, 습관, 학습

우리는 일반적인 경험을 통해 반복이 학습, 기술 습득, 기억력, 습관 형성의 중요한 요인이라는 것을 알고 있다. 만일 뇌에 반복적으로 감각정보를 해석하거나 움직임을 수행하는 것과 같은 특정한 기능이 요구된다면 뇌는 수행력을 향상시키기 위해 재조직될 것이다. 뇌가 반복적인 자극에 대한 반응으로 재조직될 때 신경 레벨에서 어떤 일들이 벌어지는가에 대한 설명을 도울 신경가소성에 대한 몇 가지 아주 단순한 법칙들이 있다.

한 개의 뉴런이 또 다른 뉴런을 흥분시키는 능력은 시냅스 연결의 힘에 달려 있다. 반복적인 연결은 그 힘을 강화시켜줄 것이다. 신경연결의 힘을 다루는 복잡한 생리학은 종종 다음과 같은 법칙으로 단순화되곤 한다. "함께 활성화되는 뉴런들은 함께 연결된다." 이 과정 또는 이와 유사한 과정들을 장기 상승작용long-term potentiation 또는 헤비언 가소성hebbian plasticity 이라고 부른다.

이 법칙은 우리가 특정한 신경활동의 패턴을 더 많이 개입시킬수록 그 패턴이 더 많이 촉진된다는 것을 의미한다. 신경과학자들은 이것이 학습, 기억, 습관 형성의 기본적인 과정이라고 생각한다.

반복으로 인한 신경경로의 촉진은 스키를 타고 산을 내려가는 동안 눈에 홈이 새겨지는 것에 비유할 수 있다. 첫 번째로 내려갈 때는 모든 경로가 가능하다. 하지만 두 번째는 첫 번째 내려갈 때 생긴 홈을 따라 내려가게 될 가능성이 높다. 똑같은 경로를 통해 여러 번 내려가다 보면 그 홈은 더 깊어지고 그 똑같은 경로를 따라 내려가는 것이 더 쉬워진다.[35)]

---

35) Pascual-Leone, Amir Amedi (2005), The Plastic Human Brain Cortex, *Annu. Rev. Neurosci.* 2005. 28: 377–401; http://www.annualreviews.org/doi/pdf/10.1146/annurev.neuro.27.070203.144216

움직임의 맥락에서 살펴보면 한 움직임을 조절하기 위해 특정한 뇌활동의 패턴을 여러 번 사용하면 할수록 그 움직임 패턴은 더 자동적이 되며, 이를 작동시키기 위해 요구되는 자극은 더 적어진다고 할 수 있다.

움직임의 습관

움직임의 자동성에는 장점과 단점이 있다. 장점은 최소한의 노력과 의식적인 집중만으로 그 패턴을 작동시키고 유지할 수 있다는 것이다. 테니스 선수가 각각의 움직임을 의식적으로 조절할 필요없이 자동적으로 매번 똑같은 스트로크를 할 수 있다는 것은 굉장히 유용하다.

단점은 그 테니스 선수가 통증을 예방하거나 수행력의 향상을 위해 테크닉을 바꾸기 원한다면, 이러한 움직임의 자동성이 변화를 더욱 어렵게 만들 것이다. 이제 문제는 단순히 새로운 홈을 파는 것이 아니라, 예전의 홈들을 없애는 것이다. 이것이 바로 대부분의 코치들이 학생들에게 매우 여러 번 반복하여 습관이 되고 변화가 어려워지기 '전에' 올바른 테크닉을 사용하도록 가르치는 이유이다. 스키를 타고 산을 내려오는 것에 비유하자면, 코치들은 홈이 더 깊게 생기기 이전에 학생들이 반드시 올바른 경로를 이용해 내려가도록 하는 것이다.

반복과 습관에 대한 이러한 법칙들 또한 인지에 적용된다. 뇌가 특정한 감각정보에 대한 해석을 특정한 방법으로 여러 번 반복할수록 나중에 똑같은 해석을 하게 될 가능성이 커진다. 그러한 인지는 더욱 자동적이고 효율적이 되어 뇌는 더 빠르고 더 적은 노력으로도 정보의 의미를 인식할 수 있게 된다.

다시 말하지만 이것은 장점과 단점을 모두 가지고 있다. 숙련된 무용수는 그 움직임을 수천 번 보았기 때문에 파트너가 반 발자국만 움직여도 다음 움직임을 예측할 수 있다. 엘리트 쿼터백 선수는 쓱 훑어보는 것만으로 전체 경기장의 흐름을 읽을 수 있다. 감각정보의 의미를 해석하는 것에 더 숙련될수록, 아주 세심하고 유용한 그림의 남은 부분을 채우기 위해 필요한 픽셀의 수는 적어진다.

그러나 빠른 인지 형성을 돕는 이와 같은 지름길과 자동성은 우리를 잘못된 길로 이끌 수도 있다. 감각데이터를 완전히 파악하기 전에 패턴을 추측하는 것은 우리를 기만할 수도 있다. 마술사들은 우리의 습관과 인식의 지름길을 이용하여 존재하지도 않는 것을 보도록 만든다.

통증 부분에서 더 다루겠지만, 마찬가지로 우리는 신체에 대한 위협을 인지하는 방식을 통해 습관을 형성하고, 그로 인해 실제 위험이 존재하지 않는데도 통증을 일으킬 수 있다.

변화는 두 단계로 이루어진다

우리의 기억과 습관에 새겨지는 뇌활동의 신경 홈 또는 촉진된 패턴들은 유명한 신경가소성 연구가 알바로 파스쿠엘-리온Alvaro Pascual-Leon이 말한 두 단계의 과정을 통해 형성된다.[36]

첫 번째 단계에서 새로운 기술을 학습함에 따라 뇌는 요구되는 뇌활동 패턴을 만들기 위해 기존의 신경연결을 사용하고 그것을 강화시킨다. 이를 통해 이 경로들의 일시적인 촉진과 적정한 기술의 향상이 이루어진다.

두 번째 단계에서는 수상세포의 생성과 분기를 통해 새로운 신경연결이 만들어진다. 이 과정은 더 많은 시간과 에너지, 연습을 필요로 하지만, 기능적으로 더 훌륭하고 오래 지속되는 변화를 발생시킨다. 이렇게 만들어진 기술들은 더 빠르고 효율적으로 그리고 더 적은 의식적 집중으로도 수행될 수 있다.[37] 게다가 그 새로운 지도는 사실상 영구적이다. 효율성의 향상과 기술의 영구성은 부분적으로 뇌가 그 수행을 위해 특화된 신경지도를 만들어냈기 때문이라고 할 수 있다.[38] 그 새로운 지도는 고도의 집중과 의사결정에 관여하는 뇌의 상위 부분으로부터 피질하부 부분으로 자리를 옮긴다. 또한 광범위하게 분배된 뇌활동의 개입으로부터 보다 집중된 활동으로 변화한다.[39]

이 두 단계의 과정 개념은 전통적인 운동학습 이론과 일치하는데, 이 이론은 기술발달이 단계적으로 발생한다고 본다. 먼저 그 인지 단계에서, 기술의 수행을 위해서는 상당한 정신적 노력과 의식적인 집중이 필요하다. 충분한 연습 후 기술의 수행력은 마침내 '자동화'되고 의식적 집중이나 노력이 거의 필요치 않게 된다.

이러한 두 단계 패턴은 또한 일상적인 경험을 통해서도 쉽게 이해할 수 있다. 예를 들어 우리가 벼락치기를 할 때 시험에 통과하기 충분할 정도의 꽤 많은 지식을 빠르게 축적하지만 그러한 정보는 곧 잊혀지게 된다. 그 지식은 신경구조 내에 암호화되어 다른 목적으로 발달하게 되며, 그러한 연결의 힘은 빠르게 사라진다. 그 지도들은 오로지 일시적이다.

반면 유창한 언어 실력이나 악기를 통달하는 것과 같이 전문적인 수준으로 발달시킨 기술은 없어지지 않을 것이다. 심지어 몇 년간 연습하지 않는다 해도 기본은 유지되며, 잠깐의

---

36) Id.

37) Picard, Matsuzaka, Strick (2013), Extended practice of a motor skill is associated with reduced metabolic activity in M1. *Nature Neuroscience* 16, 1340-1347.

38) Wiestler, Diedrichsen (2013), Skill learning strengthens cortical representations of motor sequences. *Elife*. 2013 Jul 9: http://www.ncbi.nlm.nih.gov/pmc/articles/PMC3707182/pdf/elife00801.pdf

39) Shumway-Cook, Woolacott (2012), p.92.

복습이나 연습만으로도 꽤 쉽게 높은 수준의 기술을 되찾을 수 있다. 그 지도는 거의 영구적이다.

우리의 움직임과 기분을 조절하는 뇌신경활동을 향상시키는 방법을 이해하기 위해서 홈, 습관 그리고 학습의 단계에 대한 개념을 기억한다면 매우 유용할 것이다. 이는 각기 다른 유형의 움직임 목표를 성취하기 위해 필요한 신경적응의 종류와 연습의 수준을 생각할 수 있도록 도울 것이다.

예를 들어 새로운 스포츠를 처음부터 배우고 싶다면 높은 수준의 기술 수행을 위해서는 완전히 새로운 지도를 만들어야 하며, 이를 위해서는 꽤 오랜 시간과 노력이 필요하다는 사실은 명백하다. 반면 이미 장기적인 지도가 형성되어 있는 녹슨 기술을 되살리기 원한다면 빠른 진전이 가능하다. 기존에 형성된 나쁜 움직임 습관에서 벗어나고 싶다면 아마도 이것은 가장 성취하기 어려운 과제가 될 수 있다.

이러한 개념을 바탕으로 우리는 지도의 네 가지 다른 변형과 관련된 네 가지 다른 움직임 목표를 설정할 수 있다.

1. 홈groove을 유지하기
2. 잃어버린 홈을 찾기
3. 새로운 홈 만들기
4. 잘못된 홈으로부터 벗어나기

이러한 구조는 다소 추론적이고 은유적이긴 하지만, 이해하기에 너무 복잡한 몇 가지 개념을 단순화할 수 있는 용한 방법이라고 생각한다. 다음은 네 개의 카테고리에 대한 자세한 설명이다.

1. 홈을 유지하기: 지도 활성화

감각운동지도에 영향을 주는 가장 빠른 (또는 가장 일시적인) 방법은 그것을 자극하는 것이다. 이 챕터 앞부분에서 쇄골뼈를 만져서 감각지도를 자극함으로써 쇄골의 위치를 정확하게 인지하는 능력을 일시적으로 향상시켰던 것을 기억하는가?

이러한 유형의 일시적인 자극은 숙련된 활동을 위한 준비운동으로 매우 중요하다. 많은 코치들이 준비운동에 '활성화' 드릴을 포함시킨다. 이러한 드릴은 종종 억제되는 경향이 있는 특정한 근육(예를 들어 둔근)의 동원을 향상시키기 위해 고안된 것이다. 여기서 '활성화'되는 부분은 움직임을 지배하는 신경지도이다. 홈을 새기는 것에 비교하자면 이러한 운동들은 새로운 홈을 만드는 것이 아니라 당신이 원하는 움직임을 위한 올바른 홈을 찾을 수 있도록 도와준다.

또한 이러한 짧은 활성화는 일상생활에서 지도가 온전한 상태를 유지하는 데 도움을 준다. 몸과 같이 사용하지 않으면 그 기능을 잃어버린다는 법칙이 적용된다. 쪼그려 앉기, 머리 위로 팔 뻗기, 가슴을 펴기, 척추를 회전하기와 같은 현재의 능력을 유지하고 싶다면, 최소한의 빈도로라도 이러한 패턴을 사용한다면 기술이 녹스는 것을 예방할 수 있다. 예방은 언제나 치유보다 쉬우며 또한 약간의 노력만이 필요할 뿐이다. 대부분의 사람들에게 하루나 이틀에 몇 분 동안으로도 아마 충분할 것이다.

2. 잃어버린 홈을 찾기: 오래된 지도를 보수하기

예전에 익숙했던 숙련된 활동으로 되돌아가는 것을 상상해보자. 예를 들면 외국어, 악기 연주, 스포츠 경기 참여를 몇 년 만에 다시 시작한다고 생각해보라. 당신의 기술은 예전 같지 않겠지만 약간의 연습으로 아주 빠르게 진전을 이룰 수 있을 것이다. 당신이 몇 년 전 만들어놓은 오래된 신경경로에서 웃자란 가지들을 좀 쳐낸다고 생각하면 된다.

잃어버린 홈을 되찾는 것은 부상 후 재활을 하는 것과 같은 맥락으로 볼 수 있다. 건강한 운동선수가 발목염좌를 입고 이제는 허리통증까지 생겼다고 생각해보자. 아마도 절룩거리며 걷는 것이 허리에 보상적인 움직임이나 뻣뻣함을 일으켰으며 이것이 현재 악화되었을지도 모른다.

어쩌면 이 선수는 단순히 몇 년간 성공적으로 사용하던 안정적인 감각운동 패턴을 되찾기만 하면 되지만, 발목이 나을 때까지 1~2개월 정도 그러한 패턴을 사용하지 못한 것이다. 그가 예전의 오래된 운동 패턴을 되찾고자 한다면 요가, 필라테스, 달리기, 가동성 드릴과 같은 어떤 종류의 운동도 도움이 될 것이다. 단순히 재부팅하는 것만으로 고칠 수 있는 컴퓨터 문제처럼 이것을 위한 해결책은 매우 다양하다.

이렇게 올바른 움직임 패턴의 빠른 회복은 그레이 쿡Gray Cook이 '리셋'이라 부르는 것 또는 토마스 해나Thomas Hanna가 말하는 '감각운동기억상실증' 치유의 훌륭한 예가 된다. 이는 우리가 다양한 해결책을 이용하여 쉽고 빠르게 움직임 향상에 성공하는 원인을 설명해준다.

3. 새로운 홈 새기기

새로운 것을 학습했을 때, 오랜 시간을 들여 새로운 지도를 완성하기 전까지는 새롭게 배운 것을 자동적이고 효율적으로 수행할 수 없다. 새로운 언어를 배우는 것, 새로운 스포츠 기술을 습득하는 것, 바이올린을 연주하는 것 등은 시간이 오래 걸리는 일이다.

치료적인 맥락에서 볼 때, 우리는 보통 새로운 움직임을 배우려고 하지 않고 쪼그려 앉기, 숨쉬기, 뻗기, 달리기와 같은 기존의 오래된 움직임들의 특성을 회복하려고 한다. 이러한 움직임들은 아마도 과거 우리 삶의 한때에는 아주 괜찮게 작동했을 것이다. 그러므로 우리는 이러한 움직임들의 지도를 꽤 훌륭하게 만들어놓았음이 틀림없다. 그렇다면 그러한 움직임들은 왜 오랫동안 사용하지 않았던 언어 능력이나 악기 연주 기술처럼 쉽게 회복될 수 없는 것일까?

답은 우리가 그 움직임을 사용하지 않는 동안에 신체구조가 다르게 변화했기 때문이다. 만일 발목을 오랫동안 사용하지 않았거나 부상으로 인해 배측굴곡이 완전히 되지 않는다면, 스쿼트를 하는 데 사용되는 근육들이 얼마나 똑똑하게 사용되던지 간에, 완전한 발목의 배측굴곡이 가능할 때의 스쿼트 패턴은 더 이상 유용하지 않다.

20년 동안 야구공을 던지지 않은 사람이 있다고 생각해보자. 그동안 그 사람의 어깨는 아마도 많은 변화(근육 감소, 뼈의 퇴화, 회전근개의 부분 파열 등)를 겪었을 것이다. 안전하고 효과적인 던지기를 위한 지도에 접근은 가능하나, 그 지도는 훨씬 젊은 어깨를 인지하고 조절하도록 만들어진 것이다! 그 지도는 아마도 변화된 구조에 맞추어 상당한 수정작업을 겪어야 할 것이다. 이와 같이 뇌는 기억하지만 몸은 잊어버린다. 새로운 어깨에 맞는 새로운 던지기 홈을 만들어야 한다. 이는 단순히 오래된 기술을 잠깐 복습하는 것보다 더 많은 시간이 걸리다.

그 사람이 몇 년간 조금씩이라도 계속 공을 던졌더라면 상황은 달라졌을 것이다. 이를 인지하고 조절하는 뇌의 지도는 조금씩 어깨 구조의 점진적인 변화에 적응했을 것이다.

일반적으로 특정한 움직임을 오래 사용하지 않았을수록, 쉬는 기간 동안 구조적인 변화가 많았을수록, 그 움직임을 인지하고 조절하는 지도를 수정하고 최적화하는 데 더 많은 노력이 필요할 것이다. 반면 우리가 그 움직임을 계속 사용한다면 뇌는 진행되는 구조의 변화에 맞추어 조금씩 계속해서 업데이트를 할 것이다.

4. 잘못된 홈으로부터 벗어나기

나쁜 습관을 바꾸기란 힘들다는 것을 우리는 알고 있다. 우리가 삶에서 고군분투하는 것들 중에 많은 것들이 중독, 충동, 깊게 밴 습관 등에서 벗어나고자 노력하는 것이다. 배운 것을 잊어버리는 것은 학습하는 것보다 더 어렵다. 왜냐하면 이미 뇌에 강하게 자리잡은 연결을 억제해야 하기 때문이다. 신경가소성의 기본적인 개념에 따라 나쁜 움직임 또는 인지의 습관을 바꾸는 방법은 무엇인가?

뉴런은 함께 활성화되고 함께 연결된다는 법칙에 따른 당연한 귀결은 다음과 같다. '뉴런을 따로 활성화하고 따로 연결한다.' 이 법칙은 어떻게 습관을 깰 수 있는지에 대해 생각하게 해준다.

당신이 컴퓨터 마우스를 잡을 때마다 매번 목도 함께 긴장한다고 생각해보자. 곧 이 각각의 움직임을 조절하는 지도 간에 긴밀한 연결이 생성될 것이다. 파블로프Pavlov의 개가 저녁식사 종소리가 울릴 때마다 침을 흘리는 것과 같이 매번 마우스를 잡을 때마다 목이 긴장될 것이다. 심지어 매번 약간이 통증을 경험한다면 통증에 대한 신경지도는 마우스를 잡는 것에 대한 지도와의 연결을 강화하기 시작할 것이다. 그 결과 마우스를 잡는 것과 목의 긴장 및 통증과 매우 가깝게 연결되어 하나의 동작을 실시하면 필연적으로 다른 동작도 유발될 것이다.

모세 휄든크라이스는 목을 긴장하는 것을 '기생적인 움직임'이라고 말했다. 이것은 반사작용과 같다. 그것은 억제할 수도 없으며 무의식중에 발생한다. (그렇지만 모든 기생적 움직임이 문제가 되는 것은 아니다. 마이클 조던은 매번 슛을 쏠 때마다 혀를 내밀었지만 충분히 많은 골을 넣을 수 있었다.)

신경 레벨에서 기생적 지도와 그 손님 사이의 원치 않는 연결을 억제하는 방법은 하나를 활성화시키면서 다른 하나는 조용하게 유지하는 것이다. 이는 지도를 따로 활성화하고 따로 연결하는 결과를 초래할 것이다. 파블로브를 예로 들자면 저녁식사는 주지 않고 저녁 종소리만 울릴 필요가 있다는 것이다. 저녁식사 없이 종만 충분히 울린 후에는 이러한 연결이 깨지기 시작할 것이며 개는 종소리를 들으면 침을 흘리는 행동을 멈출 것이다.

마우스를 잡는 행동과 목을 긴장하는 행동 사이에 기생적인 연결을 끊기 위해서 우리는 한 가지 행동을 하면서 다른 한 가지 행동을 억제하는 연습을 최대한 많이 반복해야 한다. 그러기 위해서는 매우 천천히 조심스럽게, 의식적으로 조절하면서 움직이는 것이 필요하다. 충분히 반복하고 나면 기생적 연결은 약화될 것이다. (하지만 오래된 습관은 없어지기 힘들다!)

이 법칙은 인지에도 효과적이다. 만일 당신의 뇌에 고개를 왼쪽으로 돌리는 것과 통증을 경험하는 것 사이에 굉장히 강한 연결이 형성되었다면, 통증 없이 고개를 왼쪽으로 돌리는 방법을 찾는 것에서부터 그 연결을 끊는 것이 시작된다. 손을 이용하여 머리를 돌리거나, 고개를 돌리는 대신에 어깨를 돌린다거나, 머리를 바닥에 대고 굴린다던지 해본다. 통증 없이 고개를 돌릴 수 있는 방법이 있다면 위협에 대한 움직임과 인식 사이의 신경연결을 깨는 작용을 할 것이다. 이 책의 끝부분에 나와 있는 레슨들은 이러한 방법을 사용한다.

주의의 중요한 역할

주의attention는 신경가소성에서 중요한 요소이다. 이것이 신체의 어떠한 유형의 정보가 뇌에 변화를 일으키기 쉬운지 하는 것에 큰 영향을 미치기 때문이다.

뇌로는 신체의 위치와 움직임에 대한 정보가 끊임없이 쏟아지며 뇌는 이 모든 것을 완전하게 처리할 힘을 가지고 있지 않다. 운이 좋게도 이 중 대부분은 기능적 목표 수행과 관련이 없거나 불필요한 것들이다. 그러므로 뇌는 대부분의 감각정보를 걸러내며 오직 인지를 만들어내는 데 유용하다고 생각되는 일부분만을 처리한다.

무주의 맹시inattentional blindness 현상은 이러한 필터링의 예가 되는데, 이는 시야에 있는 뚜렷한 물체를 보지 못하는 것을 말한다. 한 유명한 연구에서 사람들에게 야구경기 영상을 보여주며 패스한 횟수를 세라고 했다. 이 과제에 주의를 집중하였기 때문에 절반에 가까운 참가자들은 고릴라 복장을 한 사람이 TV 스크린 한가운데로 뛰어가는 것을 눈치채지 못했다. 참가자들이 그 영상을 다시 돌려볼 때 고릴라가 나왔다는 것에 매우 놀랐으며 자신들이 그것을 처음에는 알아채지 못했다는 사실을 믿지 못했다.[40] 마술사들은 관중들이 어떻게 속임수를 사용하는지 보지 못하도록 이러한 무주의 맹시를 사용하는 데 전문가이며, 이러한 속임수는 종종 주의를 기울이면 꽤 명백하게 알아챌 수 있다. 무주의 맹시의 비극적인 결과는 휴대폰 통화 때문에 자동차사고가 발생하는 것이다.

이러한 예들은 주의의 방향이 어떤 감각 데이터 아이템이 걸러지며 어떠한 것이 의식적 인지의 기초가 되는지에 극적인 영향을 끼친다는 것을 보여준다.[41] 주의는 한정된 자원이기 때문에 우리는 특정한 순간에 존재하는 인지 가능한 것들 중에 아주 작은 부분만 인지할 수 있다.

대부분 모두 칵테일파티 효과를 경험했을 것이다. 이는 시끄러운 파티에서 자신이 주의를 기울이고 있는 이야기를 선택적으로 들을 수 있는 것을 말한다. 한 대화에 집중해서 듣기 시작하면 다른 대화는 들을 수 없다.

이뿐만 아니라 우리는 신체의 각기 다른 부분에서 지속적으로 발생하는 감각정보의 서로

---

40) Chabrirs and Simons (2011), *The Invisible Gorilla: How Our Intuitions Deceive Us.*

41) Attention seems to work at the level of the synapse, strengthening certain connections and inhibiting others. Farran Briggs, George R. Mangun, W. Martin Usrey (2013), Attention enhances synaptic efficacy and the signalto-noise ratio in neural circuits. *Nature,* 2013; 499 (7459).

다른 줄기에 선택적으로 주의를 기울일 수 있다. 이러한 감각신호들은 대개 실제 의식하지 않으나 특정한 곳에 주의를 집중할 수 있다면 의식을 만들어낼 수도 있다.

예를 들어 당신은 지금 당장 다음과 같은 것들에 집중할 수 있다.

- 숨을 쉴 때마다 공기가 콧구멍을 통과하는 느낌
- 왼쪽 좌골이 의자에 닿아 있는 느낌
- 셔츠가 등에 닿는 느낌

전에는 무시되었던 감각정보들이 지금은 처리되고 있다.[42] 이러한 영역의 인지를 담당하는 뇌 부분의 신경활동을 자극한 것이다. 그러자 당신이 전에는 놓쳤던 것들을 인지할 수 있게 된다.

이것이 바로 주의집중이 신경가소성과 관련된 운동학습을 극대화하는 작용의 중요한 필수요소인 이유이다. 이렇듯 기술향상을 돕는 깊은 연습 또는 몰입 상태는 눈앞의 활동에 대한 터널시tunnel vision로 특징지을 수 있다.[43] 세계적 수준의 선수들은 이러한 상태에서 아주 오랜 시간을 보낼 수 있다. 주의를 집중하는 능력이 부족한 사람들은 배우는 속도가 느릴 것이다. 흥미롭게도 몇몇 퍼포먼스 전문가들은 한 분야에 대한 타고난 선천적인 재능은 실은 깊은 몰입 상태에 빠질 수 있는 능력이라고 할 수 있다고 주장한다.

이 책에서 나중에 다루겠지만 명상에 대한 연구들에 따르면 주의를 집중하는 능력과 정보를 필터링하는 능력은 훈련 가능하다. 또한 태극권, 요가, 무술과 같이 움직임으로부터의 감각적 피드백에 주의를 집중하는 것으로 정신과 신체의 건강을 향상시키는 전통적인 형태의 훈련 방법들이 많이 있다. 이 책의 마지막 부분에서 소개하는 운동들은 주의의 방향을 주된 요소로 활용한다.

---

42) Attention amplifies neural activity associated with the sensory input to which attention is directed. Kerr and Shaw (2008), Tactile acuity in experienced Tai Chi practitioners: evidence for use dependent plasticity as an effect of sensory-attentional training. *Experimental Brain Research,* June 2008, Vol. 188, Issue 2, 317–322; http://www.ncbi.nlm.nih.gov/pmc/articles/PMC2795804

43) Focus increases the efficacy of perceptual training. Seitz & Dinse, 2007. A common framework for perceptual learning. *Curr Opin Neurobiol.* 2007 Apr; 17(2): 148–53. Epub 2007 Feb 20.

주의의 방향

주의가 집중된 방향 또한 움직임 학습과 관련이 있다. 많은 연구결과에 따르면 다양한 상황에서 외적 주의집중이 내적 주의집중보다 더 빠른 운동학습을 돕는다고 한다.[44)]

그 차이는 무엇일까? 내부적 집중이란 주어진 과제를 수행하면서 자신의 신체 움직임에 대해 생각하는 것을 말한다. 외적 집중이란 환경 속에서 자신의 움직임 효과에 주의를 두는 것이다.

예를 들면 수직점프를 하는 동안 당신은 고관절과 무릎을 신전하는 것(내적 집중)에 대해 생각할 수 있다. 또는 발로 바닥을 밀어낸다고 생각할 수도 있다(외적 집중). 컬업abdominal curl up 동작을 할 때 몸을 구부리면서 복부가 수축한다고 생각할 수도 있지만 발을 보기 위해 고개를 들어올린다고 생각할 수도 있다. 다트를 던질 때 손목을 구부리는 것에 대해 생각할 수도 있지만 단순히 목표물을 맞추는 것에 주의를 집중할 수도 있다.

외적 집중과 내적 집중을 비교한 대부분의 연구에 따르면 외적 집중이 더 빠른 운동학습의 효과를 보인다고 한다. 그러나 초급자에게는 내적 큐잉internal cueing이 더 효과적이라는 전문가들의 의견과 연구결과도 있다. 일단 기술이 자동화가 되면 외적 집중으로 전환하는 것이 운동학습 단계의 개념과 일치한다.[45)] 이에 따르면 운동조절은 최초에는 상당한 의식적 집중을 요하며 그후에는 보다 자동화된 실행 단계로 발전한다.

내 해석은 외적 큐는 이미 잘 학습된 운동 패턴을 환기시키며, 내적 큐는 새롭게 학습된 운동 패턴의 사용을 촉진시킨다는 것이다. 따라서 대개의 경우 외적 큐가 우선이겠지만, 나쁜 움직임 습관에서 벗어나거나 새로운 움직임을 만드는 데는 내적 큐가 유용할 수도 있다.

그러므로 외적인 집중과 내적인 집중 중 어느 것을 사용할지를 선택하는 것은 당신이 이미 잘 발달된 운동 프로그램을 완벽하게 만들려고 하는 것인지, 새로운 패턴을 배우려는 것인지, 오래된 패턴을 깨려는 것인지에 달려 있다. 일반적으로 퍼포먼스에서는 외적인 집중이 선호될 것이며, 내적인 집중은 재활에 적용하기 좋을 것이다.

어찌되었건 주의의 방향에 따라 그 효과는 달라질 것이다. 가장 좋은 방법은 다양한 상황에서 주의를 집중하는 실험을 해보고 그 결과를 비교해보는 것이다.

---

44) Wulf (2007), *Attention and Motor Skill Learning.*

45) Schmidt, Lee (2005), p.115.

새로운 자극

새로운 감각입력은 뇌의 주의를 끈다.[46] 단 몇 초 전에 똑같은 곳에서 발생한 정보라 할지라도 몸에서 발생한 대부분의 고유수용성 정보는 다른 감각정보에 불필요하다. 그러나 정보의 흐름에서 나타나는 변화는 흥미롭다.

한 시간 동안 의자에 앉아 있다고 생각해보자. 등의 피부 감각기들은 끊임없이 활성화하며 등이 의자에 닿아 있다고 뇌에게 말해주고 있다. 몇 초 후 이러한 정보는 완전히 불필요해질 것이며 무시될 가능성이 높다. 뇌는 오로지 변화가 있을 경우에만 관심을 보일 것이다. 벌레 한 마리가 등을 가로질러 기어간다고 생각해보라. 그 새로운 감각신호는 뇌의 주의를 끌 것이다. 그 결과 이 상황에 대해 명확하게 인지할 것이며 아마 빠른 움직임의 수정이 나타날 것이다. 하지만 벌레가 등에서 오는 감각정보의 양을 변화시킨 것은 아니다. 변화한 것은 뇌가 감각정보에 부여한 '의미'인 것이다.

이는 새로운 움직임이 뇌의 주의를 끌며 친숙한 움직임보다 신체지도를 더 자극함을 나타낸다. 통증을 다스리거나 움직임을 향상시키기 위한 해결책은 거의 새로운 자극과 관련되어 있다는 사실은 매우 흥미롭다. 초음파, 마사지, 수기요법, 키네지오테이프, 연부조직의 수기요법을 돕는 도구들, 폼롤러, 관절가동화드릴, 요가 자세, 스트레칭, 침술, 교정운동 등, 이 모든 것들은 익숙하지 않는 움직임, 자세 또는 접촉과 관련이 있다.

기능적 연관성

새로운 정보가 뇌의 즉각적인 주의를 끌겠지만 이것이 기능향상에 도움을 주지 않는 한 지도에 장기적인 변화를 일으키는 것을 기대하기는 어렵다. 초음파가 잠깐 동안은 뇌의 흥미를 끌고 자극한 부분의 움직임과 느낌에 변화를 가져올지도 모른다. 그러나 만일 그 새로운 정보가 기능적 과제의 수행력과 관련이 없다면 그러한 변화들은 단기적일 가능성이 높다. 일단 새로운 입력정보가 움직임 퍼즐의 해결을 돕는 중요한 데이터가 아닌 단순한 호기심에 의한 것이라고 뇌가 판단하면 그 정보를 사용하여 운동감각지도를 재구성하지 않는다.

이것이 바로 수동적 마사지 치료가 종종 일시적인 효과만을 보이는 이유이다.[47] 자극에 익숙해지고 새로움을 잃게 될수록 그 효과는 감소한다. 의미 없는 인간관계와 마찬가지로 그 치료는 곧 마법 같은 효과를 잃게 될 것이며 새로운 자극을 필요로 하게 될 것이다. 카이로

46) Downar, Crawley, et al. (2000), A multimodal cortical network for the detection of changes in the sensory environment. *Nature Neuroscience.* 3, (2000), 277-283.

47) Paul Ingraham (2009) Does Ultrasound Work?; http://saveyourself.ca/articles/ultrasound.php

프랙티셔이자 움직임 코치인 에릭 코브 박사Dr. Eric Cobb는 이를 '주차장 효과'라고 부른다. 고객들이 치료 후 떠날 때는 몸 상태가 좋지만, 주차장에 도착할 때쯤이면 이미 몸은 다시 굳어지기 시작한다.

뇌의 더 나은 기능을 돕는 능동적인 움직임 기반의 치료법의 경우는 다르다.[48] 그러한 치료법들을 사용하여 뇌가 특정 부분을 인지하고 움직이는 방법에 장기적인 변화를 만들어 내는 과정을 시작할 수 있다.

어떠한 신체적인 활동을 처음으로 정확하게 수행했을 때의 놀라운 기분을 떠올려보라. 자전거 타는 법을 배웠을 때, 골프공 가운데를 정확히 쳤을 때, 스키 슬로프에서 적절한 턴을 했을 때 등 말이다. 그러한 움직임의 감각적 경험은 아주 강한 인상을 남기는데 이는 그것이 새롭기 때문이 아니라, 기능향상에 관련된 중요한 진전이기 때문이다. 그것은 깨달음을 얻는 순간이다. 왜냐하면 뇌가 즉각적으로 그 움직임의 유용함을 인식하기 때문이다. 이와 관련된 감각 피드백은 이제 추후의 움직임 정확도를 평가하는 기준으로 사용될 수 있다. 중요한 것은 기능과 관련된 감각입력정보는 단순히 새롭고 흥미롭기만 한 입력정보보다 신경가소성을 활성화시킬 가능성이 훨씬 크다는 사실이다.

기능을 두드러지게 인지하는 이러한 법칙은 만성부분통증증후군CRPS, chronic regional pain syndrome 환자의 통증을 경감시키는 수단으로 감각식별훈련sensory discrimination training을 사용한 연구를 통해 드러난 바 있다. CRPS 환자들은 감각지도를 혼란시켜 두 가지 다른 유형의 촉각 자극을 구별하는 능력을 감소시킨다. 예를 들면 그들은 펜뚜껑과 와인 코르크의 차이점을 구별하지 못한다.

한 연구조사에서 촉각식별훈련이 CRPS 환자의 통증과 장애를 상당히 감소시킨다는 것을 발견했다. 그러나 촉각자극 하나만으로는 대조군에 아무런 영향도 주지 못했다. 두 집단 모두에게 같은 양의 새로운 감각입력을 주었으나, 오직 그 정보가 특정한 기능향상과 관련이 있다고 생각한 환자들만이 자신들의 지도를 변화시키고 효과를 이끌어낼 수 있었다.[49]

협응력을 향상시키기 위한 형태의 운동을 하는 경우, 그 움직임을 뇌가 유용하다고 생각하는 어떠한 기능과 연결짓는다면 보다 더 효과적일 것이라는 사실을 짐작할 수 있다.[50] 마사지나 폼롤러와 같은 수동적인 방법들은 잠깐 동안 뇌의 흥미를 끌 수는 있으나 움직임 문

48) Bystrom, et al. (2013), Motor Control Exercises Reduces Pain and Disability in Chronic and Recurrent Low Back Pain: A Meta-Analysis. *Spine:* 15 March 2013, Vol. 38, Issue 6, E350-E358.

49) Moseley, Flor (2012), Targeting Cortical Representations in the Treatment of Pain. *Neurorehabil Neural Repair.* 2012 Jul-Aug; 26(6): 646-52.

50) Shumway-Cook, Woolacott (2012), p.28.

제에 대한 해결책을 제시하지는 못한다. 반대로 다른 방식으로 스쿼트를 하는 것은 새로울 뿐만 아니라 매일 발생하는 움직임 문제들에 대한 해결책의 일부분이 될 수 있다.

피드백

운동조절 기능 그리고 운동지도와 관련된 변화들을 향상시키기 위해서는 그 움직임이 의도한 목표를 성공적으로 수행했는가에 대한 피드백이 필요하다. 농구에서 자유투를 개선하고 싶다면 슛이 제대로 들어갔는지 알아야 할 필요가 있다.

신경계는 항상 운동명령의 결과에 대한 감각 피드백을 받는다. 그 피드백은 움직임이 성공적이었는지 평가하고 실수로부터 배우기 위해 '예측된' 피드백이라고 할 수 있다.[51] 그러므로 모든 움직임은 경험이다. 데이터가 모이고 그 움직임의 성공 여부가 분석된다는 가정 아래 말이다. 이것이 우리가 배우는 방법이다.

여러 번 시도한다면 특정 움직임의 성공 여부에 대한 즉각적이고 유용한 피드백을 얻기는 매우 쉬운 일이며, 이러한 과제를 수행할 때는 단순한 반복으로 기술을 향상시키는 것이 비교적 쉽다. 야구공을 향해 스윙을 할 때 우리는 공이 맞았는지 여부를 바로 알 수 있다. 기타줄을 튕길 때 우리는 소리가 제대로 나고 있는지 바로 알 수 있다. 이러한 각각의 과제에 대한 피드백이 신속하고 명확하다면 심지어 연습의 질이 나쁘다 할지라도 이를 통해 빠른 발전이 가능할 것이다.

그러나 즉각적이고 명확하며 객관적인 피드백을 만들어내지 못하는 종류의 움직임 또한 존재한다. 이러한 경우 발전을 만들어내기가 어렵다. 불행하게도 이러한 유형의 움직임들은 종종 치료적인 배경과 관련이 있다.

예를 들면 흔히 물리치료 또는 교정운동의 주제가 되는 움직임 또는 자세적 목표를 생각해보자.

- 호흡 패턴
- 자세
- 걸음걸이
- 안정성을 위한 근활성화 패턴

51) Wolpert, Flanagan (2001), Motor Prediction; http://wexler.free.fr/library/files/wolpert%20%282001%29%20motor%20prediction.pdf

- 움직임 동안 관절의 올바른 중심화 또는 정렬
- 다분절 가동범위 생성을 위한 관절 간 일의 분배

각각의 경우 모두가 문제가 되고 있는 자세 또는 움직임의 '교정'과 관련이 있으며, 바깥쪽에서 쉽게 눈으로 확인할 수 있는 객관적인 징후를 보여주지 않는다. 자세가 좋건 나쁘건, 호흡이 깊건 얕건, 머리 위로 손을 올릴 때 전거근을 주로 쓰건 견갑거근을 쓰던지 간에, 겉으로는 움직임이 좋은지 나쁜지를 보여주는 명백한 효과가 보이지 않는다. 슛이 제대로 들어갔는지를 확인할 수 없는 것이다.

피드백을 주는 코치가 없다면 이러한 움직임을 향상시키는 것은 훨씬 어려울 것이다. 한 가지 해결책은 움직임의 옳고 그름의 차이를 보다 분명하게 만들어주는 어떠한 제한을 두는 것이다. 예를 들어 위를 올려다볼 때 경추 신전을 줄이고 흉추 신전을 더 사용하고 싶다면 손을 머리 뒤에 대는 것으로 원하는 패턴을 얻기 쉬울 것이다. 이렇게 통제를 사용하는 전략은 이 책의 끝부분에 다룰 레슨에서 이용되며, 움직임 발전에 대한 챕터에서 더 자세히 다룰 것이다.

또 다른 방법은 편안한 수준에서의 미묘한 차이 또는 움직임의 효율성을 알아차리기 쉽도록 신체로부터 오는 감각 피드백에 더 세심한 주의를 기울이는 것이다. 예를 들어 주의가 다른 곳에 집중되어 있다면 호흡이 얕은지 또는 부자연스러운지를 알아차리지 못할 것이다. 하지만 호흡에 몇 분간 세심한 주의를 기울인다면 이에 대한 의식을 높일 수 있다. 매 호흡마다 보다 이완하고, 자연스럽게 호흡하며, 목의 긴장을 해소하는 등의 방법을 사용할 수 있을 것이다. 이것은 모두 주의를 깊게 기울이지 않는다면 쉽게 놓치기 쉬운 미묘한 차이점들이다.

자기탐구적 방법이건 코치의 구체적인 지도건 간에 선호되는 방법을 찾았으면 이러한 방법들과 관련된 감각 피드백은 추후 호흡을 교정할 때 참고자료가 될 것이다. 이것은 호흡을 판단하는 새로운 기준을 만들 것이며, 교정이 필요한 오류가 발생할 때 신경계의 주의를 환기시킬 것이다. 물론 이러한 과정은 효과적이고 지속적이기 위해 무의식적인 수준에서 발생해야 한다.

이 책에 소개된 레슨들은 코치의 지속적인 피드백 없이 더 좋은 움직임을 배우는 방법들이다. 그 목적은 서로 다른 움직임을 탐험하고, 움직임 간의 미묘한 차이에 주의를 집중하며, 가장 좋은 움직임을 반복하는 것이다. 편안함과 퍼포먼스를 개선하기 위한 방법으로 내적인 피드백을 사용하여 기술향상의 결과를 기대하는 것이다.

운동, 보상과 동기부여

이 책이 '뇌를 기반으로 한' 관점에서 움직임을 최적화하기 위한 '하향식top down' 방법에 초점을 맞추고 있긴 하지만, 뇌와 신체는 함께 일하며 서로에게 영향을 준다는 사실을 알고 있어야 한다. 실제로 신경가소성을 촉진하는 가장 큰 요인은 바로 운동이다. 뇌를 쓰지 않는다고 할지라도 말이다!

수많은 연구조사에 따르면 운동은, 특히나 유산소 운동은, 새로운 신경경로의 성장을 돕는 뇌 화학물질의 방출을 일으킨다.[52] 연구결과들은 운동 이후, 다양한 유형의 학습능력과 기억력이 향상되었다는 것을 보여준다.

보상reward 또한 비슷한 효과를 나타낸다. 뇌의 보상체계는 생존과 생식에 유용하다고 생각되는 활동을 할 때 기분을 좋게 만든다. 이것이 바로 음식, 운동, 섹스, 사회적 유대감이 본질적으로 기분을 좋게 만드는 이유다. 당연하게도 우리는 학습의 과정 동안 보상을 받는다고 느낄 때 더 빠르게 배운다. 보상을 경험하는 동안 방출되는 화학물질들은 신경가소성을 촉진시킨다. 이것이 바로 놀이를 이용하면 더 빠르게 배울 수 있는 이유 중 하나이다(놀이는 발달에 관한 Chapter 4에서 자세히 다룰 것이다).

Summary

이 챕터에서 다룬 정보들을 살펴보자. 다음은 주요 요지를 요약한 것이다.

- 인지 그리고 움직임은 뇌의 운동감각지도를 통해 조절된다. 운동감각지도란 개별 영역 내에서 발생하는 신경활동의 패턴이다.
- 인지와 운동조절을 다루는 피질지도는 서로 긴밀하게 연결되어 있으며 상호 의존적이다. 그러므로 신체를 인지하는 행위는 신체를 조절하는 것과 역학적으로 연결되어 있으며 그 반대도 마찬가지다.
- 운동감각지도의 구조와 기능은 기능적 목표 수행을 최적화하기 위해 일생 동안 지속적으로 변화한다. 이러한 적응의 과정을 신경가소성이라고 부른다.
- 신경가소성의 한 가지 기본 원칙은, 뉴런은 같이 활성화되면 서로 연결되며 따로 활성

52) Ratey, Hagerman (2008), *Spark: The Revolutionary New Science of Exercise and the Brain.*

화되면 연결되지 않는다는 것이다. 이 말은 두 지도가 동시에 사용되면 항상 그 둘 사이의 연결이 발달된다. 만일 그 지도가 따로 사용된다면 그 연결은 약해진다. 이것은 우리가 배우고 습관을 형성하는 방법의 일부분이다. 또한 습관을 깨는 방법이기도 하다.

- 신경가소성은 두 단계로 이루어진다. 첫 단계에서는 보다 일시적이며 필요한 신경활동의 패턴을 만들기 위해 이미 존재하는 신경연결이 드러나며 강화된다.
- 두 번째 단계에서는 보다 영구적인 새로운 신경연결이 형성된다. 새로운 연결을 만들기 위해서는 노력과 반복이 필요하지만 결국에는 의식적인 주의가 거의 필요없는 상태에서 수행이 가능하게 될 것이다.
- 깊게 새겨진 운동감각지도의 자동성과 효율성의 증가는 장점과 단점을 가지고 있다. 이러한 운동감각지도는 특정한 움직임 또는 인지를 보다 빠르고 효율적이고 자동적으로 만든다. 그러나 이는 또한 대체적인 움직임과 인지를 선택해 사용할 수 없도록 만드는 습관을 만든다.
- 존재하는 지도를 유지하는 것은 빠르고 쉽다. 이따금 적절한 활동을 이용하여 활성화시키기만 하면 된다.
- 오래된 기술에 대한 지도를 업데이트하거나 복습하는 것은, 유지하는 것보다는 어렵지만 새로운 지도를 만드는 것보다는 쉽다.
- 우리가 물리치료나 교정운동을 통해 회복하고자 하는 여러 움직임들은 우리 삶의 어느 시점에서부터 이미 깊게 몸에 배어 있다. 이러한 움직임들을 회복하기 위해 필요한 노력의 양은 이것이 얼마나 오랫동안 사용되지 않았는가, 그리고 그동안 신체구조가 얼마나 많이 변화했는가에 따라 다르다.
- 움직임과 인지를 변화시키는 데 가장 어려운 도전은 이미 깊게 밴 습관을 깨는 것이다. 이를 위해서는 아주 느리고 점진적인 노력이 필요할 것이다.
- 주의집중은 감각정보의 처리와 해석에 큰 영향을 준다. 그러므로 움직임에서 비롯된 감각정보에 대한 주의집중은 움직임과 관련된 인지와 운동조절을 변화시키는 중요한 방법이다.
- 새로운 움직임과 감각은 의미 없거나 친숙한 움직임 또는 감각보다 더 많은 주목을

받는다.

- 기능적 목표 성취와 관련된 감각정보는 더 나은 학습의 결과를 가져온다.
- 우리는 움직임의 결과를 예측하는 감각 피드백이 있을 때 더 나은 움직임을 보인다. 그러므로 움직임의 결과에 대한 즉각적이고 객관적이며 정확한 피드백을 받는 것은 운동학습에 있어서 매우 중요하다.
- 어떤 경우에는 외부적으로 명백하기 때문에 움직임과 인지의 수정에 대한 피드백을 쉽게 얻을 수 있다. 이러한 활동에서는 깊게 훈련하지 않는다 할지라도 반복을 통해 자연스럽게 발전을 기대할 수 있다.
- 자세와 호흡과 같이 일상생활에 관련된 많은 활동들에서는 움직임 수정에 대한 외부적이고 객관적인 피드백을 제공받기 어렵다. 코치가 없다면 이러한 활동은 향상되기 더 어려우며, 반복을 통해 결과가 좋아지지는 않는다. 피드백을 위해서는 운동이 필요하다. 그러한 운동은 적절한 제한을 두어 피드백을 증가시켜야 하며 노력, 편안함, 효율을 나타내는 감각정보와 관련된 의식의 정도를 높이는 것이 필요하다.
- 운동, 보상 그리고 동기부여는 학습을 촉진시킨다.

Chapter 7에서는 실제적 움직임 전략을 발달시키기 위해 이러한 개념들을 사용하는 방법에 대해 살펴볼 것이다!

CHAPTER 4

움직임 발달과 원초적인 패턴들

"발생의 근원을 깊게 생각해보지 않는다면 어떠한 현상도 이해할 수 없다."

— 니콜라이 번스타인

태어나서 2년 동안 아기들은 콩알 만한 작은 존재에서부터 구르고, 앉고, 기고, 쪼그려 앉고, 걷고, 물건을 가지고 놀며 부모님의 속을 썩이는 생명체로 자라난다. 이러한 운동학습의 속도는 극도로 빠르며 매우 인상적이다. 걸음마를 배우는 아기들은 역도선수와 같이 완벽한 스쿼트를 보여준다. 머리의 위치와 자세는 어떠한 물리치료사도 만족시킬 만큼 완벽하다. 또한 그들의 움직임은 선승과 같이 우아하며 간결하다. 놀라운 점은 이러한 최적의 움직임 패턴들을 그 누구도 가르쳐주지 않았다는 것이다.

어떻게 아기들은 움직임을 이토록 빠르게 제대로 배울 수 있는 것일까? 유아 운동발달의 관점을 살펴보는 것은 성인의 움직임을 향상시키는 데 중요한 정보를 제공할 것이다.

구성요소로써의 발달 패턴

유아는 일련의 기본적인 움직임 패턴들을 점진적으로 배우면서 움직임을 발달시킨다. 이러한 기본적인 움직임 패턴들은 보다 복잡한 움직임을 구성하는 요소가 된다.

예를 들면 유아들은 바닥에 눕거나 다양한 자세로 앉아 있는 동안 자신의 고개를 안정화시키는 방법을 배우면서 세상을 바라본다. 머리 안정화를 위한 운동 패턴들은 서 있거나 걸을 때 자세를 조절하기 위해 필요한 구성요소가 된다.[53] 흥미를 끄는 물체를 잡기 위해 손을 뻗으며 학습하는 팔과 몸통의 협응 패턴들은 나중에 기거나 걸을 때, 더 나아가 던지거나 기어올라가는 동작을 할 때 사용된다.

아기가 앞뒤로 구를 때 한쪽 다리로 지지하며 반대쪽 다리를 움직이는데 이 기술은 보행의 기본이 된다. 기기 시작하면서 아기는 사지가 교차되는 움직임 패턴을 배우게 되는데 이는 걷기의 근간이 된다. 또한 쪼그려 앉기를 하면서 서 있는 자세에서의 거의 모든 파워풀한 동작의 기본이 되는 (발목, 무릎, 고관절의) 트리플 익스텐션과 플렉션flexion 패턴들을 배운다.[54]

유아기 때 배우게 되는 기본적인 움직임 패턴들은 기초 운동 요소, 시너지, 원시적인 패턴, 발달학적 패턴 등의 다양한 이름으로 불린다. 이 모두를 신경조절프로그램이라고 할 수 있는데 이것을 여러 가지 방법으로 조합하여 다양한 움직임을 만들어낼 수 있다.[55]

이러한 면에서 움직임은 언어와 같다고 할 수 있다. 기본적인 운동 패턴들은 문자 또는 간단한 단어와 같으며 이를 조합하여 보다 복잡한 문장을 만들어낸다. 우리는 말을 통하여 비교적 적은 단어를 가지고 무한히 많은 생각들을 소통할 수 있다. 이와 유사하게 보행, 스쿼트, 뻗기, 회전 등 우리가 스포츠나 춤에서 보는 복잡하고 다양한 움직임들은 모두 몇 가지 기본적인 움직임 패턴들로 구성되어 있다. 무용에서 볼 수 있는 아라베스트 동작은 축구에서 프리킥을 하기 전에 다리를 뒤로 차는 동작과 아주 유사한데, 이는 둘 다 같은 기초 운동 요소로 만들어졌기 때문이다.

이러한 조합체계는 신경조절적인 측면에서 복잡한 구조형성을 보다 쉽게 만들어준다.[56] 만약 생각에 따라 각각 다른 단어를 기억해야 한다면 뇌는 생각에 맞는 단어들을 연결하고 검색하는데 아주 어려움을 겪을 것이다. 정해진 양의 단어들을 기억한 후 그것을 조합하는 것이 훨씬 쉽다. 일정한 조합의 7자리 수 7개를 외우는 것이 49자리 수 하나를 기억하는 것보다 훨씬 쉽다.

움직임 또한 마찬가지다. 신경계는 적은 수의 일반적인 패턴들을 기억하고 이것을 조합

53) Shumway-Cook, Woolacott (2012), pp.195-197.

54) Some of these patterns are more fundamental than others. Although some children learn to walk without ever having crawled, none will learn either without learning to stabilize the head.

55) Flash and Hochner (2005), Motor Primitives in Vertebrates and Invertebrates. Current opinion in *Neurobiology* 15 (6): 660-666; http://e.guigon.free.fr/rsc/article/FlashHochner05.pdf

56) Id.

하여 보다 복잡한 움직임을 만들어내는 편이 더 쉽다.

결과적으로 만일 하나의 기본적인 구성요소가 없어지거나 손상된다면 최종적으로 만들어진 전체 구조에 문제가 생길 것이다. 몇 개의 기본적인 단어 또는 문자를 잊어버린다면 만들어낼 수 없는 문장들이 아주 많아질 것이다. 마찬가지로 당신이 중요한 기초동작들을 한두 개 잊어버린다면 많은 일상 동작들에서 어려움을 겪을 것이다.

그러므로 당신이 개선해야 할 움직임 한 가지를 선택해야 한다면, 아주 어렵고 특별한 동작보다는 다양한 응용이 가능한 한 가지 동작을 선택하는 것이 좋을 것이다. 예를 들어 스쿼트를 개선한다면 아마도 골프 스윙, 점프슛, 테니스 서브 또한 향상될 것이다. 왜냐하면 이러한 동작들 모두 기본적인 스쿼트 패턴에서 시작되기 때문이다. 또한 일상생활 동작 또한 보다 편안해지고 기능이 향상될 것이다. 늘 의자에 앉거나 물건을 줍기 위해 쪼그리는 동작을 하기 때문이다. 더 나은 스쿼트 동작을 통해 고관절, 무릎, 허리의 역학적 스트레스가 감소될 것이다.

반대로 테니스 서브 동작과 같은 어떠한 특정한 기술을 향상시킨다면 서브는 좋아질 것이다. 그러나 아마 그 이상을 기대하기는 힘들다. 그러므로 움직임을 훈련하길 원한다면 단 한 가지 방식으로만 사용 가능한 아주 복잡하고 특별한 움직임을 익히기보다는 기본적인 움직임을 훈련하는 것이 좋다. 교정운동, 물리치료, 기능성 트레이닝에서 일반적으로 기초적인 움직임을 강조하는 것은 놀라운 일이 아니다.

발달학적 움직임이란 어떤 것일까? 호흡, 고개 조절, 뻗기, 쪼그려 앉기, 구르기, 기어가기 등이라고 할 수 있다. 성인에게 이러한 움직임을 시켜본다면 아마 그의 뇌는 그동안 잊혀졌던 원시적인 움직임을 검색하고 복습하게 될 것이다.

그러나 아기였을 때는 이러한 움직임 패턴들을 일부러 연습하여 배우지 않았다. 그 패턴들은 발달과정 중에 나타나게 된 것이다. 나는 그 발달과정 중 저절로 알게 된 움직임들을 재연하기보다는 이러한 발달과정을 다시 만들어내는 것이 성인들에게 더 유용하다고 생각한다.

성인에게 유용하다고 생각되는 발달학적 과정에는 최소한 세 가지 양상이 있다.

1. 등을 바닥에 대고 누운 자세, 엎드린 자세, 네발기기 자세와 같은 발달학적 자세들을 취하기
2. 뻗기, 고개 위치 조정 또는 자세 바꾸기와 같은 발달학적 과제들을 더하기
3. 재미있고, 호기심 넘치며, 탐구적이고 실험적인 방식으로 움직이기

유아의 운동발달학적인 각기 다른 양상을 차례대로 살펴보자.

발달학적 자세의 중요성

기초적인 움직임 패턴들은 누운 자세, 엎드린 자세, 네발자세, 삼각자세tripod position, 사선으로 앉기, 무릎 꿇기, 반무릎 꿇기, 쪼그려 앉기 등과 같은 발달학적 자세 속에서 학습된다. 이러한 자세들은 유아들이 유용한 발달학적 패턴들을 배우는 데 여러 가지 장점을 제공한다. 보다 더 중요한 것은 이러한 패턴들을 회복하고 복습하고자 하는 성인들 또한 이러한 이점을 이용할 수 있다는 점이다.

안정성 및 균형 필요성의 감소

먼저 이러한 발달학적 자세들은 서 있는 것과 비교할 때 안정성의 필요성을 현격히 감소시켜준다. 바닥에서는 움직이는 부분이 적어지므로 운동조절이 단순해진다. 예를 들어 서 있을 때는 발목, 무릎, 고관절, 척추 등을 모두 조절해야 한다. 하지만 무릎을 꿇은 자세를 취하면 이 중 발목과 발은 빠지게 된다. 또한 무게중심이 지지면과 가깝게 낮아지면서 안정성이 높아진다.

바닥과 더 가깝게 등을 대고 눕는다면 안정화의 요구 수준이 거의 '0(zero)'에 가깝게 감소된다. 여기서 스쿼트에 필요한 고관절의 완전한 굴곡을 만들기가 쉬워질 것이라는 사실을 눈치챘을 것이다. 왜냐하면 고관절 근육들이 체중을 지지하거나 균형을 잡기 위해 사용되지 않기 때문이다.

발달학적 자세들은 넘어지는 것과 관련된 위협의 인지뿐만 아니라 뻣뻣함, 약화, 불편함, 협응력의 변화와 같은 관련된 보호 매커니즘을 감소시킨다(이러한 보호 패턴들에 대한 자세한 내용은 Chapter 6에 나와 있다). 우리 대부분은 걷거나 쪼그려 앉을 때 넘어지는 것을 의식적으로 두려워하지 않지만, 무의식적 신경계 활동은 항상 어느 정도 넘어지는 것을 예방하는 데 쓰이고 있다. 이는 통제 불가능한 가동성에 의한 과도한 긴장과 제한을 유발할 수 있다. 발달학적 자세는 이러한 보호적인 활동을 감소시키며 서 있는 자세에서 보다 찾기 어려운 운동 패턴들의 회복을 촉진할 것이다.

고유수용성 입력정보의 증가

발달학적 자세의 또 다른 장점은 지면과의 접촉을 통하여 고유수용성 피드백이 증가된다는 것이다. 예를 들면 바닥에 누워 있을 때는 서 있을 때보다 척추의 굴곡 또는 갈비뼈의 모양과 움직임을 인지하기가 더 쉽다. 등을 대고 누우면 허리를 바닥으로 누르는 감각을 통해 허리의 굴곡을 감지하기 쉽다. 서 있을 때는 이러한 형태의 피드백이 불가능하다.

제약의 증가: 잘못된 선택의 감소

발달학적 자세를 통해 움직임을 향상시킬 수 있는 이유 중 하나는 움직임의 선택권을 제한한다는 것이다.[57] 바닥에 누워 있으면 움직임을 수행하는 데 사용할 수 있는 운동 패턴의 숫자를 줄이는 방법을 통해 자유도가 제한된다. 그러므로 여러 가지 '나쁜' 움직임 패턴들을 선택하는 것이 불가능해지며 '좋은' 패턴만이 가능해진다. 발달학적 패턴들은 운동 과제를 위해 가능한 해결책의 수가 매우 적어졌을 때 더 발견하기 쉽다.

예를 들어 기어갈 때는 걸을 때보다 팔을 사용할 수 있는 방법이 더 적어진다. 왜냐하면 적어도 한쪽 팔은 반드시 몸무게를 지탱하고 있어야 하기 때문이다. 한쪽 손이 바닥에 고정되어 있기 때문에 그 팔의 근육들은 몸과 연결된 팔을 움직이는 대신 팔과 연결된 몸을 움직이게 된다. 지지하는 팔은 지지하는 반대쪽 다리와 동시에 움직이게 될 것이며 이로 인해 사지의 교차 패턴 움직임이 발생한다.

걸을 때도 이와 똑같은 교차 패턴이 나타나야 한다. 하지만 팔의 자유도가 더 많아지기 때문에 강제성은 사라진다. 팔로 몸무게를 지탱할 필요가 없으므로 반대쪽 다리와의 동기화에서 벗어나 자유롭게 움직일 수 있다. 또한 팔의 근육들은 기어갈 때처럼 몸을 앞으로 잡아당길 필요가 없어지며 그 대신 손을 뒤로 잡아당기도록 움직일 수 있다.

기어갈 때와 마찬가지로 걸을 때도 팔의 '닫힌 사슬의 감각'을 잃지 않으려면 스키 막대를 가지고 걷는다고 상상해보라. 앞으로 뻗는 손은 기어갈 때와 마찬가지로 연결된 팔근육의 '고정점'이 되어 몸통이 몸을 앞으로 당길 수 있도록 해준다. 이런 방식을 이용하면 걷는 동안 팔과 몸통에 연결된 감각이 증가된 느낌을 받을 것이다.

그러므로 걷는 동작에서는 원초적인 보행 패턴을 잃어버리기 쉬운 반면 기어가는 동작에서 이러한 패턴은 필수적이다. 만일 걷는 동작으로 인해 결국 감각운동기억상실증에 걸린다면, 기어가는 동작으로 치료가 가능할 수 있을 것이다. 기어가기, 즉 크롤링을 할 때는 수많

57) Shumway-Cook, Woolacott (2012), p.32.

은 구체적이고 복잡한 움직임 패턴 사용의 선택권이 제거되고 오로지 단순하고 기본적인 움직임만이 남게 된다.

한 가지 예를 더 들어보자. 스스로를 바닥에 등을 대고 누워 있는 아기라고 상상해보자. 당신의 눈앞에 있는, 줄에 대롱대롱 매달려 있는 물체를 손을 뻗어 잡고 싶다. 그 일을 가능하게 하는 관절 움직임의 조합은 몇 가지밖에 되지 않는다. 어떤 방법이건 아마 분명히 다음과 같은 동작이 포함될 것이다.

- 어깨관절 90도 굴곡
- 견갑골 전인
- 흉곽의 회전

어깨관절 굴곡, 견갑골 전인, 흉추 회전 사이의 시너지 효과는 아주 기본적인 뻗기 패턴이며, 이는 던지기, 치기, 밀기, 달리기, 걷기 등과 같은 많은 동작을 구성하는 요소가 된다.

이제 자유도가 보다 많은, 서 있는 자세에서의 선택권을 생각해보자. 탁자 위에 놓여 있는 유리잔을 향해 손을 뻗는다고 해보자. 어깨관절 굴곡, 견갑골 전인, 흉추 회전 등과 같은 원초적인 패턴을 사용할 수 있다. 하지만 이 세 가지 동작 모두를 아예 하지 않을 수도 있다. 허리를 굽히고 팔꿈치를 구부려 잔을 잡을 수도 있다. 아니면 뒤를 돌아서 손을 뒤로 뻗어 잔을 잡을 수도 있다. 이러한 패턴들을 사용하는 것도 가능하지만 이 패턴들은 독특하고 특이하며 매우 제한된 상황에서만 쓰이게 된다. 원초적인 패턴이 의무적으로 사용되지는 않는다.

이와 반대로 누워 있는 자세에서는 최적화된 뻗는 시너지 작용을 사용하는 것이 유일한 방법이며 이러한 시너지는 다른 움직임을 위한 훌륭한 구성요소가 된다. 터키시 겟업Turkish get-up이 교정운동으로 인기 있는 이유는 누워 있는 자세에서 올바른 뻗기 패턴을 이끌어내기 쉽기 때문이다.

여러 가지 다른 예를 생각해볼 수 있다. 바닥에 앉아 있는 자세에서 뒤에 뭐가 있는지 보고 싶다면 목, 견갑골, 흉추, 허리, 고관절을 통합적으로 사용하여 회전시켜야 할 것이다. 하지만 서 있는 자세에서는 흉추와 고관절을 전혀 사용하지 않고 무릎, 발, 발목 등의 보상적인 움직임을 사용할 수 있다. 엎드린 자세에서 세상을 보고 싶다면 흉추 신전과 회전의 가동성이 상당히 좋아야 하며 견갑골과 목의 협응 작용이 반드시 필요하다. 서 있는 자세에서는 흉추를 거의 사용하지 않고도 발목 또는 무릎의 보상적인 움직임을 사용하여 쉽게 시야가 확보된다.

각 경우에서 볼 수 있듯이 서 있는 자세에서는 자유도가 늘어나며 원초적인 패턴을 무시하는 것이 가능해진다. 원초적인 패턴들이 발달학적 자세에서는 보다 강제적으로 사용된다. 이러한 독특하고 특이한 패턴들을 사용하여 목적을 달성하는 것도 가능하다. 하지만 이러한 패턴들의 사용은 효율적이지 못하고, 움직임으로 인한 스트레스의 분배와 건강한 움직임을 위한 필수 구성요소들을 지속하기 어렵게 만든다. 그러므로 발달학적 자세로 되돌아가는 것은 일상생활에서 무시되고 있는 원초적인 패턴들의 사용을 촉진하는 방법이다.

효과적으로 유아의 움직임을 만들어내는 추가적인 요인들 또한 존재하며, 이는 단순히 성인이 발달학적 자세로 되돌아가는 것만으로 복제할 수 없다. 유아는 성인에 비해 근력과 파워가 떨어지며, 때문에 자세를 전환하는 데 가속도 또는 탄도성 움직임을 사용하는 능력 또한 떨어진다. 예를 들어 아기가 앞에서 뒤로 구르기 위해서는 아주 구체적인 운동 프로그램을 사용해야만 한다. 아기는 우아하고 협응된 움직임을 필수적으로 사용해야 하지만 성인은 파워를 이용하여 속임수를 쓸 수 있다.

그러므로 발달학적 자세에서 움직일 때 최소한의 근력과 탄도성 가속도만을 사용하도록 인공적으로 제한을 두는 방법을 사용할 수도 있다. 탄도성 움직임의 사용 여부를 테스트하는 방법 중 하나는 그 움직임을 망설임 없이 반대 방향으로 할 수 있는지를 보는 것이다. 이것이 바로 모세 휄든크라이스가 '가역성'을 움직임의 중요 요소로 꼽는 이유이다.

저항의 활용

흥미롭게도 움직임에 저항을 추가하는 것은 발달학적 자세를 취하는 것과 유사한 효과를 만들어낸다. 이를 통해 그 움직임을 수행하는 데 사용 가능한 움직임 패턴에 제한을 둘 수 있다. 이러한 제한을 두면 오로지 특정한 상황에서만 사용 가능한 독특한 패턴을 사용하는 대신, 보다 유용한 기본적인 움직임 패턴의 사용을 촉진시킬 수 있다.

예를 들어 단 1파운드짜리 물건을 바닥에서 들어올리기 위해서는 말 그대로 수백 가지의 다양한 움직임을 이용할 수 있다. 까치발로 집을 수도 있으며 등 뒤로 손을 뻗을 수도 있고 옆으로 몸통을 구부려서 들어올릴 수도 있다. 선택권은 무한하다. 이러한 선택권의 대부분은 다시는 사용하지 않을 법한 관절 움직임의 조합일 것이다.

하지만 그 물체에 무게가 더해지기 시작하면 선택권은 줄어들 것이며 결국에는 아주 기본적이고 파워풀하며 발달학적인 힙힌지hip hinge나 스쿼트 패턴squat pattern을 사용해야만 할 것이다. 그 패턴은 걸음마 시기의 아기들이 무거운 장난감을 들어올릴 때 사용하는 패턴과 별반 다르지 않다.

이로 인해 스쿼트를 가르치는 많은 트레이너들은 무게가 추가되었을 때 고객들의 스쿼트 자세가 향상된다는 사실을 알게 되었다. 댄 존Dan John은 무게가 실리지 않았을 때 엉망인 스쿼트 자세를 깔끔하게 만드는 방법으로 가블렛 스쿼트goblet squat를 대중화시켰다. 몸의 앞쪽에 무게를 들고 있는 것은 자세가 망가지는 것을 막아주는 제한요소가 된다. 무게는 근육에 대한 저항의 한 형태지만, 신경계에는 최상의 움직임 패턴을 찾도록 도와주는 방법이 된다.

발달학적 패턴의 사용을 촉진하는 또 다른 제한요소는 스피드와 파워의 필요성이다. 1인치를 점프하기 위해서는 다양한 움직임 패턴을 사용할 수 있다. 한 발을 떼고 다리를 꼰 상태로 고관절을 전혀 굽히지 않고 완전히 편 상태로도 가능하다. 하지만 최대 높이로 수직점프를 하려면 전통적인 파워스쿼트 자세를 취해야 할 것이다. 그 자세는 무거운 물체를 들어올릴 때 사용하는 움직임과 상당히 유사하다. 그래서 많은 근력 코치들은 고객의 최적의 스쿼트 자세를 찾기 위해 최대 높이로 점프를 시켜보는 방법을 이용한다.

보행 패턴에 효과적으로 제한요소를 주는 방법은 스피드를 높이는 것이다. 천천히 걸을 때는 팔다리를 교차 패턴이 아닌 동측 패턴으로 사용하는 것이 가능하다. 그 말은 왼팔을 앞뒤로 움직일 때 오른 다리 대신 왼 다리를 같이 움직일 수 있다. 하지만 빠르게 걷기 시작한다면 동측 패턴을 계속해서 사용하기는 불가능해지며 즉각적으로 교차 패턴이 나타나게 될 것이다. 스피드를 이용하면 원초적 패턴이 의무적으로 사용된다.

여기서 배워야 할 점은 어떠한 움직임을 사용해도 관계없는, 즉 제한요소가 거의 없는 환경에 지속적으로 자신을 노출시킨다면 기능과 건강의 기초가 되는 원초적 움직임 패턴의 사용을 촉진할 수 없다. 하지만 원초적 움직임 패턴을 의무적으로 사용해야 하는 상황에 놓인다면 (발달학적 자세 또는 힘, 스피드, 파워 등이 필요한 움직임) 이러한 패턴들을 유지하고 개선해야만 한다.

이러한 다양한 선택사항 중, 가장 쉽고 안전한 방법은 발달학적 자세로 되돌아가서 움직임을 효과적으로 제한하는 것이다. 이 방법은 근력, 스피드, 파워를 사용하는 방법과는 달리 위험에 대한 인지와 그에 따른 보호적 메커니즘을 감소시켜주기 때문이다.

하지만 통증이 없다면 스피드, 파워, 힘을 최대로 활용하는 움직임(데드리프트, 스쿼트, 런지, 밀기, 당기기, 스프린트, 점프, 던지기와 발차기 등)은 좋은 움직임 패턴을 유지하고 개선시키는 방법이 될 것이다. 또한 이 과정에서 체력 또한 향상될 것이다.

발달학적 과제의 중요성

어떤 움직임이 발달학적일까? 앞서 말했듯이 호흡, 머리 조절, 뻗기, 쪼그려 앉기, 구르기, 기어가기, 물건을 조작하기 등이 이에 포함될 것이다.

발달학적 움직임의 또 다른 관점을 얻고 싶다면 단순히 아기들이 원하는 목표와 자세를 생각해보면 된다. 아기들은 꽤 단순한 존재이며 보통 두 가지 기본적인 것에 관심이 있다. 보는 것과 잡는 것이다. 아기들은 세상을 바라보기를 원한다. 흥미로운 얼굴, 물건, 소리를 향해 눈과 귀를 돌린다. 또한 흥미로운 물체를 잡고, 손으로 만지고, 입에 넣으려고 한다. 이것은 흥미로운 것들을 보고, 입에 넣기 위해 몸을 움직이는 행동이다. 아기들이 원하는 기능적 목표는 이게 전부이다!

이렇게 많은 발달학적 움직임들이 이토록 단순한 한두 가지 의도를 발달학적 자세에서 달성하려는 목적에서 비롯되었다는 사실은 매우 흥미롭다. 머리를 조절하는 것은 엎드린 자세, 또는 다른 자세에서 엄마를 향해 고개를 돌리려 애쓰는 과정에서 발달한다. 구르는 동작은 보고 뻗으려는 단순한 의도에서 쉽게 발생한다. 스쿼트 패턴은 등을 대고 누웠을 때 발을 입에 넣기 위한 목적으로 발생한다.

재미있는 운동 한 가지를 시도해보라. 발달학적 자세 중 아무것이나 취하고 그 자세에서 아기와 같이 손을 뻗고 세상을 보려고 시도해보라. (아기가 사용할 수 있는 이상의 파워와 근력을 사용하지 않도록 한다.) 의식적으로 의도하지 않아도 많은 발달학적 움직임들을 즉각적으로 사용하게 될 것이다.

- 엎드린 자세에서 팔을 이용하여 지지하면서 뒤를 보려 할 때 다리를 도마뱀이 기어가는 것과 같이 움직이게 될 것이다.
- 등을 대고 누운 상태에서 바닥에 놓인 물체를 향해 손을 뻗을 때 구르는 동작을 하게 될 것이다.
- 앉은 상태에서 멀리 바닥에 놓여 있는 물체를 잡기 위해 손을 뻗을 때 네발자세로 전환하게 될 것이다.
- 네발자세에서는 위, 아래, 좌우를 보기 위해 전체 척추와 골반이 굴곡, 신전, 측방굴곡, 회전의 통합된 패턴으로 가동화될 것이다.

- 네발자세에서 물체를 잡기 위해 손을 앞으로 뻗음으로써 기어가는 동작으로 전환될 것이다.
- 손과 발을 바닥에 댄 베어크롤링 자세bear-crawling에서 앞에 누가 있는지 보기 위해 앞을 올려다보는 동작을 통해 스쿼트 자세로 넘어가게 될 것이다. 스쿼트 자세에서 바닥에 놓인 수많은 물건들을 향해 한 손을 뻗으려면 어마어마한 균형감각과 협응력이 필요할 것이다.

이 운동의 흥미로운 동작은 단순히 어떤 것을 보거나 손을 뻗으려는 의도에 의해 나타나는 과도기적 움직임들이다. 같은 움직임들을 의도적으로 수행하려고 할 때보다 부드럽고, 통합적이며, 협응된 움직임이 가능하다. 여기서 중요한 점은 아기들은 움직임을 학습하려고 노력하지 않는다는 사실이다. 아기들은 기능적 과제들을 수행하려고 노력하면서 움직임을 학습하며, 그 과정 중에 움직임이 발생하게 된다. 따라서 움직임 패턴은 움직임이 어떻게 일어날지 정확히 지시하는 방식이 아니라 자연적 진화 과정을 통해 발달하게 되는 것이다. 이러한 과정의 중심은 놀이다.

놀이

어린이들은 기본적인 움직임 패턴을 운동이나 지도를 통해 배우지 않는다. 대신 놀이, 탐구, 실험을 통해 그러한 패턴들을 배운다.

놀이는 일반적으로 명확한 목적이 없는, 재미있고 자발적이며 즉흥적이고 흥미로운 활동으로 정의되곤 한다.[58] 또한 놀이는 지루한 일, 즉 구체적인 목적의식을 가지고 스트레스를 받으며 정신력을 가지고 지속해야 하는 일들과 반대되는 개념이다.

자연의 세계에서 놀이란 학습과정에 있어 아주 중요한 부분이다. 모든 지능적인 동물들은 놀이를 한다. 지능이 높은 동물일수록 놀이에 더 많은 시간을 보낸다. 침팬지, 돌고래, 개들은 뱀이나 거북이, 벌레들과 비교하여 노는 시간이 더 많다. 인간은 가장 똑똑한 동물이며 가장 많이 놀이를 하는 동물이다.

동물들은 교육에 대한 요구가 높을수록 더 많이 논다. 예를 들면 사냥에 대한 신체적 기술 또는 친구를 만들거나 그룹을 짓는 데 필요한 사회적 기술을 배울 때 동물들은 자연스럽

58) Garvey, C. (1990), *Play.* Cambridge, MA: Harvard University Press.

게 노는 데 더 많은 시간을 보내게 된다. 지능을 가진 동물에게 놀이를 위한 시간이 주어지지 않는다면 정상적으로 자랄 수 없으며, 학습과 사회적 행동에 심각한 문제를 겪게 될 것이다.

이러한 사실로 보아 놀이는 학습을 위해 필수적이며, 진화가 찾아낸 어려운 교육적 문제 해결하기 위한 최선의 방법이다. 이러한 점에서 놀이에는 약간의 역설적인 면이 있다. 놀이의 특성이 결과를 중시하지 않고 과정에 집중하는 것이라면, 왜 교육적 결과를 성취하는 데 이토록 효과적인 것일까? 우회하도록 고무시키는 동시에 어떻게 목적지에 빠르게 도착하도록 도와주는 것일까? 놀이는 왜 학습에 효과적인 것일까? 다음과 같은 몇 가지의 답이 가능하다.

신경가소성과 놀이

놀이는 주의집중을 이끌어내며, 보상적이고, 새로운 움직임과 인지에 대한 발달을 촉진시킨다. 이 모두는 신경가소성의 중요한 전제조건이다. 놀이는 또한 뇌유래신경영양인자 brain-derived neurotrophic factor를 활성화시키고 이는 신경 성장을 촉진시킨다.[59] 놀이는 일보다 뇌에 더 폭넓은 영향을 준다. 미로를 빠져나가기 위한 길을 찾도록 한 쥐들은 그 과제를 담당하는 뇌의 특정 부분에서만 신경 성장을 보였다. 이와 대조적으로 놀이를 위한 환경이 강화된 곳에 놓인 쥐들은 뇌의 전반적인 부분이 발달했으며 뇌피질이 두꺼워졌다.[60]

놀이는 움직임의 틀에서 벗어나게 해준다

일부 연구가들은 포유류는 놀이 덕분에 진화했다고 말한다. 왜냐하면 놀이는 문제해결을 위한 임의성 또는 창의성을 발달시키기 때문이다.[61] 놀이의 가치는 변화와 새로움에 있기 때문에 놀이를 하게 되면 새로운 선택사항에 대해 항상 실험하게 되며 사고의 틀에서 벗어나게 된다.

움직임 측면에서 놀이는 습관적으로 같은 움직임 패턴을 사용하거나 더 나은 움직임의 가능성을 무시하지 않도록 하는 안전장치이다.

---

59) Gordon, Burke (2003), Socially-induced brain "fertilization": play promotes brain derived neurotrophic factor transcription in the amygdala and dorsolateral frontal cortex in juvenile rats. *Neurosci Lett.* 2003 Apr 24; 341(1): 17–20; http://www.ncbi.nlm.nih.gov/pubmed/12676333

60) Fares, et al. (2013), Standardized environmental enrichment supports enhanced brain plasticity in healthy rats and prevents cognitive impairment in epileptic rats. *PLoS One.* 2013; 8(1): e53888; http://www.ncbi.nlm.nih.gov/pubmed/23342033

61) Taking Play Seriously, *The New York Times*; http://www.nytimes.com/2008/02/17/magazine/17play.html?pagewanted=all&_r=0

스키를 타고 산을 내려가는 것에 비유한다면, 목표 지향적이거나 기술에 치중한 태도를 가지고 있다면 가장 홈이 잘 파인 경로를 사용할 것이다. 하지만 이것을 놀이라고 생각한다면 다른 여러 경로들을 시험해볼 수 있으며 이 중 몇 개는 더 빠른 방법일지 모른다(일단 몇 번의 연습을 거친다면).

그러므로 우리가 놀이를 하고 싶어하는 마음은 새로운 해결책을 실험하기 위한 자연스러운 의지이다. 또한 원점으로 돌아가 옳고 그름의 선입견 없이 움직임 문제를 처음부터 다시 시작하는 방법으로 놀이를 선택할 수 있다.

놀이는 문제해결 능력과 적응력을 향상시킨다

연구가들은 또한 놀이가 우리를 새로운 환경에 노출시키며, 이를 통해 적응력과 문제해결 능력을 배울 수 있다고 주장한다.[62]

스키를 타고 산을 내려가는 비유를 다시 이용하자면, 산 전체를 탐험하고자 하는 사람은 다양한 경로와 지형을 접하게 되며 이를 통해 창의성과 반응 능력이 발달된다. 이러한 능력은 항상 새로운 과제들이 도사리고 있는 실제 생활에서 유용하다.

마이클 머제니크가 신경가소성에 대한 자신의 혁신적인 연구조사들 가운데 가장 중요하게 생각하는 개념은 '정형화된 생각은 적'이며, 뇌는 다양한 움직임과 도전적인 과제를 통해 가장 잘 훈련된다는 것이다. 200번 똑같은 방법으로 움직이는 것보다 100번 다른 속도와 100가지 다른 방법으로 움직이는 것이 더 좋다.[63]

머제니크의 관점에서 보면 올바른 움직임 훈련이란 단순히 같은 동작을 같은 방법으로 계속해서 반복하는 것이 아니다. 실제 생활에서는 탐구와 다양성이 보다 더 중요하다. 왜냐하면 뇌에 정말 필요한 것은 다양한 상황에서 문제를 해결하는 능력이기 때문이다.

이러한 개념을 바닥 쪽으로 무게중심을 낮추는 훈련에 대입해 생각해보자. 아기들이 바닥에서 일어날 때 거의 매번 다른 방법을 사용하는 것을 볼 수 있을 것이다. 하지만 성인들이 체육관에서 이 움직임을 훈련하는 것을 관찰해보면 무게중심을 낮추는 방법을 한두 가지 정도밖에 볼 수 없을 것이다. 스쿼트 또는 런지 말이다. 이것이 바로 정형화된 움직임이며, 머제니크는 이것이 능력의 감소를 나타내는 것이라고 말한다. 그러므로 당신이 놀이로부터 배울 수 있는 한 가지는, 체육관에서 매번 똑같은 방법으로 스쿼트를 연습하는 것은 스쿼트를

62) Id.

63) Dr. Michael Merzenich on Neuroscience, Learning and the Feldenkrais Method(R), youtube video, http://www.youtube.com/watch?v=rupZ-wlRdA0

최적화시키는 최선의 방법이 아닐 수도 있다는 점이다. 물론 다른 움직임 또한 마찬가지다.

루이 시몬스Louie Simmons는 세계에서 가장 성공한 파워리프팅 코치 중 한 명이다. 이 스포츠는 오직 세 가지 단순한 움직임만으로 경쟁한다. 스쿼트, 데드리프트, 벤치프레스가 바로 그것이다. 경기에서 단 세 가지 움직임만이 필요할 뿐이지만, 시몬스는 선수들에게 이 움직임들을 훈련시키는 방법을 계속 변화시킨다. 그는 "신체가 모든 대답을 알고 있다고 생각하는 즉시 다른 질문을 하기 시작해야 한다"고 말한다.

물론 특정한 기술을 향상시키는 데 있어서 반복적이고 가끔은 지루하기도 한 드릴의 역할 또한 분명히 있다. 하지만 모든 엘리트 선수들은 지루하고 단조로운 훈련뿐만 아니라 창의적이고 탐구적이며 변화무쌍한 놀이들을 통해서 자신들의 실력을 쌓는다.

Summary

유아기에 배우는 발달학적 움직임 패턴들은 보다 복잡한 움직임을 위한 구성요소이다. 현대의 좌식 생활에는 이러한 움직임의 사용이 필요치 않으며 그로 인해 이러한 움직임들이 무시되기 쉽다. 건강한 움직임을 유지하거나 되찾기 위한 프로그램의 주된 초점은 기본적인 움직임 패턴들을 건강하게 만드는 것이어야 한다.

일반적으로 걷기, 쪼그려 앉기, 바닥에 앉기 등에 많은 시간을 투자해야 이러한 패턴들을 온전하게 유지할 수 있다. 불행히도 현대생활에서 이러한 활동들은 점점 줄어들고 있다.

기본적인 움직임 패턴들을 유지하고 향상시키는 가장 쉽고 안전한 방법은 이 패턴들이 발생하게 된 과정을 다시 만들어내는 것이다. 세 단계로 구성된 간단한 방법으로 수천 가지의 유용한 발달학적 움직임들을 배울 수 있다.

- 발달학적 자세를 취한다. 이는 등을 대고 눕기, 엎드리기, 옆으로 눕기, 옆으로 앉기, 다리 펴고 앉기, 양발바닥을 마주한 상태로 앉기, 무릎꿇기, 반무릎꿇기, 무릎으로 서기, 네발자세, 삼각자세, 쪼그려 앉기 등을 말한다.
- 시야 확보를 위해 고개를 돌리거나, 물체를 향해 손을 뻗거나, 다른 자세로 전환하는 등의 발달학적 동작을 수행한다.
- 즐겁고 탐구적인 자세로 근육의 힘과 가속도를 최소한으로 사용하여 움직인다. 반대쪽 방향으로도 똑같이 움직일 수 있도록 하라. Chapter 7에서 이러한 전략의 구체적

인 적용에 대해 배울 수 있다.

발달학적 자세가 아닌 상태에서도 기본적인 움직임 패턴들을 훈련할 수 있는데 이러한 움직임들은 근력, 스피드, 파워를 필요로 한다. 달리기, 점프, 기어오르기, 던지기, 들어올리기 등이 이에 해당된다. 특히 스쿼트, 데드리프트, 런지, 푸시업, 풀업, 로우와 같이 최대 가동범위를 사용하는 복합적인 움직임들은 상당히 효과적이다. 그러나 이러한 동작들은 부상의 위험이 있기 때문에 보호적 보상작용을 일으키기 쉽다. (자세한 내용은 Chapter 6에 나와 있다.) 이러한 경우 난이도를 낮춰 서 있는 자세를 최종 목표로 바닥에서부터 시작하는 것을 권장한다.

PART II

더 좋은 느낌을 위한 과학

CHAPTER 5

통증의 과학

"통증은 선택적이다."

— 빌가야누르 라마찬드란Vilayanur Ramachandran

한 여성이 심한 요통으로 주치의를 찾아갔다. 명백한 이유가 없어 주치의는 MRI를 의뢰했고 디스크 탈출증으로 진단받았다. 하지만 그녀는 수술을 원하지는 않았기 때문에 물리치료사를 찾아갔다. 물리치료사는 그녀의 코어 근육이 약해져 있기 때문에 강화시키는 운동이 필요하다고 하였으나 그 운동은 도움이 되지 않았다. 그래서 그녀는 교정치료사를 찾아갔다. 그는 척추의 교정을 통해 정렬을 맞추어야 한다고 하였다. 교정치료는 며칠간은 효과가 있었으나 그뒤로는 더 악화되는 것처럼 보였다.

또 다른 친구가 그녀에게 반사요법사reflexologist(손이나 발의 특수한 점을 압박하여 치료하는 대체요법사)를 만나보라고 말했다. 그녀는 의심이 들었지만, 반사요법사가 발의 특정한 지점을 누르고 난 뒤 요통이 사라졌다. 사라진 통증에 그녀는 황홀했지만, 통증은 2주 뒤에 다시 찾아왔다. 그리고 척추의 다른 부위로 옮겨 갔다. 몇 달 동안 그녀는 새로운 방법의 치료(침, 요가, 마사지, 스트레칭)를 받았다. 각각 다른 치료사들이 다른 방식으로 통증을 설명하고 다른 방식으로 치료했다. 치료법들은 근막, 기, 독소, 통증유발점, 근력, 유연성, 운동조절이 문제라고 진단했다. 그녀의 통증은 심해졌다가 약해지거나 위치가 변하기도 했지만 문제로 남아 있는 것은 여전했다.

그녀는 문제와 그 치료법에 대해서 명확하게 설명해줄 수 있는 사람이 아무도 없다는 사실에 좌절했다. 증상에 대해서 설명하거나, 나아지게 하는 법에 대해서 어떤 생각도 할 수 없었다. 그녀는 혼란스럽고, 긴장했으며, 무기력했다. 포기 직전이었다. 이 통증은 완벽하게 미스테리인걸까?

운이 없게도, 이 요통 이야기의 여주인공은 전국 각지에서 하루에도 수천 번 일어나고 있는 평범한 케이스를 대변한다. 그녀와 같은 상황의 사람들은 그들의 상태을 이해하거나 관리하는 데 도움을 주는 어떤 정보나 교육도 받지 못한다. 이 챕터에서 이런 문제에 도움을 주려 한다.

통증에 대한 연구는 지난 50년 동안 많이 발전하였으나 치료방식의 발달은 매우 느렸다. 통증에 대해서 밝혀진 대부분의 사실들은 놀라운 것이며, 우리가 알고 있는 상식과 다르다. 특히 육체적 기능이상의 원인이 때로는 신경계에서 기인할 수 있다. 이 내용은 책의 주된 주제와 같다.

통증의 이해에 대한 패러다임 바꾸기: 뉴로매트릭스

통증과학에 대해서 이해하는 가장 좋은 방법은 뉴로매트릭스neuromatrix 모델이다. 이는 로날드 멜잭, 패트릭 월Patrick Wall, (더 유명한) 데이비드 버틀러David Butler, 로리머 모슬리Lorimer Moseley에 의해서 개발되었다.[64)] 뉴로매트릭스는 통증, 조직 손상, 감각신호, 지각, 움직임, 생각, 감정 사이의 관계를 설명하는 데 도움을 준다.

뉴로매트릭스라는 이름은 마치 겁을 주기 위해 만들어진 개념처럼 보인다. 하지만 실제는 통증을 만들어내는 뇌의 패턴을 이해하기 위한 용어로 간단한 의미이다.[65)] 초콜렛을 맛보거나, 파란색을 보거나, 손으로 만지는 느낌과 같이 의식적인 경험에 따라서 특수한 뇌활동 패턴인 '뉴로태그'가 만들어진다. 유사하게 다양한 종류의 통증 경험에 따라 특수한 뉴로태그가 존재한다. 당신이 해머로 자신의 엄지손가락을 때린다면, 이런 특별한 감각을 만들어내는 특정 통증 뉴로태그가 발생한다. 해머로 스스로 엄지손가락을 때려도 통증 뉴로태그가 활성화되지 않는다면, 엄지에서는 통증이 느껴지지 않는다. 반대로 어떻게든 엄지손가락과 관련된 통증 뉴로태그가 활성화된다면 엄지손가락에 가해지는 충격이 전혀 없더라도 통증을 느낄 수 있다.

---

64) Moseley, Butler (2013), *Explain Pain* Melzack, Wall (2004), *The Challenge of Pain*.
65) Mosely (2003), A Pain Neuromatrix Approach to Patients in Chronic Pain. *Man Ther.* 2003 Aug; 8(3): 130–40; http://www.ncbi.nlm.nih.gov/pubmed/12909433

결국 통증은 뇌에서 만들어지는 의식적인 감각이지, 신체가 손상된 상태를 의미하는 것이 아니다. 신체의 손상 없이도 통증이 생길 수 있다. 환지통에 대한 경험이 이에 대한 완벽한 예이다. 환지통이란 사지가 제거된 상태에서도 가상의 사지가 남아서 통증이 활성화되는 증상이다. 신체의 존재를 느끼기 위해 반드시 신체가 필요하지 않고, 통증을 느끼기 위해서 반드시 조직 손상이 필요하진 않다.

통증은 보호를 위한 것이다

'통증은 신체에 보호성 움직임을 만들기 위해서 존재한다'라고 생각하면 통증을 이해하기 더 쉽다. 다른 감각처럼 통증 역시 기능이 있다. 바로 외부의 위협으로부터 몸을 보호하는 것이다. 마치 집을 지키는 보안시스템처럼, 통증 시스템은 위험을 감지하고 신체를 보호하려는 동작에 필요한 신호를 만든다. 게다가 알람의 민감도와 양은 외부의 상황에 맞추어 조절된다. 더 자세한 내용은 이 섹션의 뒷부분에서 더 자세히 논의할 것이다.

통증은 입력이 아니라 산출이다

뉴로매트릭스 모델에서 통증은 신체에서 뇌로 들어오는 입력이나 신호가 아니라 뇌를 통해 나오는 결과이다.[66] 몸에서 오는 정보를 모아서 분석하고 목표를 위한 결과물을 만든다는 개념으로 본다면 통증 경고 시스템은 움직임 시스템에 가깝다. 통증의 목표는 위협으로부터 몸을 보호하는 움직임을 만들어내는 것이다.

그렇다면 어떤 종류의 정보나 입력이 통증을 만들게 될까? 가장 중요한 입력 신호는 인체 조직의 위험 신호를 전달하는 통각수용기에서 온다. 통증에 있어서 가장 핵심이기 때문에 나중에 통각수용의 생리학에 대해 보게 될 것이다.

그러나 통각만이 중요한 입력은 아니다. 몸으로부터 위험한 신호가 뇌로 전달될 때는 이게 실제 얼마나 위험한 신호인지 판단하는 과정이 필요하다. 판단을 위해서는 몸에 대한 위협과 관련한 가능한 많은 정보들을 취합해야 한다. 통각이 아닌 다른 감각신호나 과거의 기억들, 감정들이 포함된다. 통각이 아닌 입력에 의해서 통증이 조절되는 것에 대한 예를 들어보자.

자기수용성 감각은 특정 몸의 위치나 자세에 따라서 뇌가 위험하다 인식하게 하여 통증에 영향을 준다. 견관절 탈구와 같은 큰 문제만 영향을 주는 것이 아니다. 예를 들어 이전에

66) Id.

허리를 삐끗했던 자세와 같은 자세를 취한다면 자기수용성 감각은 위협으로 받아들여 통증을 더 심하게 만들 수 있다.

본인을 위협하는 정보를 보거나 듣는 것만으로도 통증에 많은 영향을 준다. 실제로 보고된 재미있는 예가 있다. 어떤 남성이 부츠에 못이 박힌 채 극심한 고통을 호소하며 응급실에 내원했다. 그 통증은 곧 멈추었는데 부츠를 제거하고 보니 박힌 못이 발이 아니라 발가락 사이에 있었던 것이다.[67] 그 남자는 행복하면서도 조금은 당황했을 것이다.

생각과 기대도 통증에 영향을 준다. 내 몸에 가해진 특정한 자극이 통증을 유발한다고 생각하면 실제로 통증이 발생할 가능성이 높아진다.[68] 암 수술 후 회복중인 환자가 자연스런 회복이 아니라 종양의 재발을 떠올린다면 통증은 더 심해진다.[69] 손의 기능에 대해서 덜 신경쓰는 일반인보다 손의 기능이 중요한 연주가는 손가락을 날카로운 물건에 찔렸을 때 더 큰 통증을 호소한다.[70]

통증연구가 로리머 모슬리는 뱀에 물려서 거의 죽을 뻔했던 곳 근처를 걷다가 생긴 재미있는 일을 이야기했다.[71] 그가 사막을 걷는 도중에 덤불에 긁혔는데 마침 이전에 뱀에 물렸던 곳이었다. 곧 다리 전체에 극심한 통증이 발생했다. 덤불에 긁힌 것을 뱀에 물린 것으로 그의 뇌가 잘못 판단한 것이다. 즉 통각 자극 없이도 통증과 관련된 나쁜 기억을 자극했기 때문에 뇌에서 통증을 인지했던 것이다.

감정 역시 통증에 영향을 주게 된다. 우울, 긴장, 절망, 통제력 부족과 같은 감정적 상태는 만성적인 통증과 관련이 있다.[72]

사회적 상황도 관련이 있다. 물리적 위험에서 스스로를 지키는 방법에는 타인으로부터 도움을 얻는 법도 있기 때문이다. 그러므로 부상으로부터 금전적, 사회적 지원이 어떻게 다루어지냐에 따라서 통증에 대한 인식이 달라질 수 있다.[73] 한 남성을 극진히 보살펴주는 와이프가 있다고 했을 때, 그녀가 같은 방에 있을 때와 없을 때 느끼는 통증이 달라질 수 있을

67) Dimsdale, Dantzer (2007), A biological substrate for somatoform disorders. *Psychosom Med* 2007 Dec. 69(9): 850–854; http://www.ncbi.nlm.nih.gov/pmc/articles/PMC2908292/

68) Geuter, et al. (2013), Facilitation of Pain in the Human Spinal Cord by Nocebo Treatment. *The Journal of Neuroscience*. 21 August 2013; 33(34): 13784–13790; http://www.jneurosci.org/content/33/34/13784

69) Smith et al. (1998), The meaning of pain: cancer patients rating and recall of pain intensity and affect. *Pain*. 1998; 78: 123–9.

70) Moseley (2003), Joining forces — combining cognition-targeted motor control training with group or individual pain physiology education: a successful treatment for chronic low back pain. *J Manip Therap*. 2003; 11:88–94.

71) Moseley (2011), TEDX Adelaide; *Why Things Hurt*. http://www.youtube.com/watch?v=gwd-wLdIHjs

72) Lumley, Cohen et al. (2011), Pain and emotion: a biopsychosocial review of recent research. *J Clin Psychol*. 2011; 67:1–27

73) Mosely (2013), *Explain Pain*. p.21.

까? 아무리 터프가이더라도 그들의 아픈 곳에 키스해주는 누군가가 있다면 그들은 더 이상 터프가이가 아니다.

그러므로 우리의 움직임, 사고, 감정, 기억들이 모두 통증에 영향을 준다. 물론 통각이 통증에 영향을 주는 가장 중요한 감각신호지만, 통증을 느끼는 데 꼭 필요하거나 충분한 조건은 아니다. 우리는 통각 없이도 통증을 느낄 수 있고, 통각이 있어도 통증을 느끼지 않을 수 있다.

통증이 실제가 아니라거나 머릿속에서 만들어낸 것에 불과하다는 것을 말하자는 것이 아니다. 통증은 진짜다. 실제로 느끼는 느낌이다. 다만 그런 느낌에 반드시 몸에 가해지는 손상이 꼭 필요하지 않다는 것이다. 통증은 뇌의 활동에 의한 것이라서 쉽게 통증에 대한 생각을 지울 수 있다거나 통증이 당신의 잘못이라는 것이 아니다. 안타깝게도 통증을 만들어내는 과정은 무의식에 의한 것이라서 조절이 불가능하다. 당신의 의식적 사고들이 통증에 영향을 줄 수는 있지만 그 효과는 매우 작다.

이런 통증에 대한 이런 기본적 생각을 가지고 조금 더 자세히 살펴보자.

통증 ≠ 조직 손상

우리 몸이 손상에 비례해서 통증을 느낀다는 것은 거의 사실이다. 다만 일대일의 관계는 아니며 큰 차이가 있는 부분도 있다. 극심한 손상을 입었음에도 통증이 없거나, 극심한 통증에도 불구하고 손상이 매우 작거나 없는 케이스들이 많다. 조직 손상 없는 통증은 특히 만성 통증에서 일반적으로 볼 수 있다.

통증 없는 조직 손상

전투 중 다친 병사나 상어에게 팔이 물린 서퍼의 경우가 드라마틱한 예다. 심지어 응급 상황이 끝날 때까지 통증이 전혀 없는 경우도 있다. 운동선수들이 극심한 부상을 입고서도 통증을 호소하지 않는 것을 본 적이 있는가(만약 축구를 보기만 하고 실제로 해보지 않았다면 모를 수도 있다. 하지만 실제로 경기중에 종종 일어난다)?

통증을 호소하지 않는 관절에 대한 MRI 촬영 검사 결과에 대한 연구들 역시 적절한 예다. 통증은 없지만 MRI를 찍어보면 많은 사람들이 이미 척추나 어깨, 무릎에 심각한 손상을 가지고 있다. MRI 검사에 대한 연구들을 간단히 정리해보면 다음과 같다.

- 척추: 통증이 없는 사람의 52%가 적어도 한 부위의 디스크 팽륜 이상의 MRI 결과가 확인되었다.[74] 비슷한 연구에서 요통이 없던 사람의 1/3에서 MRI 검사상 이상 소견이 나왔다. 그리고 60대 이하의 20%에서 디스크탈출증이 확인되었다.[75]
- 고관절: 통증이 없는 하키선수의 70%에서 MRI 상 골반 혹은 고관절 이상이 발견되었다. 44%가 비구순 파열이 있었다.[76]
- 무릎: 20~60대에서, 통증이 없는 사람의 60%에서 무릎의 이상이 발견되었다. 최소한 무릎 3부위 이상에서 손상이 있었다.[77]
- 어깨: 한 연구에서는 통증이 없는 사람의 23%에서 회전근개 파열이 발견되었다. 연구자는 이 수치가 놀랄 만큼 높은 수치이며, 회전근개 파열은 통증과 기능 손상 없이 단순히 소모되면서 발생하는 정상적인 퇴행 과정의 하나로 여겨야 한다고 주장했다.[78] 어깨 위로 손을 올릴 때 통증이 없는 운동선수들의 40%에서 주로 사용하는 쪽 회전근개의 부분 파열 혹은 완전 파열이 발견되었다. 반대쪽 어깨의 회전근개 파열이 0%인 것과 비교되는 수치이다. 게다가 연구 후 5년이 지나도 부상, 통증, 문제적 증상이 발견되지 않았다.[79]

유사 연구에서 나온 작은 예지만 패턴은 명확하다. 성인의 어느 부위를 지목해서 MRI를 촬영하더라도 대부분 문제를 발견할 수 있다. 그 부위가 통증이 전혀 없는 부위라도 말이다. 척추, 무릎, 어깨와 같은 대부분의 중요 관절들의 퇴행성 변화는 삶의 정상적인 한 부분일 뿐 무조건 통증과 관련된 것은 아니다.

---

74) Jensen et al. (1994), MRI of the lumbar spine in people without back pain. *N Engl J Med.* 1994 Jul 14; 331(2): 69–73; http://www.ncbi.nlm.nih.gov/pubmed/8208267

75) Boden et al. (1990), Abnormal magnetic-resonance scans of the lumbar spine in asymptomatic subjects. A prospective investigation. *J Bone Joint Surg Am.* 1990 Mar; 72(3): 403–8; http://www.ncbi.nlm.nih.gov/pubmed/2312537.

76) American Orthopaedic Society for Sports Medicine (2010); http://phys.org/news187851086.html

77) Beattie et al. (2005), Abnormalities identified in the knees of asymptomatic volunteers using peripheral magnetic resonance imaging. *Osteoarthritis Cartilage.* 2005 Mar; 13(3): 181–6; http://www.ncbi.nlm.nih.gov/pubmed/15727883

78) Templehof et al. (1999), Age-related prevalence of rotator cuff tears in asymptomatic shoulders. *Journal of Shoulder and Elbow Surgery* Vol. 8, Issue 4, July 1999, 296–299; http://www.jshoulderelbow.org/article/S1058-2746%2899%2990148-9/abstract

79) Connor, Banks et al. (2003), Magnetic Resonance Imaging of the Asymptomatic Shoulder of Overhead Athletes. A 5-Year Follow-up Study. *Am J Sports Med* September 2003, Vol. 31, No. 5, 724–727; http://ajs.sagepub.com/content/31/5/724.short

조직 손상이 없는 통증

한편 스펙트럼의 반대편에는 조직 손상이 전혀 없는데도 통증이 있는 경우가 있다. 아주 가벼운 접촉만으로도 극심한 통증을 호소하거나 절단된 사지에 대한 환상통이 있는 경우가 그 예이다.

일반적으로 대부분의 요통은 비특이적이어서 병리적인 분류로 나눌 수 없다. 즉 척추의 만성통증 환자들은 구조적인 면에서 통증이 없는 환자와 큰 차이가 없다는 것이다.

그렇다면 왜 만성통증 환자들은 객관적인 상태와 통증의 연관성이 적은 것일까? 왜 통증이 조직 손상의 정확한 표지자가 되지 못할까? 여기에는 두 가지 이유가 있다.

먼저 통증의 목적은 조직 손상을 측정하기 위한 것이 아니라 보호 행위를 만들기 위한 것이다. 그러므로 보호 여부를 결정하는 것은 단순히 조직의 상태에 달려 있지 않다. 두 번째로 통증은 실제 위협에 대한 보호기전이기보다 뇌에서 위협으로 인지되는 것에 대한 반응이다. 위협을 인지하는 뇌의 활동은 생각만큼 정확하지 않다.

통증은 손상의 척도가 아니라 행동 신호다

바로 전 챕터에서 우리 몸의 자세에 대한 감각에는 어떤 목적(기능성 목표에 대한 수행을 돕는다)이 있다고 했다. 봐서 도움이 되는 것이 보이고, 들어서 유용한 것이 들리는 것처럼, 움직임에 도움이 되는 동적 정보만을 받아들인다.

이와 유사하게 통증에 대한 의식적인 경험은 몸의 손상이 어디에 있는지 확인하기 위해서 존재하지 않는다. 통증은 보호 행동을 유발하기 위한 기능적인 개념이다. 유해한 자극이나, 손상을 가속화하는 움직임에서 도피하거나, 다른 사람들에게서 도움이나 처치를 받게 하기 위해서 존재한다. 그러므로 통증은 손상의 척도가 아니라 행동 신호다.[80)]

그러나 어떤 활동이 필요치 않거나 제대로 이루어졌다면 통증은 목적을 잃게 된다. 이런 경우 조직 손상이 있다고 하더라도 통증은 줄어들게 되는데, 몇 가지 예를 소개하겠다.

응급 상황

위에서 이야기했던 것처럼 전투중인 병사의 경우 심한 부상에도 통증을 호소하지 않을 수 있다. 통증으로 기인한 보호 행동들이 오히려 생존에 방해가 되기 때문으로 추측된다. 독

80) Moseley (2007), Painful Yarns: Metaphors & Stories to Help Understand the Biology of Pain. p.34.

자들도 운동경기가 끝난 지 한 시간이 지나도록 경기중에 발생한 부상을 알아차리지 못한 경험이 있지 않은가?

회복이 완료되었을 때

통증의 목적 중 하나는 부상으로부터 회복하는 시간을 벌기 위해서다. 만약에 시간이 흘러 상처가 모두 회복되면 어떻게 될까? 약간의 손상이 남아 지속된다 하더라도, 부상이 더 이상 회복되지 않을 것이기 때문에 지속적인 보호 활동들이 오히려 신경계의 문젯거리가 될 것이다.

관절의 퇴행성 변화와 같은 영구적 손상으로 남는 경우가 여기에 해당한다. 손상은 오랜 기간 동안 누적되고, 가능한 최선의 정도에서 회복된다. 이런 과정이 반복되면서 통증은 그 목적을 잃게 된다.

플라시보: 교정 활동이 일어났을 때

플라시보 효과는 특정 치료를 통해서 '효과가 있겠지'라는 막연한 기대에 의한 통증 감소 효과를 의미한다. 실질적인 변화를 통한 효과의 반대말과 같다.[81] 이 효과는 통증이 행동 신호라는 것을 생각하면 이해하기 쉽다.

갈증과 탈수를 통해 생각해보자. 갈증은 물을 마시게 해서 탈수의 위협으로부터 벗어나게 하는 것이 그 목적이다. 그러므로 충분한 양의 물을 섭취했다고 뇌에서 인지하면 갈증은 곧 사라진다. 여기서 재미있는 것은 갈증이 실제로는 조직에 수분 공급이 되기 전에 끝난다는 것이다. 그러므로 각 세포에서는 여전히 뇌에 수분이 부족하다는 신호를 보내고 있지만, 뇌에서는 이미 해결되었다고 생각하기 때문에 갈증을 느끼지 않게 된다. 이 순간 뇌는 이렇게 말한다. "괜찮아. 탈수가 되었다는 몸의 이야기를 내가 듣고 있지만, 방금 물을 마셨어. 그러므로 우리는 보호 활동으로 물을 마시게 하는 신호인 갈증을 더 이상 느낄 필요가 없어."

많은 연구가들과 임상가들이 유사한 공식이 플라시보 치료의 효과에 숨어 있다고 믿는다. 약을 주거나, 주사를 놓거나, 의사를 한 번 보고 나면 뇌에서는 '충분히 도움이 되겠구나, 그러므로 보호기전을 위해 만들어진 통증이 더 이상 필요하지 않겠구나'라고 받아들이게 된다. 심지어 몸에서 아직 조직 손상의 신호가 지속되고 있어도 말이다.[82] 다음 섹션에서는

---

81) Moseley (2008), Reconceptualising Placebo. *BMJ*. 2008 May 17; 336(7653): 1086; http://www.ncbi.nlm.nih.gov/pmc/articles/PMC2386632/

82) Humphrey and Skoles (2012), The evolutionary psychology of healing: A human success story. *Current Biology*.

통각의 메커니즘에 대해 이야기를 나누어보겠다.

통증은 실제 위협이 아닌 인지된 위협에서 보호한다

다른 지각과 마찬가지로 위협에 대한 지각도 부정확할 수 있다. 환지통 역시 뇌에서 위협이 존재한다고 착각하는 좋은 예다. 그 외에도 뇌의 착각에 의해 실제 위협이 없는 상태에서도 통증을 만드는 예는 많다.

병소에서 벗어난 곳에서 통증을 느끼는 연관통도 마찬가지이다. 급성으로 심근경색이 발생한 경우에도 심장에서 먼 곳인 왼팔에 극심한 통증을 느끼게 된다. 심장의 정보를 전달하는 신경이 척수에 들어갈 때 왼팔에서 출발한 신경과 아주 가깝게 들어가기 때문이다. 보통은 위험 신호가 심장에서 척수로 거의 전달되지 않기 때문에, 왼팔에서 오는 신호로 잘못 분석하게 된다. 그러므로 통증은 심장에서 팔로 연관되어 (관련통이) 나타난다.

이질통이란 가벼운 접촉과 같은 무해한 자극을 통증으로 느끼는 것이다. 피부에서 압력의 변화나 진동의 자극을 수용하는 기계적 자극수용기에서 출발한 신호가 척수에서 통각으로 인지되기 때문이다. 뇌는 실제 위협이 없지만 위협이 발생한 것으로 판단하고 통증을 만들어낸다. 신경계의 잘못된 전달이라고 볼 수 있다.

우리는 정확히 신체의 어디에 위협이 있는지 분별하는 뇌의 능력이 완벽하지 않다는 것을 알았다. 이제 이런 잘못된 신경전달이 어떻게 일어나는지 볼 것이다.

입력과 출력: 하나의 예

통증 경고 시스템이 입력된 정보를 가지고 어떻게 출력을 나타내는지 알아보고자 한다. 한 사람이 무언가를 줍기 위해 허리를 굽혔다 펴고 난 뒤 약간의 통증을 느꼈다고 하자. 어떤 입력이 뉴로매트릭스에 들어갔을까? 어떤 입력이 통증 경고 시스템을 켰을까? 가능한 시나리오를 이야기해보고자 한다.

허리를 숙이는 과정에서 발생한 약간의 물리적 손상이 허리의 통각수용기를 자극하여 뇌에 위험이 있다고 보고한다. 이때 뇌는 다시 묻는다. 실제로 얼마나 위험한 것인가? 대답하기 위해서는 연관성 있는 믿을 만한 정보의 출처에 대해 생각해봐야 한다.

Vol. 22, Issue 17, 11 September 2012, R695-R698; http://www.sciencedirect.com/science/article/pii/S0960982212 00663X

고유수용성 감각계, 전정계, 시각계의 정보는 신체 각 부위별 위치에 대해서 보고하고, 제대로 조절되거나 균형을 유지하는지도 보고한다. 그 정보의 결과로 균형이 많이 부족하거나 곧 넘어질 것 같으면 뇌는 허리에서 오는 정보를 흐릿하게 만든다. 균형의 부족이라는 위협의 인지를 도와줘야 하기 때문이다.

작년에 몇 주간 지속되었던 요통의 기억이 뇌에 떠오른다. 의사가 말했던 '디스크탈출증'이라는 단어도 역시 뇌에 저장되어 있다. 뇌의 또 다른 부분에서는 이제 일을 계속하기 어렵고, 산재보상금을 위해서 서류작업이 필요하다는 것을 인식한다. 그리고는 미래에 대한 극도의 걱정과 긴장의 감정, 그리고 재앙에 대한 생각들이 떠오른다.

이런 모든 생각들은 뇌에서 무의식중에 즉시 떠오르고, 걸러지고, 분석되고, 통합된다. 그리고는 두 가지 질문으로 귀결된다. 실제로 위험한 상황인가? 보호를 위해서 통증이 필요한가? 두 가지 질문에 어떤 답이 나오느냐에 따라서 통증의 유무가 결정된다.

혹자는 뇌의 활동이 그토록 빠를 수 있는지, 의식의 수준에서 조금도 알아차리기 어려운지 의심할 수 있겠다. 어떤 판에서 착시현상을 봤다고 생각해보자. 거기서 반사된 빛이 무엇인지 판단하기 위해 뇌는 순간적으로 색의 패턴을 계산하고 그림자의 유무를 판단한다. 이렇게 시각계의 계산과 분석이 무의식적으로 진행되는 것처럼 통증 경고 시스템 역시 무의식적으로 빠르게 진행된다.

이제 또 다른 사람을 떠올려보자. 똑같이 허리를 숙이는 과정에서 물리적 손상을 입고 통각이 활성화되었으나 고유수용감각과 기억된 정보가 전혀 다른 사람이다.

이 사람은 좋은 균형감각을 가지고 있고, 이전에 통증을 앓았던 경험도 없다. 그러므로 척추 손상에 대한 걱정거리도 없다. 통증에 대한 교육이 잘 되어 있어서 척추에 통증이 있다고 하더라도 반드시 조직 손상이 있는 것은 아니라는 것을 안다. 금전적으로 풍요롭고 사회적 지위가 높다. 그리고 미래에 대한 긍정적인 마음이 항상 있다. 이런 경우 통증을 느끼게 될까? 아마도 그렇지 않을 것이다.

통증은 개인적이고 복잡하다. 신체 보호를 위한 반응은 통증만 있는 것은 아니다. 움직임(움찔거림, 절뚝임, 근육성 방어, 경직)이나 자율신경계 변화(투쟁과 도피 반응), 면역계 반응(염증) 등으로도 나타날 수 있으며, 두 개 이상이 합쳐서 나타날 수도 있다.

게다가 어떤 결과가 생기더라도 다시 시스템에 입력된다. 보호 반응은 고유수용감각을 변화시킨다. 통증은 몸에 가해지는 위험에 대한 새로운 생각과 감정, 지식을 만들어낸다. 염증은 통각수용기를 민감하게 만든다. 이로 인해 새로운 결과가 도출되고 다시 시스템에 입력된다.

요점은 이러한 점들이 순간마다 예측 불가능하고 개인화된 방식이며 양방향으로 영향을 준다는 것이다. 이토록 놀랄만큼 복잡하고 유동적인 시스템이다. 통증은 간단하지 않다!

통증의 목적, 조직 손상의 연관성, 보호 활동을 야기하는 기전에 대해서 넓게 살펴보았다. 이제 통증 경고 시스템이 어떻게 작동되는지에 대해서 생리학적으로 살펴보고자 한다. 말초신경계에서 위험을 인지하고, 신호가 척수를 거쳐 뇌에 전달되어 정보를 처리하는 과정을 먼저 보겠다.

이번 섹션을 시작하기 전에 반드시 알아야 할 사항이 있다. 약간 기술적인 부분이다.

관심 있는 분야가 아니거나, 더 큰 개념을 잡거나, 임상적 정보를 위해서는 이 부분을 생략해도 좋다. 챕터의 정리 부분으로 넘어가라. 그러나 과학적인 상세한 정보들에 관심이 있다면 계속 읽어라. (이 정보는 매혹적이다!) 섹션을 읽다보면 뇌의 통증 경고 시스템이 얼마나 복잡한지 존경심이 들 것이다.

5명의 경제학자에게 재정위기의 원인과 그 해답에 대해서 설명하라고 하면 5가지 각기 다른 답을 듣게 될 것이다. 경제 시스템은 다양한 변인의 복합적인 상호작용에 의해서 발생하기 때문이다. 데이터 수치를 정확하게 파악하기도 어렵다. 이와 유사하게도 통증을 치료하는 5명의 교수에게 왜 환자들이 만성적인 통증을 느끼는지 물어보면, 각각 다른 5가지의 진단과 처방을 내리게 될 것이다. 결국 우리는 부정확한 정보를 가지고, 복잡한 시스템을 분석해야 한다. 만약 (이런 복잡성을 부정하고) 그들이 왜 특정 부위가 부상을 입었는지 정확히 파악할 수 있고 정확한 치료를 할 수 있다고 생각한 사람이 있다면, 이 섹션의 글을 읽어라. 다시 생각하게 될 것이다.

통각수용의 생리학

통각수용이란 몸에 가해지는 유해한 자극들에 대한 감각정보를 뇌로 전달하는 과정을 의미한다. 위험을 감지하고 그 신호를 뇌로 보내는 과정으로 생각할 수 있는데, 그 과정은 다음에 설명할 여러 단계를 거치게 된다.

일차 통각수용: 위험의 감지

통각수용은 통각수용기에서 시작한다. 통각수용기란 자유신경 말단에 있는 감각수용기다. 통각수용기는 물리, 온도, 화학 변화를 감지한다.

기계수용기에서는 압력의 변화를 감지한다. 베이거나 치이거나 꼬집히는 자극에 활성화된다. 화학수용기는 염증, 아드레날린 호르몬, 세포벽의 파괴, 과도한 근육 사용으로 인한 산성 변화 등에 의해서 발생한 국소 부위의 화학적 변화를 감지한다. 온도수용기는 온도의 변화를 감지한다.[83)]

말초 감작

통각수용기는 다양한 기전에 의해서 역치 혹은 활성화 빈도가 바뀐다. 가장 흔한 예로는 염증을 들 수 있다. 염증은 역치를 낮추고 활성화 빈도를 높이게 된다. 이것을 말초 감작이라고 부르며 이는 통각과민(자극이 일반적인 경우보다 더 아프게 느껴지는)을 일으킨다. 소염제를 투약하면 염증으로 인한 과민성 변화를 줄여 통증이 줄어든다.[84)] 노랑가오리의 독(꼬리에 맹독성 물질이 있음)은 이와 반대로 통각수용기를 예민하게 만든다. 노랑가오리에게 쏘였을 때 어떤 느낌인지 한 피해자에게 묻자 그는 다음과 같이 설명을 하였다. "살덩어리가 끊임없이 짓이기는 느낌이었어요." 감작이라는 것은 이렇게 강력한 것이다!

이차 통각수용: 위험 신호가 척수에 도착

자유신경 말단에서 시작된 통증 신호는 신경을 타고 척추에 가까이 간다. 그러곤 척수후각에서 시냅스를 이룬다.[85)]

통각 신호는 시냅스에 화학 물질을 분비해서 척수 후각을 흥분시킨다. 척수 후각의 역치를 넘게 되면 통각 신호를 뇌로 보내게 된다. 이것을 이차 통각수용이라고 한다.[86)]

척수 후각은 위험에 관한 정보를 받고 이것을 뇌로 전달할지 말지 정하는 정류장이나 관문으로 생각할 수 있다.

---

83) Moseley (2013), *Explain Pain,* p.30.
84) Id., p.36.
85) Id.
86) Id.

중심 감작: 같은 위험에 비해 큰 위험 신호

일차 통각수용처럼 이차 통각수용의 역치도 바뀔 수 있다. 그 변화는 매우 커서 통증에 가장 큰 변수가 된다. 이전에 말했던 것처럼 가벼운 접촉도 극심한 통증으로 느낄 수 있고, 팔이 잘려나가도 통증이 전혀 없을 수 있다.

자유신경 종말이 감작되어 낮은 역치에 활성화되는 것을 말초 감작이라고 부르는 것처럼, 척수 후각의 역치가 낮아져 자율신경 종말에서 오는 신호를 쉽게 뇌로 전달하는 것을 중심 감작이라고 한다.[87)]

중심 감작은 말초 감작처럼 통각과민을 만들어낼 수 있고, 더 나아가 이질통까지 만들 수 있다. 통각과민이 통증을 일으킬 만한 손상이 있어서 통증을 느끼되 그 정도가 심한 것과 다르게, 이질통은 전혀 위험하지 않은 자극에서도 통증을 느끼는 것이다. 이질통은 척수 후각의 감작이 기계수용기에서 들어오는 신경 주변에서 발생하면서 일어난다. 기계수용기에서 받아들이는 가벼운 접촉이나 부드러운 움직임의 정보가 척수에서 위험 신호로 인식되는 '혼선'이 생겨 결국 손상 없는 통증이 발생하는 것이다.[88)]

그러나 중심 감작이 말초에서 출발한 통각수용 신호에 대한 반응이라면 아주 정상적인 것이다. 그리고 그 반응은 즉시 일어나는 것이라서 일단 부상이 발생하면 통각수용기의 신호들이 재빨리 척수 후각을 감작시킨다. 다만 척수 후각은 아주 많은 말초신경으로부터 신호를 받고 있기 때문에 정확히 손상받은 부위가 아닌 더 넓은 부위로 감작이 일어난다. 그 결과 통증이 넓게 퍼지게 된다.[89)]

조직이 회복되어 일차 통각수용이 감소하게 되면, 척수 후각의 민감도 역시 기준치 이하로 내려와야 한다. 그러나 개인에 따라서 조직이 회복한 이후에도 척수 후각의 민감도가 유지되는 경향이 있을 수 있다. 부상 이후 만성통증이 유지되는 케이스를 설명할 수 있는데, 이 경우 통각수용의 기준치가 낮아지면서 통증에 민감해진다.[90)] 이로써 통증은 습관처럼 제거하기 어려운 상태가 된다.

이것이 만성통증의 원인 중 하나이다. 신체 손상의 정도보다 정보를 처리하고 보고하는 신경 시스템의 문제와 관련되어 있다. 만약 3개월이나 그 이상 통증이 지속된다면 통증 부위

---

87) Id.; Woolf (2000), Central Sensitization: Implications for the Diagnosis and Treatment of pain. *Pain*. 2011 March; 152 (3 Suppl): S2–15; http://www.ncbi.nlm.nih.gov/pmc/articles/PMC3268359/; Van Wilgen et al. (2012) The sensitization model to explain how chronic pain exists without tissue damage. *Pain Manag Nurs*. 2012 Mar; 13(1): 60–5; http://www.painmanagementnursing.org/article/S1524-9042%2810%2900032-9/fulltext

88) Id.

89) Id.

90) Id.

로부터 위험 신호를 전달하는 과정에 분명히 문제가 있다.

이소성 통각수용: 신경간에서 오는 위험 신호들

이소성 통각수용이란 '잘못된 장소'에서 통각수용 신호가 발생하는 것을 말한다. 통각수용 신호가 일반적으로 신경 말단에서 발생하는 것과 다르게 신경간nerve trunk 중간에서 발생하는 것을 의미한다. 신경초의 결합조직에 물리적 자극이나 손상에 의해서 염증이 발생하는 것이 주된 이유이다.[91]

신경초의 결합조직에 발생한 염증은 신경간 스스로 신호를 만들게 한다. 그러나 척수에 도달한 신호는 이를 신경간이 아닌 신경 종말에서 오는 신호로 분석한다. 그 결과 실제 문제가 있는 부위가 아닌 더 먼 곳에서 통증을 느끼게 한다. 이소성 신경 발화는 말초 쪽으로도 신경 전도('역방향 전도')를 만들어낸다. 그 결과 염증 물질이 분비되고, 신경 종말 근처에서의 말초 감작을 일으킨다. 이를 신경인성염증이라고 한다.[92]

신경간의 염증은 달갑지 않은 많은 일들을 만든다. 이소성 통각수용이 일어나 중심 감작을 돕고, 신경인성 염증이 일어나 말초 감작을 일으킨다. 이것이 통증이 지속되고, 퍼지고, 이동하는 데 있어서 가장 중요한 요소가 아닐까 한다.

하행성 조절: 통각의 수용량 변화

척수 후각이 뇌로 전달되는 통각수용 신호의 관문이라고 했다. 그런데 뇌는 이런 관문의 민감도를 올리고 내릴 수 있다. 하행성 조절 기전이라고 하는데,[93] 마치 통각수용 신호를 올리고 내리는 볼륨 버튼과 같다. 로리머 모슬리는 하행성 기전을 특정 자극에 의한 위협을 뇌에서 말초로 '다시 생각하게 한' 기전으로 보았다.

손상이 아주 작은 통각수용을 만들어내더라도 뇌에서 실제로 아주 심각한 문제라고 결정할 수 있다. 이런 경우 하행성 기전을 통해서 척수 후각을 감작시켜 통각 신호가 뇌로 쉽게 전달되도록 한다. 예를 들어 칼날이 통증 부위에 들어가는 것이 뇌에 시각정보로 전달이 되거나, 같은 부위에 발생했던 과거의 심각한 부상이 떠오른다면 척수 후각을 감작시킨다. 최근의 연구에서 특정 자극에 대해 아플 것 같다는 상상만으로도 척수의 통각수용 부분을 발화

91) Bove et al. (2003), Infl ammation induces ectopic mechanical sensitivity in axons of nociceptors innervating deep tissues. *J Neurophysiol.* 2003 Sep; 90(3): 1949–55; http://www.ncbi.nlm.nih.gov/pubmed/12724363.

92) Id.; Butler (2006), *Sensitive Nervous System.*

93) Butler (2006), *Sensitive Nervous System,* p.81.

시키는 것으로 밝혀졌다.[94] 생각만으로도 통증을 악화시킬 수 있다는 '노세보nocebo' 효과의 한 예가 된다(부츠에 못이 박혔던 사나이를 기억해보라.).

반대로 하행성 기전을 통해서 통각수용을 줄일 수도 있다. 격렬한 운동, 심부조직 마사지, 응급 상황에서 벗어나는 중과 같이, 인내할 가치가 있는 자극이거나 뇌에서 건강하다고 결정하는 경우에 발생한다. 통증으로 인해 현재 일어나는 활동을 방해하고 싶지 않기 때문에 신호를 차단한다.

하행성 억제는 관절의 퇴행성 변화, 디스크 팽륜, 회전근개 파열 등이 있어도 통증을 느끼지 않는 이유가 될 수 있다. 응급 상황 중에 통증을 느끼지 않는 이유도 된다.

하행성 억제는 데이비드 버틀러가 말하듯 '뇌 안의 약상자'라고 할 수 있다.[95] 하행성 억제 기전이 적절히 일어나지 않기 때문에 섬유근육통, 과민성 대장증후군, 측두하악장애 같은 만성통증증후군들이 발생한다는 중요한 연구도 있다.[96]

흥미롭게도 하행성 억제는 지속적인 통각수용 입력이 있어야 확실히 활성화된다. 차가운 물에 손을 담가서 자극을 주는 연구에서도 하행성 진통효과는 확인되었는데, 국소 부위뿐만 아니라 거리가 있는 부위까지도 통증을 견딜 수 있었다. 다만 하행성 억제는 이 자극(새로운 통각수용 입력)이 곧 사라질 것이라는 기대가 있을 때 발생하기 쉽다.[97]

통증이 있는 장소에 또 다른 통증을 만들면서 경쟁하게 하는 역동적인 효과에 다양한 치료법이 포함된다. 이를 일컬어 반대자극법이라고 한다. 운동, 스트레칭, 마사지를 통한 심부압박, 통증유발점 치료, 폼롤러 자극 중에 생기는 '기분 좋은 통증'이 있다. 유해한 자극이더라도 몸에 이득이 될 것 같거나, 좋은 물질을 만들어낼 것 같아서 참아낼 가치가 있다고 뇌에서 판단했기 때문이다. 효과는 물론 일시적이다.

이런 모든 사실은 외부적 자극을 뇌에서 어떤 의미로 받아들이는지가 그 자극을 통증으로 처리할지 결정하는 데 도움을 준다는 것을 의미한다. 심지어 척수 레벨에서 처리되는 것도 영향을 받는다. 다음 섹션에서는 위험 신호가 어떻게 척수에서 뇌로 전달되는지를 보도록 하겠다.

---

94) Geuter, et al. (2013), Facilitation of Pain in the Human Spinal Cord by Nocebo Treatment. *The Journal of Neuroscience*. 21 August 2013, 33(34): 13784–13790; http://www.jneurosci.org/content/33/34/13784

95) Butler (2013), Youtube video. The Drug Cabinet in the Brain. http://www.youtube.com/watch?v=Gd2NaGZa7M4

96) Yarnitsky (2010), Conditioned pain modulation (the diffuse noxious inhibitory control-like effect): its relevance for acute and chronic pain states. Current Opinion in *Anaesthesiology*. October 2010, Vol. 23, Issue 5, 611–615; http://journals.lww.com/coanesthesiology/Abstract/2010/10000/Conditioned_pain_modulation__the_diffuse_noxious.14.aspx

97) Goffaux et al. (2007), Descending analgesia: When the spine echoes what the brain expects. *Pain*. Vol. 130, Issues 1–2, July 2007. 137–143; http://www.sciencedirect.com/science/article/pii/S0304395906006439.

뇌는 어떻게 통증을 만들어내는가?

통각수용 신호가 뇌에 도달하면 뇌의 다양한 부분들이 신호의 의미를 분석하고, 보호 반응을 만들어내기 위해서 활성화된다. 이 과정에서 뇌의 특정 부분이 다른 부분에 비해 더 활성화된다고 하더라도 그 부위를 '통증 센터'라고 볼 수 없다. 통증과 관련된 신경계의 활동은 뇌의 많은 부분들이 함께 공헌한다.[98]

이전에 뇌의 다양한 부분이 통증을 만드는 데 관련되어 있는 것을 뉴로매트릭스라고 했고, 각각의 통증 경험에 따라서 뇌가 활성화되는 특수한 패턴을 뉴로태그neurotag라고 했다. 뉴로태그 개념은 만성통증과 관련된 2가지 일반적인 문제를 설명하는데 도움을 준다.

1. 통증 뉴로태그는 촉진되거나, 활성화되기 쉬워질 수 있다. 그 결과로 통증 역치가 낮아진다.
2. 통증 뉴로태그들은 제어되지 않은 신경활동의 결과로 '애매모호'해질 수 있다. 그 결과 제자리가 아닌 다른 위치에 통증을 만들 수 있다.

이 두 가지 개념은 지속되는 통증에서 볼 수 있는 드문 현상들(통증이 퍼지고, 위치가 바뀌며, 때때로 옮겨져서 마치 마음이 있는 것처럼 보이는 것)을 설명하는 데 도움을 준다.[99]

통증 뉴로태그의 촉진: 낮아진 통증 역치

통증 뉴로태그(혹은 어떤 뉴로태그라도)가 촉진되기 위한 방법은 간단하다. 반복적으로 사용되는 것이다. 마치 움직임의 습관들이 그 움직임과 관련된 신경로가 반복적으로 활성화되면서 만들어지는 것처럼, 통증도 반복에 의해서 일종의 습관이 될 수 있다. 특정 통증을 느끼는 시간이 늘어날수록 신경로의 깊이는 더 깊어진다. 결국 더 약한 자극으로도 통증이 발생한다.[100]

통증 뉴로태그가 촉진되는 다른 방법은 통증을 유발하는 경향성이 있는 뉴로태그의 흥분

98) Melzack and Katz (2012), Pain. Wiley Interdisciplinary Reviews: *Cognitive Science*. January/February 2013, Vol. 4, Issue 1; 1-15; http://onlinelibrary.wiley.com/doi/10.1002/wcs.1201/full

99) Moseley and Butler (2013) *Explain Pain* pp.38; 76-78.

100) Moseley Flor (2012), Targeting cortical representations in the treatment of chronic pain: a review. *Neurorehabil Neural Repair*. 2012 Jul-Aug; 26(6): 646-52; http://www.bodyinmind.org/wp-content/uploads/Moseley-Flor-2012-Neurorehab-Neural-Rep-targeting-the-brain-in-rehab-review.pdf

이다. 뉴론의 '함께 발화되고, 함께 연결되다'라는 개념으로 볼 수 있다.

당신이 어깨 부상 때문에 어깨 위로 팔을 올릴 때마다 통각수용과 통증을 만들어내고 있다고 하자. 이런 상황을 계속 두면 뇌는 그 움직임과 통증에 강력한 연관관계를 부여한다. 움직임과 통증의 두 뉴로태그가 수차례 동시 발화되면 그들은 '연결'된다. 만약 부상이 회복되고 통각수용이 없어진다 하더라도 어깨의 움직임은 계속 통증을 만들어낼 수 있다. 뇌에서 만들어진 강력한 연결 때문이다.[101)]

이런 설명은 수많은 입력들 속에서 어떻게 통증이 조절되는지에 대한 이유도 된다. 뇌 속에 존재하는 모든 종류의 연결된 생각들이 통증을 만든다. 업무 환경, 사회적 환경, 움직임이나 활동, 시각, 청각, 생각 그 어떤 것도 될 수 있다. 수년간 매일같이 일을 하면서 요통을 느꼈다면, 출근하는 것만으로도 통증에 대한 역치가 낮아질 수 있다. 아마 많은 사람들이 '튀어나온 디스크'도 요통과 연관시킬 것이다. (뉴로태그들이 '소속 세포'들을 공유하는 개념으로도 볼 수 있다.) 튀어나온 디스크를 생각한다면 요통에 대한 역치는 낮아질 것이다. 생각이 통증에 미치는 영향이 얼마나 큰지는 복합부위통증증후군complex regional pain syndrome으로 고생하는 환자를 보면 가장 확실히 알 수 있다. 심지어 아픈 쪽 팔다리를 움직인다는 생각만으로 통증을 느낀다.[102)]

부정확한 뉴로태그: 통증이 퍼진다

신경의 흥분이 퍼지는 것을 억제하지 않으면, 흥분된 뉴런들은 다른 뉴런들을 흥분시킬 것이다. 신경활동이 구분 없이 폭발한다면 간질발작이 일어나는 것처럼, 적절한 억제가 있어야 신경활동이 의미 있는 패턴을 만들게 된다. 만성통증은 이런 억제 기전의 실패, 일명 '탈억제'와 관련되어 있다. 탈억제는 정해진 뉴로태그에서 벗어난 뉴론들에 의한 부정확한 신경발화를 일으킨다.[103)] 이런 부정확성은 만성통증이 실제 손상받은 조직 부위를 넘어서 퍼지거나, 다른 장소로 이동하거나, 특정 부위가 아프다고 표현하기 어려운 이유가 된다.

부정확성의 문제는 뇌에서 산출되는 인지, 사고, 면역 체계, 움직임과 관련된 여러 뉴로태그에 영향을 준다. 그러므로 조울증, 정신분열병, 파킨슨병, 근긴장이상증, 편두통, 만성통증의 배경에도 부정확성이 있다.[104)]

---

101) Id.

102) Moseley, Butler, Beames (2012), *The Graded Motor Imagery Handbook*.

103) Moseley, Flor (2012), Targeting cortical representations in the treatment of chronic pain: a review. *Neurorehabil Neural Repair*. 2012 Jul-Aug; 26(6): 646–52; http://www.bodyinmind.org/wp-content/uploads/Moseley-Flor-2012-Neurorehab-Neural-Rep-targeting-the-brain-in-rehab-review.pdf

정확한 지도들의 중요성

이전 챕터에서 몸의 위치와 움직임에 대한 좋은 감각을 위해서 정확한 신체지도가 필요하다고 했다. 이런 신체지도는 만성통증에도 영향을 주는 하나의 요소가 된다.

만성통증을 앓고 있는 사람들은 좋은 위치 감각과 운동조절이 요구되는, 다음과 같은 과제를 수행하는 데 어려움을 느낀다.[105)]

- 척추의 위치 감각과 등의 외곽선에 대한 인지
- 2점 식별
- 신체의 좌우측에 대한 식별력
- 외부 저항에 대한 자세 유지하기
- 골반과 요추의 조절

게다가 만성통증 환자들의 인지와 움직임을 관장하는 뇌에 구조적 변화가 있다는 증거도 있다.

그렇다면 핵심적인 질문이 하나 더 생긴다. 인지와 움직임의 문제가 통증을 만든다면, 통증도 역시 인지와 움직임의 문제를 만들 수 있지 않을까?

이 둘의 관계가 양방향이고, 매우 역동적이며 복잡하다는 몇몇 연구결과가 있다. 그 중 인지와 통증을 조절하기 위해서 환시를 사용한 연구도 여기에 포함된다.

신체감각은 신체 건강에 영향을 준다

뇌는 신체 생리의 거의 대부분(체온, PH, 혈류, 배고픔, 면역 반응, 호르몬 농도 등)에 대해서 관찰하고 조절하여 육체적 건강을 유지하도록 돕는다. 그러나 뇌의 신체 조절기능은 실제 신체에서 일어나는 일에 대해 명확한 그림을 그릴 수 있을 때만 가능하다. 여기서는 뇌에 신체의 맵핑 오류에 의한 영향에 대해서 이야기하려고 한다.

신체 맵핑이라고 확실하게 말할 수 있는 것 중 하나는 신체의 각 부분들이 내 몸의 일부인가 아닌가에 대해서 아는 것이다. 그러나 이런 '소유'에 대한 감각은 거저 얻어지는 것이

104) Id.

105) Id; Lotze Moseley (2007), Role of Distorted Body Image in Pain. *Current Rheumatology Reports* 2007, Sept; 9:488–496; http://www.bodyinmind.org/wp-content/uploads/Lotze-Moseley-2007-Curr-Rheum-Reports-distortedimage-and-pain1.pdf

아니다. 뇌에서 신체 일부를 무생물로 생각하고, 소유권을 포기하여 내 몸으로 받아들이기를 거부하는 것은 어렵지 않다. 예를 들어 고무손 환시를 이용해도 이런 혼란을 유발할 수 있다.

한 손을 테이블 위에 올려놓고 스크린을 쳐서 눈에 보이지 않게 한다. 그리고 스크린이 아닌 보이는 위치에 고무손을 올려 놓고, 보이지 않는 실제 손과 고무손을 동시에 붓으로 쓸어내리자. 그러면 얼마 지나지 않아 마치 고무손이 내 신체의 일부가 된 것처럼 느껴진다. 그 뒤에 고무손을 내려치려고 위협하면 마치 본인 손을 위협하는 것처럼 움찔한다.

이것이 의미하는 것은 뇌가 고무손을 본인의 것으로 받아들였다는 것이다. 더 재미있는 것은 뇌가 시야에 보이지 않는 손의 소유를 거부했다는 것이다. 스크린 뒤에 있는 손은 시간이 지나자 혈류 감소의 결과로 인해서 차가워진 것으로 연구결과 밝혀졌다.[106] 결국 이런 맵핑의 오류는 혈류 순환에 영향을 준다. 면역 체계에도 영향을 주는 것으로 밝혀졌다. 보이지 않던 손에 물리적 자극에 의한 반응으로 염증이 정상보다 심하게 생겼다.[107] 이런 것들은 정말로 놀랄만한 발견이다. 뇌가 가지고 있는 자기 또는 비자기에 대한 감각이 육체적 조절에 영향을 준다는 것이다.

자신의 몸을 거부하는 현상은 비단 환영을 통해서 만든 가상의 상황에서만 일어나지 않는다. 만성적으로 요통을 앓고 있는 경우 그들의 허리 외곽을 인지하는 데 문제가 있다.[108] 복합부위통증증후군으로 고생하는 환자들은 증상이 있는 손을 자신의 것으로 받아들이지 않아서 고생한다. 이들은 또한 손 주변의 공간조차도 거부하게 되는데, 손의 위치를 바꾸었을 때 증상이 없는 손이 차가워지는 현상을 보였다.[109] 뇌의 지도에는 신체에 대한 지도뿐만 아니라 둘러싸는 공간에 대한 지도도 있다. 그 공간에 몸의 어느 부분이던 들어가게 되면 영향을 주게 된다.[110] 이런 자기인식에 대한 감각은 매우 복잡하며, 상상하기 어려울 정도로 다양한 방식으로 조절된다.

---

106) Barnsley et al. (2011), *Current Biology*. Vol. 21, Issue 23, 6 December 2011; R945–R946; http://www.sciencedirect.com/science/article/pii/S0960982211012000

107) Id.

108) Moseley (2008), I can't find it! Distorted body image and tactile dysfunction in patients with chronic back pain. *Pain*. (2008), 140, 239–243; http://www.bodyinmind.org/wp-content/uploads/Moseley-2008-PAIN-i-cant-fi nd-it.pdf

109) Moseley (2012), Spatially defined modulation of skin temperature and hand ownership of both hands in patients with unilateral complex regional pain syndrome. *Brain*. 2012 Dec; 135(Pt 12): 3676–86. http://www.ncbi.nlm.nih.gov/pubmed/23250885

110) Moseley, Galagher et al. (2012), Neglect-like tactile dysfunction in chronic back pain. *Neurology*. 2012 Jul 24; 79(4): 327–32; http://www.ncbi.nlm.nih.gov/pubmed/22744662

감각과 운동 부조화: 나쁜 예측도 통증을 유발한다

뇌는 움직임이 있을 때마다 감각정보를 통해서 움직임의 결과를 예측한다. 예측된 피드백을 통해 움직임이 성공적일지 판단한다. 만약 감각정보와 예측이 지속적으로 충돌한다면, 이를 감각운동 부조화라고 부른다.

신체지도가 얼룩져 있거나 부정확한 경우 감각운동 부조화가 발생하기 쉽다. 몇몇 연구자는 감각운동 부조화로 인한 혼란은 위협의 인지 상태를 유발하여 특정 만성통증 상태를 만드는 데 일조한다고 믿는다. 인공적으로 유도된 감각운동 부조화 상태는 만성통증을 더 악화시키고, 부조화의 교정은 통증을 완화시킨다는 연구결과가 있다.

감각과 운동의 부조화는 인공적으로 만들 수 있다. 거울 측면에 서서 오른팔은 거울의 뒤에 가도록 하고, 왼팔은 거울의 앞에 있도록 한다. 거울에 비친 왼팔을 가만히 두고 보면서 보이지 않는 오른팔을 움직인다. 거울에 비친 모습에 의해서 오른팔이 가만히 있는 것으로 시각적 정보를 받아들이지만, 곧 움직임에 의한 모순된 정보도 받아들인다. 그 결과 이상한 느낌을 받는 것은 놀랄 일이 아니며, 이는 통증을 유발하기도 한다. 한 연구에서 29명의 섬유근육통 환자 중 26명의 환자가 이런 시험을 한 결과 임시적으로 통증이 심해졌거나, 급작스럽게 재발되는 증상을 보고하였다.[111)]

가열 그릴 환각thermal grill illusion을 통한 실험은 감각운동 부조화가 통증을 야기할 수 있고, 교정을 통해서 통증을 줄일 수 있다는 추가 증거가 된다. 가열 그릴 환각은 냉온수가 교차로 통과하는 그릴을 이용해 하는 실험이다. 검지와 약지를 온수 그릴 위에 올려 놓고, 중지는 냉수 그릴 위에 올려 놓는다. 이런 특이한 감각정보는 뇌를 혼란에 빠지게 하여 중지가 통증이 있을 만큼 뜨거운 물 위에 있는 것처럼 느끼게 한다. 뇌가 느끼는 방식 때문이다.

최근의 연구에서 연구자들은 실험자들에게 가열 그릴 환각을 통해서 통증을 유도하고 난 뒤, 손가락을 모아서 압박해보라고 요청했다.[112)] 이런 행위는 통증의 정도를 64% 정도 낮추었다. 그러나 다른 종류의 접촉을 통해서 통증을 줄일 수는 없었다. 예를 들어 다른 사람의 손을 잡는다던지, 한 손가락 정도만 압박하는 방식이 있었다. 뇌에서 부조화를 해결할 정도

111) McCabe, Cohen et al. (2007), Somaesthetic disturbances in fi bromyalgia are exaggerated by sensory–motor confl ict: implications for chronicity of the disease? *Rheumatology* (2007), 46 (10): 1587–1592; http://rheumatology.oxfordjournals.org/content/46/10/1587.full. But note that other studies have been unable to increase pain in healthy volunteers with sensory motor mismatch. For example: Wand, et. al. (2014), Moving in an Environment at Induced Sensorimotor Incongruence Does not Influence Pain Sensitivity in Health Volunteers. PLoS ONE 9(4): e93701.

112) Kammers et al. (2010), Cooling the thermal-grill illusion through selftouch. *Curr Biol.* 2010 Oct 26; 20(20): 1819–22; http://www.ncbi.nlm.nih.gov/pubmed/20869246

의 감각정보를 받지 못한다면 통증이 유지된다는 것이다.

감각운동 부조화 교정이 만성통증을 줄일 수 있다는 것을 지지하는 또 다른 연구가 있다.[113] 특정 척추의 움직임이 요통을 만들어내는 환자들에게 거울을 통해서 그 움직임을 직접 보도록 하였더니, 해당 움직임의 통증이 줄었다는 것이다. 시각적 정보가 움직임과 신체지도 간의 저하된 맵핑의 오류, 즉 감각 피드백의 오류를 교정했기 때문으로 보인다. 아래의 정리가 도움을 줄 것이다.

Summary

통증과학은 매력 있고 반직관적이나 다소 난해한 분야이다. 통증이라는 것의 상세하고 낯선 부분들에 압도되기 쉽다. 여기에 이 섹션에서 논의된 정보들을 간단히 정리해놓았다. 아래의 내용에는 상식적이며 실용적인 것도 있다.

- 통증은 존재하기 위해 특정한 뇌의 활동 패턴이 요구되는 의식적인 경험이다. 이런 뇌의 활동 패턴을 일러 뉴로매트릭스라고 하는데, 뉴로매트릭스가 활성화되면 통증을 만들어낸다.
- 통증 뉴로태그의 활성화가 없다면 통증이 없다. 심지어 신체가 손상되어도 통증이 없다. 통증 뉴로태그가 활성화되면 통증이 있다. 신체의 손상이 없어도 통증이 있다.
- 통각수용은 통증의 충분조건도 필요조건도 아니다. 대신 통증 경고 시스템으로 들어가는 많은 입력 중 하나다. 인지적 정보와 자기수용성 정보들도 역시 통증을 조절한다.
- 통증의 목적은 보호 행위에 동기를 부여하는 것이다. 현실을 반영하기 위해서 통증이 있는 것이 아니다. 그러므로 통증은 하나의 활동 신호이며, 손상의 척도가 아니다.
- 비록 통증이 뇌활동의 결과이고 사고가 통증을 조절하지만, 통증이 '생각하기 나름'인 것은 아니다. 사고를 바꾸는 것만으로 통증을 사라지게 할 수 없다. 대부분의 통증을 만들어내는 뇌의 활동은 무의식적이고 비자발적이기 때문이다.
- 조직 손상과 통증은 1대 1 상관관계가 아니다. 많은 사람들이 MRI 결과상 의미 있는

113) Wand, et al. (2012), Seeing It Helps. movement-related back pain is reduced by visualization of the back during movement. *Clin J Pain*. 2012 Sep; 28(7): 602–8; http://www.ncbi.nlm.nih.gov/pubmed/22699134

결과가 있더라도 통증이 없다. 반대로 많은 만성통증의 상황은 통각과민이나 이질통처럼 통증을 일으킬만한 자극이 없이도 통증을 일으킨다.

- 통증은 위협의 인지를 전제로 한다. 위험에 대한 정보가 말초에서 뇌로 전해지는 과정에서 오류가 생기거나 잘못 전달될 가능성이 있다. 그러므로 통증이 손상이 없는 부위로 전이되거나, 움직임과 관련된 무해한 감각신호를 통각 신호로 잘못 해석할 수 있다.
- 통각수용이란 유해자극에 대한 정보를 말초에서 뇌로 전달하는 것이다. 일차 통각수용은 자유신경 말단에서 일어난다. 이소성 통각수용은 염증이 생긴 신경간에서 발생한다. 이차 통각수용은 척수 후각에서 일어난다.
- 말초 감작은 자유신경 말단의 역치를 낮게 한다. 중심 감작은 척수 후각의 역치를 낮게 한다. 뇌의 하행성 조절 기전은 척수 후각의 감수성을 조절한다. 이런 요소들은 함께 통각수용량을 높이거나 낮춘다.
- 통증 뉴로태그들은 반복에 의해서 촉진된다. 움직일 때마다 통증이 일어나는 것처럼, 특정 뉴로태그와 통증 뉴로태그가 자주 함께 발화하면, 그 뉴로태그와 '엮인다.'
- 원치 않은 신경활성의 확산를 억제하는 데 실패하는 것을 비정밀imprecision 혹은 탈억제라고 할 수 있다. 통증 뉴로태그들은 비정밀, 탈억제 혹은 번짐 등에 노출된다. 그 결과 통증이 원치 않게 확산된다.
- 신체지도의 정확성은 신체의 항상성과 생리적 조절에 영향을 미친다.
- 만성통증은 정밀하지 못한 신체지도, 예리한 신체감각이나 고유수용감각이 요구되는 과제에 대한 나쁜 성과와 관련이 있다. 감각운동 부조화는 만성통증의 메커니즘이 될 수 있고, 부조화 교정이 치료가 될 수 있다.

통증 완화를 위한 일반적인 메커니즘

그래서 이 정보들을 가지고 어떻게 처리할 것이란 말인가? 이 챕터에서 논의된 과학적 내용을 근거로 다른 이야기를 해보려고 한다. 통증 완화 효과가 기대된다고 알려진 운동치료들과 도수치료들에서 공통된 메커니즘을 알아볼 것이다.

먼저, 경고의 말이 있다. 아래의 글을 읽는 것으로 의학적 치료를 받는 것을 대체할 수 없다. 어떤 통증이라도 치료를 위해선 자격이 있는 전문 의료진을 찾아가야 한다.

통각수용의 감소

통증 치료에 있어서 가장 명확하고 보편적으로 사용되는 전략은 다친 부위에서 통각수용의 원인을 제거하는 것이다. 이 일은 생체역학의 조절을 통해서 이루어진다. 예를 들어 통증 유발점을 제거하거나, 과도한 근긴장을 줄이고, 건강한 신경의 움직임을 회복하고, 통증을 자극하는 움직임을 피하고, 수술을 받는 것 등이 있다. 이 전략은 너무 명백해서 두말하면 잔소리이나, 다음 몇 가지 사항을 받아들여야 한다.

첫째, 유감스럽게도 모든 통증 치료가 다른 것들을 무시한 채 이 전략에서 시작하고 끝난다.

둘째, 통증을 줄이는 데 특정 치료법이 효과를 보았다는 말은 곧 통각수용이 줄었기 때문이라고들 추측한다. 그러나 통증은 많은 요소들에 의해서 조절되기 때문에 이런 근거 없는 추측은 혼란을 만든다. 예를 들어 마사지나 스트레칭을 통해서 호전되는 느낌을 받아도 그것은 조직 손상이 회복되었다는 것을 의미하는 것은 아니다.

셋째, 정확한 통각수용의 원인을 파악하고 효과적인 치료법을 결정하는 것이 정말로 어려울 때가 많다. 어려운 질문들이 뒤따른다. 통각수용의 원천이 물리적인 것인가, 화학적인 것인가? 통증 신호는 근육, 인대, 건, 근막, 내장, 신경 중 어디에서 온 것인가? 신호가 신경종말에서 온 것인가, 신경간에서 온 것인가? 말초 감작 혹은 중심 감작이 있는가? 하행성 억제 기전은 어떤 역할을 하는가? 염증이 중요한 참가자인가, 그리고 왜 그런가? 이런 문제에 답을 하는 것은 책의 범주 훨씬 밖에 있다. 그리고 특별한 훈련과 전문지식을 요구한다. 그러나 이런 질문들이 있다는 것을 염두하는 것으로도 의미가 있다. 어느 환자의 통증을 진단할 때 과신이나 월권을 막아줄 수 있기 때문이다.

그러므로 통각수용을 찾아 줄여가는 것이 대부분 통증치료의 일차적 대상임에도 불구하고 개별화된 분석과 전문가의 노련함이 필요하다. 통각수용을 줄이기 위해 최선을 다해도 그 결과는 좋지 않을 때가 많다. 반대로 통증 완화 전략의 대부분은 통각수용이 아닌 다른 신호를 겨냥했으며, 상대적으로 적용하기 쉽고, 넓은 범주의 상태와 사람들에게 이득을 주는 경우가 많다. 사실 대부분의 치료법의 효과들이 이와 유사하지만 통각수용을 줄인다고 잘못 주장하고 있다!

아픈 움직임을 피하라

아픈 움직임을 피하는 것은 통증을 치료하는 분명한 길이다. 아프면 하지 말아야 한다! 그러나 이런 간단한 규칙도 통증과학의 도움으로 이해할 수 있다. 계속된 통각수용은 말초와 중추신경계 모두를 촉진시킨다. 통증이 버릇이 된다. 자극하는 움직임을 반복하면 통증이 악화되고 오래 지속될 수 있다. 그러므로 아픈 움직임을 한동안 피하는 것이 민감성의 패턴을 깨거나 방지하는 전략이 된다.

이 전략은 통증이 약하거나, 약간 신경 쓰일 정도라면 무시되곤 한다. 예를 들어 허리를 앞으로 숙일 때마다 아주 조금씩 손상되거나, 달리기를 할 때마다 발에 손상이 생긴다. 그러나 이런 움직임을 그만하거나 다른 방식으로 해야겠다는 생각은 들지 않는다.

그러나 이런 움직임이 충분히 반복되면 원치 않은 감각이 발생한다. 이런 경우 '통증 기아pain starvation'라는 의식적인 전략을 발휘해서 악순환을 깨려고 한다. 이 전략은 아픈 움직임과 관련된 생체역학을 바꾸도록 하거나, 아예 관련된 움직임을 한동안 피하도록 하는 것을 의미한다. 그러나 이 전략이 움직임에 대한 과도한 공포, 기능부전, 컨디션 악화를 야기한다면 오히려 부정적 효과를 낳게 된다.

단계적 노출

단계적 노출이란 위협을 주는 움직임 혹은 자극을 점진적으로 늘리는 것이다. 자극의 양이나 시간을 조절해서 신경계에서 위협으로 느끼지 않게 한다.[114] 그 결과 부상의 원인이 되었던 움직임을 통증 없이 수행한다면, 뇌에서는 앞으로 위협할 가능성이 낮을 것이라고 판단하고 통증을 만들지 않을 것이다. 단계적 노출은 일종의 '위협의 예방접종'이다.

통증을 만들지 않는 움직임은 모두 단계적 노출 기법의 방식이 될 수 있다. 신체가 수용할 수 있는 능력과 건강에 대해서 긍정적인 정보를 뇌에 전달하기 때문이다. 이런 과정을 통해서 위협과 통증을 줄인다. 코어 안정화 운동이나 스트레칭같이 일반적인 운동도 만성통증을 위해서 고안된 특수한 운동만큼이나 효과가 좋은 이유가 여기에 있다.[115]

단계적 노출 기법은 통증이 있는 동작을 통증 없이 수행할 목적으로 다른 움직임을 찾는 것도 포함된다. 이 과정은 움직임 뉴로태그와 통증 뉴로태그 사이의 불필요한 연결을 제거하도록 도와준다. 이 전략과 관련된 자세한 정보는 책의 뒷부분에서 다루게 된다.

통증에 대한 과학적 교육

통증의 생리학에 대해서 공부하는 것이 만성통증을 완화시킬 수 있다는 연구가 있다.[116]

---

114) Moseley and Butler (2013), *Explain Pain*.

115) Lederman (2010), The fall of the postural-structural-biomechanical model in manual and physical therapies: Exemplifi ed by lower back pain CPDO *Online Journal* (2010), March, pp.1-14.

116) Luouw et al. (2011), The effect of neuroscience education on pain, disability, anxiety, and stress in chronic

왜 그럴까? 뉴로매트릭스 시각에서 볼 때, 교육은 통증에 영향을 주는 인지적인 면에 영향을 준다. 통증과학 교육은 통증에 대한 잘못된 생각들을 고친다. 필요 없이 겁을 먹거나, 실제로는 건강에 도움이 되는 움직임과 운동까지도 피하게 하는 생각을 고친다. 이런 사고들은 만연한데, 많은 사람들이 믿는 것들을 예를 들면 다음과 같다.

- 무릎이 뼈와 뼈가 붙어 있다.
- 목 상태가 90대 수준으로 보인다.
- 척추가 나갔다.
- 내 디스크는 플라스틱 척추 모형에서 디스크의 붉은색 부분이 나온 것처럼 튀어나와 있을 것이다.
- 통증이 전혀 나아지지 않고 있으며, 상황을 바꾸기에는 무기력하다.

통증 교육은 이런 잘못된 믿음을 떨쳐버릴 뿐만 아니라 움직임과 관련된 쓸모없는 걱정과 공포를 완화시킨다. 통증 교육은 통증을 줄일 수 있도록 도와준다.

통증 교육이 통증을 줄이는 데 이토록 효과적으로 보이지만 결코 치료법이라고 할 수는 없다. 또한 실제 손상이 없는 부위를 담당하는 뇌에 대한 교육은 큰 의미가 없다.

운동과 감각지도의 정확도 올리기

운동과 감각지도의 정확도를 올리면 만성통증에 도움을 줄 수 있다.[117] 지도를 최대한 명확하고 정확하게 만들수록 뇌는 통증이 제자리에서 벗어나지 않도록 하고, 정상적인 감각 정보를 통증 신호로 오역하지 않으며, 신체의 위치 정보나 움직임에 대한 정보가 부족해서 발생하는 위협을 줄여준다.

사실 연구자들은 운동조절에 관한 치료법들이 만성요통에 대한 가장 보편적이고 효과적인 치료법이라고 한다.[118] 이 책의 마지막 부분에서 운동조절에 대해 자세히 다룬다.

---

musculoskeletal pain. *Archives of Physical Medicine and Rehabilitation.* December 2011, Vol. 92, Issue 12, 2041–2056; http://www.archives-pmr.org/article/S0003-9993(11)00670-8/fulltext

117) Moseley, Flor (2012), Targeting cortical representations in the treatment of chronic pain: a review. *Neurorehabil Neural Repair.* 2012 Jul-Aug; 26(6): 646–52; http://www.bodyinmind.org/wp-content/uploads/Moseley-Flor-2012-Neurorehab-Neural-Rep-targeting-the-brain-in-rehab-review.pdf; Budreau et al. (2010) The role of motor learning and neuroplasticity in designing rehabilitation approaches for musculoskeletal pain disorders. *Manual Therapy.* 15 (2010), 410–414; http://ispje.org/showcase2010/Manual%20Therapy%20Showcase%20article2010.pdf

118) Bystrom et al. (2013) Motor control exercises reduces pain and disability in chronic and recurrent low back pain: a meta-analysis. *Spine.* 15 March 2013; Vol. 38, Issue 6, E350–E358; http://journals.lww.com/spinejournal/

감각 관문

감각 관문이란 감각정보가 또 다른 감각정보와의 경쟁에 의해 감소되어 인지되는 것을 말한다.[119] 만약 신경계가 다른 움직임이나 촉각신호를 처리하느라 바쁘다면 통각 신호를 처리할 여유가 줄어들게 된다.

갑자기 다치면 그 부위를 바로 비비는 행동들은 감각 관문을 통한 이점을 이용하는 행위이다. 감각 관문을 이용한 통증 완화 요법은 아래의 경우 더 효과적이다.

- 경쟁 자극이 통증과 가까운 곳에서 온다.
- 경쟁 자극이 통증 자극보다 더 흥미롭고 신기하다.
- 경쟁 자극이 수동적인 움직임이나 촉각보다 능동적 움직임에 의해 발생한 것이다.

감각 관문은 사람들이 운동이나 재활을 통해서 호전되는 느낌을 가지게 하는 주된 이유일 것이다. 감각 관문에 의해서 발생하는 진통효과가 일시적이라 하더라도 통증 때문에 움직임을 꺼려했던 사람들에게 정상 움직임 교육의 기회를 만들 수 있다.

반대자극법

반대자극법counterirritation은 통각에 대한 하행성 억제 기전을 유도하는 법이다. 치료법 중에 통증이 있는 자극을 사용하는 경우는 대부분 여기에 해당된다.

- 강렬한 스트레칭
- 폼롤러
- 통증 유발점 치료
- 기구를 이용한 연부조직 도수치료
- 심부조직 마사지

다만 통증을 만들어서 통증을 치료하는 것은 위험한 전략이다. 공격적인 부분이 통증을 더 악화시킬 수 있고 부상을 만들어낼 수도 있다. 그러므로 치료를 통해 효과가 있으려면 치료 후 환자가 '좋은 통증'을 느껴야 한다. 이런 느낌은 신경계에서 치료의 자극을 건강하

Abstract/2013/03150/Motor_Control_Exercises_Reduces_Pain_and.18.aspx

119) http://en.wikipedia.org/wiki/Sensory_gating

게 해석하는 것이다.

반대자극법 역시 감각 관문과 마찬가지로 임시적인 진통 요법이지만, 평소에는 통증으로 인해 하기 어려웠던, 제대로 된 움직임을 해보는 기회가 된다.

감정

감정 역시 통증에 영향을 준다. 스트레스를 받거나, 긴장하고, 우울하고, 비관적이고, 우울하고, 피해의식이 있다면 통증은 악화된다. 그러므로 기분을 좋게 해줄 수 있는 그 어떤 것도 통증관리에 도움을 준다.

전반적인 건강 상태의 증진

이 책에서는 통증 호전을 위해서 신경계(움직임과 인지)에 집중하고 있지만, 전반적인 건강 상태 역시 통증을 개선하는 데 중요하다. 잘 먹고, 더 자고, 스트레스를 줄이고, 건강한 사회 관계를 맺고, 삶의 의미를 찾으면서, 건강한 운동을 하는 것 모두가 건강한 삶을 유지하는 방법일 뿐만 아니라 통증을 줄이는 요소가 된다. 좋은 움직임은 퍼즐의 한 조각일 뿐이다!

CHAPTER 6

움직임과 치료: 중앙집권자

피곤함을 신체활동 능력의 평가지표로 삼는 것은 종종 부적절하다. 피곤한 느낌과 실제 일을 하기 위한 근육의 능력에는 그 어떤 상관관계도 없다. 피곤하다는 느낌은 근육을 사용하는 어떤 활동이 부상으로 이어질 가능성이 높을 때 이를 저항하기 위해서 만들어진 방어적 감정이다.

— 프란시스 베인브리지Francis Bainbridge

우리는 앞에서, 통증은 위협에 대한 반응으로 신경계에서 만든 보호 행위라고 했다. 신경계에는 통증 말고도 신체를 보호하기 위한 다른 기전들이 많다. 이번 챕터에서는 부상을 야기할 수 있을 정도로 강한 움직임에 반응해서 신경계가 어떻게 신체를 보호하는지에 대해서 보려고 한다. 사실 이 기전은 아주 간단하다. 신경계에서 특정 움직임이 위협적이라고 판단하면, 그 움직임을 만드는 행위를 못하도록 하는 것이다.

예를 들어, 특정 근육의 최대 수축력이 부상을 입을 정도라고 판단되면, 신경계는 그 근육의 최대 수축을 제한한다. 의식적으로 노력해도 불가능하게 하는 것이다.

무의식적 보호기전은 이런 방식과 유사하게 유연성, 지구력, 협응력을 조절하고 지배한다. 즉 신경계가 보호 모드로 들어가는 범위가 잠재적인 육체 능력의 제한 범위가 되는 것이다.

자식을 과잉보호하는 엄마가 10대 아들과 함께 차를 운전한다고 상상해보자. 그녀는 안전하지 않다고 느낄 때마다 브레이크를 밟을 것이다. 차의 속도는 엔진의 마력이 아니라 엄마가 위험하다고 생각하는 정도에 달려 있다.

이와 유사하게 잠재적 최대 근력, 유연성, 지구력, 협응력은 특정 움직임을 할 때 뇌에서 받아들이는 위협의 정도에 달려 있다. 그냥 느끼기에 발목 염좌나 햄스트링 파열은 대수롭지 않지만, 뇌에서는 삶과 죽음의 차이처럼 중요하게 받아들인다.

그러므로 뇌는 실제 수행력에 대한 중앙집권자이다. 당신을 보호하기 위해서, 움직임이 강하고 빠르고 오랫동안 지속되면 이를 제한한다.

이번 섹션에서는 근력, 유연성, 지구력, 협응력과 관련된 중앙집권자에 대한 과학에 대해서 논의할 것이다. 그리고 위협인지를 줄여서 수행력을 올리는 최선의 방안에 대해서도 논할 것이다.

위협과 근력

근력이란 근육이 수축할 때 발생하는 힘을 말한다. 높은 근력은 유용하지만 그만큼 위험성도 높다. 강력한 근수축은 전력으로 달리거나, 무거운 물건을 다룰 수 있게 하지만 햄스트링, 아킬레스건, 전방십자인대, 회전근개 등에 부상을 야기할 수 있다.

심한 전기 충격에 의한 비자발적 근육 수축을 생각해보면, 근육의 힘이 얼마나 파괴적일 수 있는지 인정해야한다. 근육의 힘은 충분히 강해서 관절의 탈구나 골절을 일으킬 수도 있고, 몸을 멀리 날려버릴 수도 있으며, 혈압을 올려 뇌에 손상을 줄 수도 있다. 근육의 잠재적인 힘은 우리가 생각한 것보다 훨씬 크다.

블라디미르 자치오르스키Vladimir Zatsiorsky는 운동학과 운동과학 분야를 연구하는 교수이다. 연구결과 일반적인 사람의 경우 사용할 수 있는 근력이 잠재적인 근력의 65%에 불과하였다. 그리고 훈련된 역도선수들은 80%나 되었다.[120] 케틀벨의 구루인 파벨 차졸린Pavel Tsatsouline도 "당신의 근육은 이미 차를 들어올릴 수 있다, 다만 모를 뿐"이라고 하였다. 물론 약간 과장된 말이지만, 우리 대부분의 근육이 엄청난 잠재력을 가지고 있다는 것은 사실이다.

이런 잠재력을 이용하기 위해서는 힘을 쓰는 과정에서 발생하는 위협을 줄여야 한다. 최대한의 힘을 사용할 수 있도록 신경계가 허락해야 한다. 이를 지지하는 몇 가지 연구가 있다.

첫째, 실험적으로 통증을 가했더니 근력이 약화되었다. 진통제를 통증이 있는 관절에 주사했더니 다시 근력이 상승하였다.[121] 결국 통증은 근력에 '빨간불' 신호를 주는 것처럼 보

120) Article in *Scientifi c American*; http://www.scientifiamerican.com/article.cfm?id=extreme-fear-superhuman&page=2

121) Hasaan et al. (2002), Effect of pain reduction on postural sway, proprioception, and quadriceps strength in subjects with knee osteoarthritis. *Ann Rheum Dis* 2002; 61: 422–428; http://ard.bmj.com/content/61/5/422

인다.

둘째, 관절가동술처럼 새로운 고유수용감각을 자극하는 치료법 이후에는 잠시 근력이 증가하곤 한다.[122] 왜 그럴까? 이는 감각 관문의 진통효과이거나 협응력을 올려주기 때문으로 보인다. 관절의 협응력이 증가하면 필수적으로 관절을 안정화한다. 마치 조명이 어두운 지하에서 빨리 움직이기 어려운 것처럼, 뇌는 각 관절에 대한 지도 없이 관절을 빠르고 힘차게 움직이고 싶어하지 않는다.

셋째, 반복적인 움직임을 통해 익숙해질수록 근력도 따라서 증가한다. 물론 그 이유의 하나는 근육을 동원시키는 기술이 증가하는 것도 있겠지만, 단계적 노출graded exposure이라는 측면도 있다. 단계적 노출법을 통해 움직임이 안전하다는 신호가 신경계에 전달된다. 근력 훈련은 하나의 '위협의 예방접종'이 된다. 안전한 상태에서의 반복 훈련은 더 강한 힘으로 훈련하더라도 몸의 구조가 안전할 것이라는 증거가 된다. 근력의 한계는 명확하기 때문에, 불안전한 상태로 훈련할 필요가 없다.

그렇다고 해서 근력이 마음먹기에 달려 있거나, 체중 45kg의 약골이 생각을 고쳐먹는다고 해서 힘의 달인이 될 수는 없다. (위기에 처한 아이를 구하기 위해서 할머니가 차를 들었다는 이야기는 많이 들어본 전설이다. 그럼에도 불구하고 필자는 위의 이야기를 증명하는 제대로 된 자료를 구하지 못했다.)

그러나 안전하고 통증 없이 반복하는 강력한 움직임은 위협을 줄여줄 수 있다. 이런 움직임을 통한 통증 제거야 말로 근력 훈련 프로그램의 핵심 요소가 되어야 한다.

다른 식으로 말하자면, 신경계의 보호기전은 근력을 약화시킬 수 있다. 이런 보호기전은 위협을 인지하면 활성화되기 때문에, 이 과정을 억제해야 한다.

위협과 유연성

근력처럼 과도한 유연성 역시 부상의 위협이 될 수 있다. 정상적인 가동범위의 끝에서 추가적인 움직임이 발생하므로 조직 손상의 가능성을 높힌다. 외부적 힘처럼 조절 불가능한 힘이 있는 움직임이라면 손상의 가능성이 더욱 커진다. 그러므로 신경계가 안전을 위해서 유연성을 제한하게 된다.

---

abstract; Henriksen (2007), Experimental knee pain reduces muscle strength. *The Journal of Pain.* April 2011, Vol. 12, Issue 4, 460–467; http://www.jpain.org/article/S1526-5900(10)00760-1/abstract

122) Makofsky (2007), Immediate effect of grade iv inferior hip joint mobilization on hip abductor torque: a pilot study. *J Man Manip Ther.* 2007; 15(2): 103–110; http://www.ncbi.nlm.nih.gov/pmc/articles/PMC2565609/

예를 들어 무릎을 굽히지 않고 손바닥을 바닥에 닿기 위해 허리를 굽히는 동작을 한다고 해보자. 신경계에서 햄스트링이나 허벅지 뒤쪽의 신경들이 손상될 수 있다고 판단되면, 이를 보호하기 위해서 햄스트링을 뻣뻣하게 만들 것이다. 즉 햄스트링의 뻣뻣함은 보호기전이다.

신경계가 유연성을 조절한다는 개념을 지지하는 논문이 있다. 스트레칭을 통해서 발생한 유연성의 원인을 조사해보니 근육의 길이 변화에 의한 것이 아니라 신장 허용치stretch tolerance가 증가했기 때문이었다는 것이다.[123)]

신경계가 신장 허용치를 어떻게 늘렸을까? 신경계의 반응 기전을 생각해보면, 가동범위를 위협하는 그 어떤 위협이라도 제거한다면 신장 허용치를 늘릴 수 있을 것이다.

움직임의 끝부분에서 편안하고, 협응력이 좋으며, 통증이 없고, 다시 중립 위치로 잘 돌아올 수 있다면 위협이 줄어들었다고 볼 수 있다. 이런 개념으로 볼 때 수많은 스트레칭 기술들은 신경계를 속이는 기술이다. PNF, 수축-이완 요법, 등척성 수축 후 이완, 상호 억제 모두 마찬가지이다. 중앙집권자의 눈에는 '당신의 움직임이 조절되고 있고, 근육은 안전하다'라는 신호가 전달되는 것이다. 예를 들어 수축-이완 요법은 관절이 중립 위치로 갈 수 있는 능력이 있다는 것을 알려주는 방법이고, 길항근을 수축하는 방법은 움직임이 제대로 컨트롤되고 있다는 신호를 전달한다. 그 외에도 관절이 제 위치에 있음을 뇌에 알려주는 방식을 취하기도 한다.

중추신경계는 몇 가지 트릭으로 속일 수 있을 정도로 멍청해 보이지만, 똑똑하고 과보호하려는 엄마이기도 하다. 그러므로 위의 기술들을 사용해서 이득을 얻기 위해 한 가지 염두해야 할 것이 있다. 위협의 인지를 줄이는 것이 목표이기 때문에, 유연성을 늘리기 위한 모든 프로그램은 점진적으로 진행해야 한다.

위협과 지구력

팀 노아케스Tim Noakes가 주장한 지구력의 중앙집권자 모델에 의하면, 피로는 육체적인 상태가 아니라 운동 스트레스를 관리하기 위해서 뇌에서 만들어진 감정에 가깝다.[124)] 그러므

123) Weppler et al. (2010) Increasing muscle extensibility: a matter of increasing length or modifying sensation? *Phys Ther.* 2010 Mar; 90(3): 438–49. http://www.ncbi.nlm.nih.gov/pubmed/20075147; Ben, Harvey (2010) Regular stretch does not increase muscle extensibility: a randomized controlled trial. *Scandinavian Journal of Medicine and Science in Sports.* Feb 2010; 20(1): 136–144.

124) Noakes (2012), Fatigue is a brain-derived emotion that regulates the exercise behavior to ensure the protection of whole body homeostasis. *Front Physiol.* 2012; 3: 82; http://www.ncbi.nlm.nih.gov/pmc/articles/PMC3323922/?tool=pubmed.

로 통증처럼 피로는 몸을 보호하기 위해서 계획된 뇌의 활동이다.

운동중의 뇌는 신체의 상태를 감시하고 분석한다. 신체의 에너지 생산 능력을 넘어서는 활동이 부상의 위협으로 작용하기 때문이다. 이런 위협의 정도가 너무 높다고 판단되면, 뇌는 피로를 만들어낸다. 피로를 느끼면 일을 지속하는 것이 달갑지 않게 되며, 결국 불가능하게 된다. 우리는 진정한 신체의 한계에 이를 수 없다. 뇌에서 그 전에 시스템을 종료하기 때문이다.

다음은 지구력의 중앙집권자 이론을 뒷받침하는 몇 가지 내용이다.

- 피로는 예상되는 운동 시간의 길이에 영향을 받는다.
- 운동선수는 트레이닝보다 실제 경기에서 더 빨리 뛴다.
- 운동선수는 운동의 마지막에서 더 빨리 뛴다.
- 골격근은 어떤 운동을 하더라도 100% 동원되지 않는다. 운동중에는 35~50% 정도만 동원되며, 최대 동원이 60%를 넘지 않는다.

그 외에도 운동중 피로는 근육의 물리적 능력이 아닌 다른 요소들과 관련된다는 연구들이 있다. 범주에는 감정적 상태, 정신적 피로, 동기부여, 자기확신, 운동 시간에 대해서 미리 알고 있는지 여부, 뇌와 동맥의 산소 농도, 근육의 글리코겐 저장, 체액의 손실, 갈증, 열 등이 있다.[125)]

피로란 신체에서 일어나는 일을 파악한 뒤, 뇌에서 결정을 내리는 것이다. 그러므로 언제나 오류가 있을 수 있다. 예를 들어 운동선수들은 여러 가지 방법의 '속임수'를 통해서 효율을 올릴 수 있다. 실제로 그들이 운동해온 시간이나 거리를 속여서 말해주거나, 손과 팔을 차갑게 해서 중심 온도가 낮은 것처럼 뇌를 속이거나, 탄수화물로 입을 헹구어 뇌에서 더 많은 음식 에너지가 들어온 것처럼 생각하게 하는 것이다.[126)]

그러나 지구력이 마음먹기에 달려 있거나, 록키 테마 음악을 들으면서 달린다고 해서 마라톤 선수의 기록을 낼 수 있다는 것은 아니다. 단련되고 건강한 육체가 지구력의 가장 큰 요소이다. 몸이 건강해질수록 지구력의 한계는 늘어난다. 다만 뇌에서 운동을 지속할만 하다고 판단하는 것이 지구력의 궁극적 제한요소이다. 실제 신체적 상태와 피로의 느낌에는 명백한 차이가 있다. 만성피로의 경우 특히 여기에 해당한다.

125) Id.
126) Id.

위협과 운동조절

움직임과 관련된 위협이 있다면 중추신경계에서 또 다른 방식으로 신체를 보호하려 한다. 협응력을 바꾸는 것이다. 협응력의 변화가 어느 이상이 되면 누가 봐도 알 수 있을 정도가 된다. 발목을 삐끗하면 절름발이가 된다. 발목을 보호하기 위해 의식적으로 보행 방식을 바꾸지는 않는다. 다리를 저는 것은 의도치 않아도 자연스럽게 진행된다.

그러나 근육의 보상기전은 대부분 매우 은밀히 이루어진다. 폴 호지스Paul Hodges와 다른 연구자들은 근육의 보상에 대해서 많은 연구를 해왔다. 그 결과 만성통증이 있는 경우에 특정 근육이, 특히 국소의 안정화 근육의 활성화가 지연되는 경향을 보였다. 때로 위축되기도 했다.[127] 동시에 주변의 큰 안정화 근육들의 활성이 촉진되는 경향이 있었다.

요통 환자의 경우 복횡근과 내복사근의 활성이 지연되는 경향이 보였고, 복직근과 외복사근 활성이 촉진되었다. 후면부에서는 다열근의 활성이 지연되거나 위축되는 경향이 있었고, 기립근의 활성도가 상승하였다. 무릎통증이 있는 경우 내측광근의 활성이 억제되었고, 목에 통증이 있으면 심부 경추 굴곡근들이 지연되었다.[128] 지연된 근육들은 모두 관절 중심화 효과가 있는 국소 안정화군에 속한다.

그렇다면 중요한 질문 하나를 던질 수 있다. 협응력의 변화가 통증을 발생시킬까? 통증이 협응력을 변화시킬까? 아니면 둘 다일까? 연구결과를 보았을 때 통증이 협응력에 주는 영향이 반대의 경우보다 더 커 보인다. 한 실험에서 식염수 주사를 놓아 통증을 만들었는데, 그 결과 운동 협응력이 변화하고 위축이 나타나는 결과가 있었다.

폴 호지스에 따르면, 이런 협응력의 변화는 자연스러운 보호기전이다.[129] 그리고 그 기전은 상위의 레벨을 포함한 여러 단계의 신경계가 상호작용을 해서 이루어진 것이다. 그러므로 이런 변화는 반사적이고 무작위로 일어나는 것이 아니라 목적적이며 지능적으로 일어나는 것이다.

협응력의 변화가 어떻게 보호기전을 일으킬까? 보통은 통증이 있는 부위의 움직임을 막기 위해서 뻣뻣하고 딱딱해지는 전략을 갖는다. 통증이 있는 부위에 발생하는 움직임에 의한

127) Hodges (2011), Pain and motor control: From the laboratory to rehabilitation. *Journal of Electromyography and Kinesiology* 21 (2011), 220-228; http://fbeosteo.com/wp-content/uploads/Painandmotor.pdf

128) Id.

129) Hodges (2011), Moving differently in pain: a new theory to explain the adaptation to pain. *Pain.* 2011 Mar; 152(3 Suppl): S90-8; http://fbeosteo.com/wp-content/uploads/Painandmotor.pdf

스트레스를 줄이려고자 하는 것이다. 그렇지만 이런 전략은 단기간에는 효과적이지만, 장기적으로 부작용이 있는 경우가 많다.

예를 들어 요통이 있으면 복직근과 기립근은 하나의 팀으로 동시에 수축한다. 결국 허리를 조여서 통증이 있는 부분을 보호하지만, 반대로 압력이 증가하면서 다양한 움직임이 제한된다. 특히 각 분절이 미세하게 움직이는 능력이 줄어든다. 광역 안정화 근육의 동시 수축은 척추에 부목을 댄 것과 같다. 협응력이 감소하고 압력은 증가한다. 마치 발목에 보조기를 사용하는 것과 같은데, 짧은 기간에는 좋은 보호 효과가 있지만, 장기적으로 볼 때 발목의 가동성과 기능에 좋지 않은 영향을 준다. 몇몇 움직임 코치는 이런 부목 효과를 '고역치 전략 high-threshold strategy'이라고 하기도 한다. 다만 이런 부목 전략은 통증이 끝난 이후에도 남아 있는 것으로 밝혀졌다.

상기의 연구들은 협응력을 높이기 위한 훈련 측면에서 중요한 2가지를 암시한다. 첫째로 통증이 있으면 운동 패턴을 재교육시키기가 매우 어렵다. 신경계가 보호기전을 발동해서 적응성 움직임을 만들어내기 때문이다. 그러므로 위협과 통증이 있는 상태에서의 움직임 훈련은 매우 문제가 있다.

두 번째, 통증이 없는 부위에서도 보호 움직임 패턴이 나타날 수 있다. 이것은 과거의 통증에 의해서 만들어진 습관이다. 그러므로 보호를 목적으로 과도하게 뻣뻣해진 근육, 움직임의 다양성 부족, 부족한 관절 중심화 기전 등을 찾아서 해결하는 것은 매우 가치가 있다.

Summary

중추신경계의 우선 순위 중 하나는 몸을 보호하는 것이다. 신경계는 움직임의 과정에서 위협을 느끼면 뻣뻣함, 근력 약화, 피로, 운동 프로그램의 변화 등의 방법을 사용하여 신체를 보호한다. 그러므로 위협이 있는 상태에서 훈련하는 것은 제대로 된 수행능력 훈련이 아니다. 오히려 보호기전을 인지시키고, 보호 움직임을 습관화하게 한다.

그러므로 움직임에 의한 위협을 줄이는 것이야말로 운동 수행력을 올리는 가장 빠르고 쉬운 길이다. 이런 관점에서 보았을 때, 모든 훈련은 반드시 단계적 노출이나 위협에 대한 예방접종 형식이어야 한다. 신경계에 '신체 능력에 여유가 있고 건강하므로 걱정 말라'는 좋은 신호를 보내는 방식으로 훈련해야 한다.

CHAPTER 7

움직임, 사고, 감정

“이론을 지지하기 위해서 말하는데 우리가 아는 순서는 틀린 것이다…. 우리는 울기 때문에 비참하고, 짜증나기 때문에 화가 나며, 떨고 있기 때문에 두려움을 느낀다. 우리가 비참하거나, 화가 나거나, 공포를 느끼기 때문에 울거나, 짜증나거나, 떨고 있는 것이 아니다. 다른 경우도 마찬가지다.”

— 윌리엄 제임스William James

지난 챕터에서는 감각 인지와 움직임 사이의 밀접한 관계에 대해서 논하였다. 이번 챕터에서는 움직임이 생각, 감정과 어떻게 연결되어 있는지 알아보려고 한다.

요가, 춤, 무술, 휄든크라이스 메소드 등 여러 움직임 단련법들은 신체의 움직임을 통해서 정신의 단련을 꾀한다. 몇몇 의료 전문가들에게 더 좋은 움직임이란 그 자체가 종착역이 아니며 절제, 자아 발견, 자기계발로 나아가기 위한 도구이다.

움직임을 바탕으로 한 운동법들은 자기인식을 훈련하게 하며, 깊은 명상에 빠지게 하는 특징이 있다. 사실 명상법 대부분의 방식은 호흡의 움직임에 집중하는 부분이 반드시 포함된다.

전통 심신훈련법 연구를 분석한 결과, 이러한 훈련법들에는 신체에서 오는 감각정보들에 집중하고, 쓸모없는 움직임을 제한하는 특징이 있었다. 그 결과 육체적인 건강뿐만 아니라 감정적인 건강까지 다양한 방식으로 도움을 주었다.

기분과 움직임

감정적 상태가 움직임과 자세에 미치는 영향은 명백하다. 우울하거나 순종적인 상태라면 고개는 숙여질 것이고, 자신감이 넘치거나 지배적인 상태라면 가슴을 펴게 될 것이다. 보디 랭귀지를 통해 감정의 표현이 가능하다.

반대로 자세와 감정의 관계가 거꾸로도 영향을 준다는 흥미로운 연구도 있다. 예를 들어 열린 자세로 팔과 다리를 밖으로 내놓고 앉는 자세가 그 뒤의 행동에 영향을 준다는 것이다. 더 주도적이고, 통증을 잘 참으며, 도박에서 위험을 더 감수했다. 웅크린 자세로 앉는 것은 반대의 경향을 띠었다.[130]

얼굴 표정 역시 기분에 영향을 준다. 우리가 행복할 때 웃는 것과 마찬가지로, 웃음을 지으면 더 행복해진다. 웃음의 표정을 어쩔 수 없이 가지게 하는 '입술에 볼펜 물기' 행위가 기분을 나아지게 하는 것으로 밝혀졌다.[131] 반대로 얼굴 표정 근육의 움직임을 제한하는 보톡스 치료는 감정적 표현을 위한 근육 움직임을 억제하여 감정을 느끼기 어렵게 만든다.[132]

그 외에도 신체의 움직임과 정신 활동이 영향을 주고 있는 방식은 많으며 신기하고 흥미롭다. 예를 들어 수학 선생님의 손동작이 많은 경우에 학생들의 배우는 속도가 빨랐다.[133] 손을 씻는 행위는 자책감을 줄여준다.[134] 긍정적인 말을 사용할 때는 우성 손으로 동작을 취하는 경우가 많았고, 부정적인 말을 할 때는 비우성 손을 사용하는 경향성이 있었다.[135] 부정적인 다른 모든 것과 비우성 손을 연결하는 것은 피할 수 없어 보인다. 이탈리아어로 왼쪽을 뜻하는 언어가 sinistra(불길한)이고, 프랑스어로 왼쪽을 뜻하는 언어가 gauche(예민한, 어색한)이며, 영어와 로마어로 오른쪽을 뜻하는 말이 '옳다'라는 것도 같은 이유가 아닐까?

이런 연구들은 뇌에서 나오는 여러 형태의 출력들을 구분하기 어렵다는 것을 보여준다.

---

130) Carney (2010), Power posing: brief nonverbal displays affect neuroendocrine levels and risk tolerance. *Psychol Sci.* 2010 Oct; 21(10): 1363–8; http://www.ncbi.nlm.nih.gov/pubmed/20855902. Huang, et al. (2011), Powerful postures versus powerful roles. which is the proximate correlate of thought and behavior? *Psychological Science.* Jan 2011, Vol. 22, No. 1, 95–102; http://pss.sagepub.com/content/22/1/95

131) Strack (1988), Inhibiting and facilitating conditions of the human smile: a nonobtrusive test of the facial feedback hypothesis. *J Pers Soc Psychol.* 1988 May; 54(5): 768–77.

132) Davis et al. (2010), The effects of botox injections on emotional experience. *Emotion.* 2010 June; 10(3): 433–440; http://www.ncbi.nlm.nih.gov/pmc/articles/PMC2880828/

133) Cook et al. (2007), Making children gesture brings out implicit knowledge and leads to learning. *J Exp Psychol Gen.* 2007 Nov; 136(4): 539–50; http://www.ncbi.nlm.nih.gov/pubmed/17999569

134) Cheg Bo-Zhong et al. (2006), Washing away your sins: threatened morality and physical cleansing. *Science.* 8 September 2006: Vol. 313, No. 5792, 1451–1452; http://www.sciencemag.org/content/313/5792/1451.abstract

135) Casasanto D, Jasmin K (2010), Good and bad in the hands of politicians: spontaneous gestures during positive and negative speech. PLoS ONE 5(7): e11805. doi:10.1371/journal.pone.0011805

모세 휄든크라이스는 감정, 사고, 감각과 움직임을 따로 독립시키기는 것은 어렵다고 했다. 넷 중 하나는 반드시 다른 3개와 연관이 있다. 모든 생각은 감각, 감정, 움직임에 영향을 주고, 모든 감정은 감각, 생각, 움직임에 영향을 주는 식이다.

많은 사람들이 기분을 바꾸기 위해서 긍정적인 생각을 하려고 노력한다. 여기에 연구자들은 다른 방법도 제안하는데 '행복할 때 하는 일을 하는 것'이다. 그들의 실험처럼 당신이 다음번에 기분이 좋지 않다면 웃거나 춤을 추는 것처럼 긍정적인 마음에서 할 수 있는 것을 해보라. 물론 그 행위를 할 때는 '내가 지금 뭐 하고 있지?'처럼 약간 자기혐오적인 생각이 들 수도 있겠지만 시간이 지나면 기분이 나아질 것이다.

감정조절과 운동조절

전 챕터에서 움직임에 능숙해지는 것은 필요 없는 동작을 줄이는 데 달려 있다고 했다. 이 말은 의미 없는 근육 수축을 줄이는 것이다.

매일 감정적인 삶 속에서 스트레스 가득한 일을 처리하는 데 이런 '억제'가 도움을 준다. 예를 들어 교통체증 속에서 다른 차가 갑자기 끼어들었다고 해보자. 순간적으로 근육의 흥분도는 높아지고 심박수는 올라간다. 그러나 이런 흥분은 지속되지 않고 바로 억제된다. (일반적으로 그렇다.) 반대로 2살짜리 아이를 떠올려 보자. 이 또래 아이는 양말을 제대로 신지 못하는 사소한 일만으로도 감정이 조절되지 못하고 10분도 안 돼서 흥분 상태에 빠지게 된다. 이런 흥분은 마치 번갯불처럼 퍼져서 주체할 수 없다.

능숙하지 못한 운동기능과 충동조절장애 사이의 관계 또한 흥미롭다. ADHD, 약물남용, 도박중독에 빠진 사람의 경우 '멈추기Stop task'라는 운동억제 테스트에서 평균보다 낮은 점수를 받았다[136]('멈추기'란 움직이는 중에 멈추라는 지시를 하고, 그 반응 속도 및 정확도를 측정하는 검사이다). 이 연구를 포함한 다양한 연구에서 시사하는 바는 움직임을 조절하는 억제 기전이 생각과 감정 역시 조절해 잠재적으로 위험이 될 수 있는 결정을 막아준다는 것이다.[137]

이러한 결과가 그리 놀랄 만한 것은 아니다. 지능의 대부분이 움직임을 만드는 방식과 선천적으로 연관되어 있기 때문이다. 사고와 감정과 같이 추후에 완성되는 상위 기능은 이미

136) Speirer et al. (2013), Training-induced behavioral and brain plasticity in inhibitory control. *Frontiers in Human Neuroscience*. Aug 2013; 7, Article 427.

137) Verbruggen et al. (2012), Proactive motor control reduces monetary risk taken in gambling. *Psychological Science*. 23(7): 805–815; http://psych.cf.ac.uk/home2/chambers/Verbruggen_2012_PsychScience.pdf

만들어진 움직임과 관련된 소프트웨어와 하드웨어에 의존해야 한다. 그러므로 운동기능을 조절하는 뇌 영역을 통해 위험 감수 행위 역시 조절한다. 움직임 계획을 책임지는 뇌 영역의 기능실조가 충동조절장애, 도박중독을 야기할 수 있다는 연구도 있다.[138)]

결국 움직임의 억제 훈련이 충동조절과 관련된 문제에 도움을 줄 수 있는 것처럼 보인다. 움직임 억제 훈련을 받은 사람들이 도박에서 위험 감수를 덜했다는 실험이 있다. 연구자들은 운동조절 능력을 통해 충동장애나 의사결정을 포함한, 광범위한 기능을 조절하는 뇌의 억제 시스템을 훈련할 수 있다고 제안했다.[139)]

우리가 훈련하는 대부분의 기술들은 뇌의 특정한 한 영역에 특정되어 있다. 다른 부위와는 관련이 별로 없다. 그러므로 한 기술의 습득이 다른 영역에 광범위한 영향을 주는 것은 매우 흥미롭다. 운동 기술의 습득은 실제 육체적인 활동에 국한되는 되는 것이 아니라 감정적인 조절까지 영향을 준다.

집중력 훈련

정신 근육mental muscle을 단련하기 위한 모든 심신훈련의 목표는 집중력을 한 곳으로 옮겨서 유지하는 것이다. '뇌에서 지속적으로 감각정보를 분류한다는 것'을 다시 상기해보면, 집중력의 대상을 결정하는 것은 감각정보 중에 어떤 것을 걸러내고, 어떤 것을 처리할 것인지에 영향을 준다. 집중력을 유지하는 것은 심도 있는 훈련의 상태를 유지하여 운동기능을 습득할 수 있게 한다.

그런데 정말 이런 기술을 습득할 수 있을까? 집중력 유지는 훈련할 수 있는 일반적인 기술이며, 집중력의 대상 역시 이동이 가능해서 통증을 관리하는 데 도움을 줄 수 있다는 연구가 있다.

한 연구에서 8주간 명상 프로그램을 수행한 사람들이 집중력의 대상을 손에서 발로 이동하는 데 더 높은 능력을 보였다(제대로 집중이 옮겨졌는지는 뇌파 중 알파파의 변화로 측정했다).[140)]

또 다른 연구에서는 하루에 20분씩 총 4일간 명상 훈련을 받은 학생들에게 통증 자극을

138) Id.

139) Id.

140) Kerr, Sachett, et al. (2013) Mindfulness starts with the body: somatosensory attention and top-down modulation of cortical alpha rhythms in mindfulness meditation. *Frontiers of Human Neuroscience*. Feb 13, 2013.

주었다. 명상을 할 때가 단순히 쉴 때보다 절반 정도 통증이 감소하는 경향을 보였다.[141]

최근의 연구는 통증 감수성과 관련 깊은 뇌의 집중력 조절 영역의 물리적 구조가 사람마다 차이가 있다고 밝혔고,[142] 더 나아가 다중 무작위 임상연구에서는 명상과 같은 심리적 프로그램이 다양한 질환들(만성통증, 섬유근통, 과민성대장증후군, 우울증, 기분장애 등)에 도움이 된다는 강한 증거를 발견하였다.[143] 확실히 집중력 조절을 잘 할수록 통증 역시 잘 조절되었다.

집중의 올바른 유형

전통 명상에서는 사고나 감정이 떠오를 때 감정에 충동적으로 반응하지 말고, 생각을 줄이라고 가르치곤 한다. 무비판적인 생각이나 감정 말고 집중할 만한 것들을 떠올리라고 하는 것이다. 이것은 주로 호흡 과정에서 나오는 감각정보와 관련되어 있다.

마음 관점의 변화는 '존재감'을 느끼고, 제대로 '마음 챙김'을 하게 한다. 이런 현상을 보고 연구자들은 '사고, 인지, 감정을 돌아보는 것', '외부세계에 대응하는 뇌를 건설하는 것'을 의미하는 '메타인지'라는 용어를 사용했다.[144] 메타인지란 머릿속에서 일어나는 일을 알되 개인적인 판단은 하지 않는 것이다. 그것이 현명한 자기인식과 신경증적 자의식의 차이다.

움직임의 맥락에서는 움직임이 일어날 때 생기는 감각 그 자체에 집중하는 것으로 볼 수 있다. 움직임의 과정에서 생길 수 있는 여러 감각에 대해서 생각하고 판단하는 것을 유보하는 것이다. 예를 들어 우리가 허리를 앞으로 숙일 때 허리에 불편한 느낌이 들었다면, 뭔가 생각하기 시작한다. 내가 허리디스크가 있나? 예전에 교통사고 난 게 아직도 아픈가? 내 복근이 너무 약한가? 그리고 내 배가 너무 나와 보일까?

이런 종류의 생각에 집중하기보다는 더 적절한 마음을 갖도록 하자. 내 생각을 간략하게 정리하고 움직임의 감각에 집중하자. 불편함이 있다면 위치와 성질, 강도에 주목하자. 다만 그 느낌은 객관적인 척추의 상태가 아니라 뇌에서 재구성한 척추의 느낌에 불과하다는 것 역시 인지하자. 그리고 다른 감각들도 온전히 느끼자. 햄스트링이 늘어나는 느낌, 척추가 늘

141) Zeidan, Martucci, et al. Brain mechanisms supporting the modulation of pain by mindfulness meditation. *The Journal of Neuroscience*. Apr 6, 2011; 31(14): 5540–5548; http://www.jneurosci.org/content/31/14/5540.full.pdf+html

142) Emerson, Zeidan et al. (2013), Pain sensitivity is inversely related to regional grey matter density in the brain. *J. Pain*. 2013 12 004; http://www.painjournalonline.com/article/S0304-3959(13)00641-6/abstract; http://www.sciencedaily.com/releases/2014/01/140114114136.htm

143) Id.

144) Id.

어나는 느낌, 바닥에 발이 충분히 지지되는 느낌, 숨 쉬면서 생기는 움직임까지 온전히 느끼자. 이런 모든 감각을 받아들이고 나면 그 사이에서 집중을 이동시켜보자. 마치 명상에서 집중력을 유지하고 메타인지의 상태에 빠지는 것처럼 말이다.

이런 마음챙김 움직임 훈련을 충분히 해왔다면, 움직임의 과정에서 집중력을 유지하고 판단 없이 받아들이는 태도를 갖는 데 도움을 줄 것이다. 더 나아가 매일 삶에도 도움을 줄 것이다. 친구와 대화에 집중하거나, 스트레스를 관리하거나, 쓸데없이 생기는 부정적인 감정을 억제하는 방법을 찾게 되며, '현재'와 '지금 이 시간'을 더 느끼게 될 것이다. 그러므로 결국 움직임의 훈련이야말로 집중력이나 메타인지의 상태를 유지하는 데 가장 적절한 훈련이 아닐까 한다.

내수용성감각과 감정

우리는 공포에 질리기 때문에 심박수가 상승한다고 생각하는 경향이 있지만, 가끔은 반대의 경우도 존재한다. 내수용성감각을 통해서 심박수가 올라간다는 것을 느끼기 때문에 공포감에 빠진다는 것이다.

내수용성감각interoception의 용어 정의는 여러 방식으로 내려질 수 있지만, '신체의 생리적 상태를 표시하는 내장 및 기타 기관에서 오는 감각신호'라는 뜻은 항상 포함된다. 그 종류에는 심박수, pH, 혈압, 폐의 산화oxygenation, 위장의 가득참 등이 있다.

내수용성감각이 뇌에서 이해되고 처리되면 그 결과 감정이나 배고픔, 숨참, 긴장, 공포, 각성의 느낌이 생기게 된다.[145] 눈이나 귀를 통해서 들어온 감각정보가 의식적으로 인지되어 감정에 영향을 주는 것처럼, 모든 감정은 신체에서 오는 내수용성감각의 영향을 받게 된다. 그러므로 심박수의 상승 없는 공포는 공포가 아니다. 신체적 변화가 없다면 감정의 변화도 없다.[146]

내수용감각의 인지는 어떻게 알 수 있을까? 한 연구에서는 심박수를 알아차리는 것을 통해서 측정이 가능하다고 하는데,[147] 흥미롭게도 내수용성 감각이 예민한 경우 다음과 같은

145) Craig (2003), Interoception: the sense of the physiological condition of the body. Current Opinion in *Neurobiology*. 2003, 13: 500–505; http://www.jsmf.org/meetings/2007/oct-nov/CONB%20Craig%202003.pdf

146) Pollatos, Kirsch, et al. (2005), On the relationship between interoceptive awareness, emotional experience, and brain processes. *Cognitive Brain Research* 25 (2005), 948–962; http://www.i3.psychologie.uni-wuerzburg.de/fileadmin/06020300/user_upload/pollatos_kirsch_schandry_CognBrainRes_2005.pdf

147) Id.

특징이 있다.

- 더 강한 감정을 느낀다. 그러나 감정을 조절하는 능력도 일반적인 경우보다 더 높다.
- 유해자극에 대한 통증 반응이 빠르다. 그러나 애매한 원인에서 오는 만성통증으로 이환될 확률은 적다.
- 우울증, 섭식장애, 공항장애의 유병률이 낮다.

연구자인 올가 폴라토스Olga Pollatos의 말에 의하면, 내수용성 감각 인지를 잘하는 것이 곧 더 좋은 감정과 육체 조절 전략이 있는 것을 의미한다고 하였다.[148] 또한 내수용성 감각의 저하로 인해 만성통증을 호소하는 사람의 일부는 정상 신체 신호를 위협으로 인지하는 오류가 있다고 주장했다. 예를 들어 사회적 소외로 인한 정신적 고통을 마치 육체적 고통으로 여기는 것이다.[149]

내수용감각의 인지는 강박적인 위험 감행을 완화시킬 수 있다는, 도박과 관련된 연구결과가 있다. 신체 신호에 대한 감각이 예민하기 때문에 내장 감각의 경고 신호를 빨리 알아차렸을 것이다.[150]

이 연구에서 움직임 기술과 신체 인식 관계의 유사점을 찾을 수 있다. 신체 위치에 대한 고유수용감각이 발달된 사람이 더 좋은 운동조절 능력을 가지고 있다고 기대하는 것처럼, 내장에서 오는 감각을 잘 받아들이는 사람일수록 생리적 조절과 감정조절을 잘 할 것이라고 기대할 수 있다.

아직 훈련을 통해서 이런 내수용감각의 인지를 훈련할 수 있는지 여부에 대해서는 의문이 남아있지만, 신체감각정보를 위한 훈련이 충분히 가치 있을 수 있음을 의미하는 흥미로운 연구이다.

---

148) Researchers Study Self-Knowledge (Literally) The Body Sends Cues to the Brain; Understanding Them Can Improve Your Health, *Wall Street Journal,* August 26, 2013; http://online.wsj.com/news/articles/SB10001424127887324591204579036752120097292?mg=reno64-wsj&url=http%3A%2F%2Fonline.wsj.com%2Farticle%2FSB10001424127887324591204579036752120097292.html

149) Id.

150) Id.

Summary

움직임과 감정은 놀라운 방법들로 연결되어 있다. 심신훈련은 정밀한 움직임, 신체감각들에 대한 무비판적인 수용에 도움을 준다고 오랫동안 강조되었다. 과학적으로 효과가 입증되었고, 이제는 기전을 찾는 연구가 시작되었다. 그러므로 우리 몸의 이야기를 듣는 법을 배우는 것은 충분히 가치 있는 일이다. 다음 섹션에는 몸의 이야기를 듣는 좋은 방법들에 대해서 논하려고 한다.

PART III

더 좋은 느낌과 움직임을 위한 훈련

CHAPTER 8

더 좋은 느낌과 움직임을 위한 전략

"경고: 육체적인 활동이 없는 프로그램을 시작하려거든 주치의와 상의하세요. 좌식 생활은 비정상적이며, 건강에 위험하기 때문입니다."

— 프랑크 포렌시치Frank Forencich

이번 챕터에서는 실제 움직임 수업에서 잘 움직이고 잘 느끼는 것을 목표로 사용되는 '뇌 기반brain-based' 전략에 대해서 이야기할 것이다.

지금 이 전략에 대해서 나열하는 것은, 뇌 기반 전략이 모든 다른 분야에 적용가능하기 때문이다. 운동선수 트레이닝, 물리치료, 요가, 필라테스, 웨이트 트레이닝, 교정운동, 도수치료까지 모두 말이다. 그리고 전략의 근거에 대해서 이해하는 것은 지금하고 있는 것이 왜 효과가 있는지, 효과가 없다면 어떻게 더 나아지게 할 수 있는지 이해하는 데 도움을 준다. 이 전략들이 전부 매 상황마다 적절하지는 않지만, 특정 상황에 맞추어 선택적으로 사용 가능하다.

이런 테크닉의 일부는 움직이는 방법을 새롭게 제시해서 생체역학을 발달시킨다. 나머지 일부는 학습을 위한 마음가짐이나 신경가소성에 관련된 것이다. 움직이는 과정에서 신경계가 받아들이는 위협을 바꾸도록 노력하는 것도 있다. 이런 모든 테크닉들을 무작위로 소개한다.

놀기

이 책에서 소개하는 운동법들은 훈련보다는 놀이에 더 가깝고자 한다. 놀이는 배우기 쉽고 신경가소성이 있기 때문이다. 놀이는 다음의 이유로 추천된다.

- 재미있으면서도 보람 있는 움직임이다.
- 지겹거나 일상적이지 않다.
- 모험심과 창의력을 키워준다.
- 새로운 움직임을 사용한다.
- 목적이나 목표가 아닌 과정에 집중할 수 있다.

놀이는 코치 없이, 시간 제한 없이 홀로 할 수 있다는 점에서 특히 유용하다. 게다가 재미있어서 참여에 동기부여가 된다.

실험

이 책에 나오는 놀이는 무작위가 아니라 구조화된 것이다. 움직임의 순서는 다양한 대조군의 실험 결과를 바탕으로 하였다. 각 실험은 움직임에 변수를 주면서 진행되었는데, 예를 들어 골반의 움직임에 따른 머리 움직임의 동반 유무에 따라 어느 것이 더 편한지 보는 것이다. 이런 실험적 접근의 중요한 이유 중 하나는 '잘못된' 방식의 움직임에 어떤 문제가 생기는지 알 수 있다는 것이다. 제대로 된 움직임을 찾기 위해서는 실험적 연구를 통해서 구분해야 한다.

선택권을 주는 것 vs 교정운동을 처방하는 것

움직임의 기능장애를 진단하고 교정운동을 처방하는 것보다는 다양한 움직임의 선택권을 준다. 이런 접근에는 여러 가지 이점이 있다.

첫째, 유용한 움직임 패턴도 개인에 따라 병리적으로 작용할 수 있다. 어떤 움직임의 방식이 잘못되었다고 생각하면 위협으로 받아들일 가능성이 높다. 허리를 숙일 때 과도한 요추 굴곡을 피하게 하고자 하는 좋은 동작도 누군가에게는 두렵거나 정말로 하고 싶지 않을 수 있다는 것이다.

둘째, 각기 다른 사람들의 개성을 존중하게 된다. 움직임의 옳고 그름은 개인의 특수한 구조적 특성에 달려 있다. 다른 사람들에게 매우 나쁜 동작도 특정한 사람에게는 좋은 동작일 수 있다.

셋째, 새로운 움직임 패턴의 교육에 개인의 선택을 준다는 것은 강압적이지 않고 자연스럽고, 억지스럽지 않고 실제적이며, 잠시가 아닌 오래 지속하는 변화를 만든다. 애씀 없고 자연스럽다는 것은 어색하고 뻣뻣한 것과 큰 차이가 있다.

그러므로 움직임 패턴의 '교정'이 뭔가 자연스럽지 못하고, 의식적인 노력 없이 유지하지 못하는 경우에는 그만해야 한다. 그러나 부자연스러운 움직임에 적응하기 위해서 집요하게 노력하는 사람이 있다. 결국 병리적인 움직임이 습관이 되어버리고, 자연스러운 움직임은 사라진다.

교정운동의 실패는 신경계의 깊은 무의식 세계에서 도움이 되지 않는다고 판단한 것이다. 그러므로 교정운동이 효과적일 것이라고 믿고 무조건 시키기보다는 다양한 옵션을 주어 실제로 어떻게 작용하는지 확인한다. 만약 새로운 움직임이 이전의 움직임보다 실제로 더 좋다면 신경계에서 받아들일 것이다.

집중과 의도

신체지도는 몸에서 오는 고유수용감각정보를 적절히 받아들이는지 여부에 달려 있다. 고유수용감각에 집중하면 정보가 무시되지 않도록 돕는다. 좁은 부위에 집중하다보면 그 부위를 다른 부위와 구분하게 되고, 감각정보를 최대한 모아서 분석할 수 있다.

의자에 앉아서 골반을 전방으로 회전시키는 움직임을 예로 들어보자. 움직이는 중에서 고관절이나 복부, 허리에서 오는 감각에 집중할 수 있다. 좌골과 의자 사이에서 오는 감각에 집중할 수도 있다.

유사한 움직임을 다른 의도로 수행할 수 있다. 고관절이 굴곡하고 앞으로 나오는 과정에서 가슴을 전상방으로 들어올리거나, 아랫배를 전하방으로 부풀게 할 수도 있다.

집중이나 의도의 차이는 움직이는 과정과 그것을 인지하는 과정에서 작은 차이를 만들어낸다. 움직임이 변화하는 만큼 자연스러움, 효율성, 통증이 조금씩 달라진다. 결국 움직임이 다른 관점으로 뇌에 맵핑되면서 실제 움직임의 수행에 있어서 미묘한 차이를 만든다. 이 과정에서 각 개인은 가장 효율적이고 편안한 움직임을 선택하게 된다.

더 나아가 특정 움직임이 원위 관절에 미치는 영향에 집중하는 것은 역학적 패턴을 뇌에 교육시키도록 도와준다. 이것은 협응에 있어 중요한 요소이다. 예를 들어 골반이 움직이는 과정에서 머리가 어떻게 움직이는지 알 수 있다면, 두 부위의 기능적 연결에 대해서 많이 자각할 수 있을 것이다.

움직임과 인지의 나쁜 습관들을 깨기 위한 재활에서는 내부로 집중하는 것이 더 적절하다. 반대로 건강한 움직임 패턴으로 목표를 수행하는 것과 같은, 기능적인 측면에서는 외부로 집중하는 게 낫다. 예를 들어 공을 던질 때 정확도를 올리기 위해서는 내부(공을 던질 때 견갑골이 어떻게 움직이는지)보다는 외부(타깃에 명중했는지 여부)에 집중하게 된다. 반대로 어깨 움직임에 잘못된 습관으로 통증이 있다면 견갑골이 다른 방식으로 움직이도록 내부에 집중해야 한다.

정확도를 위한 근거 찾기

움직임의 정확도를 평가하고 낫게 만들기 위해서는 정확한 피드백이 필요하다. 정확도에 대한 객관적인 외부 근거(공이 바스켓 안에 들어간다거나, 선생님이 옆에서 지도해준다거나)가 없다면, 스스로의 감각정보에서 찾을 수밖에 없다.

예를 들어 어깨의 과도한 긴장감을 줄이고자 한다면, 긴장이 더하고 덜한 차이를 느끼는 것이 우선 필요하다. 또한 같은 움직임을 수행하면서도 들어가는 힘, 편안함, 부드러움의 미묘한 차이를 만들어낼 수 있어야 한다. 이런 미묘한 차이를 인지하는 것은 결국 운동학습을 도와주기 위한 것이다.

느리고 우아한 움직임

천천히 움직이는 것은 인지, 운동조절, 움직임과 관련된 위협을 변화시키는 데 효과적이다. 천천히 움직여야 할 이유는 다음과 같다.

1. 신중한 의도와 집중된 상태로 움직이기 위해서는 천천히 움직이는 것이 필요하다. 빠른 움직임은 자각할 시간도 없이 시작하고 끝난다.

2. 느린 움직임은 움직이는 과정에서 신체의 위치 감각에 대한 정보를 처리하도록 여유를 준다. 상세한 도시지도를 만들기 위해서는 도시의 모든 길을 천천히 운전해가는 과정이 필요하다. 빠른 속도로 운전한다면 지도에는 고속도로만이 표시될 것이다. 움직임의 과정도 마찬가지이다. 어깨 움직임의 모든 부분을 뇌에 맵핑하고, 각도 차에 따른 상대적 편안함을 측정하기 위해서는 천천히 움직이면서 많은 정보를 얻어야 한다.

3. 느리고 우아한 움직임은 움직임에 의한 감각 자극의 크기를 낮추어, 자극의 성격과 자극의 정도를 인지하기 쉽게 만든다. 이런 법칙을 베버페히너법칙Weber Fechner rule(자극이 강해지면 감각은 자극의 대수에 비례해서 커진다는 법칙)이라고 하는데, 예를 들어 1파운드와 2파운드 무게 차이는 비교하기 쉬우나 100파운드와 101파운드의 무게 차이는 감지하기 어려운 것과 같다. 움직임의 맥락에서 보자면 움직임이 느리고 부드러워질수록, 움직임을 수행하는 과정에서 과도한 힘을 쓰는지 혹은 과긴장을 하는 것은 아닌지 알기 쉬워진다는 것이다.

4. 느린 움직임은 작은 근섬유 단위로 이루어진 운동단위를 우선적으로 동원하게 된다. 이런 움직임은 힘의 사용할 때 조절하기 쉽다는 장점이 있다. 빠르고 강한 움직임은 정밀함이 떨어지는 큰 운동단위를 동원하게 된다. 결국 느린 움직임은 속근이나 주동근이 아닌 지근, 자세유지근을 활성화하기 때문에 자세조절을 발달시키는 데 효과적이다.

5. 빨리 움직이는 경우에는 움직임의 레퍼토리가 매우 제한적이다. 많이 훈련되거나 습관적인 움직임만이 피드포워드feedforward(실행 전에 결함을 예측하고 행하는 피드백 과정의 제어)가 가능해진다. 반대로 새롭고 훈련되지 않은 방식으로 움직이기 위해서는 느리게 움직여야 한다. 산에서 스키를 타고 내려오는 것에 비유해보자. 최대한 빨리 내려오기 위해서는 가장 깊고 잘 닦인 길을 선택해야 한다. 반대로 느리게 내려오는 것을 즐길 때는 방치되고 구석진 길을 찾아서 내려오게 될 것이다. 그러나 새로운 길로 내려오는 것도 충분히 반복되면 결국은 빨라질 것이다.

6. 천천히 움직이는 것이 위협의 인지를 줄여준다. 역학적인 힘이 최소한으로 발생하기 때문이다. 느린 움직임은 단계적 노출의 중요한 도구가 된다. 불안하다고 인지하거나 자기도 모르게 스스로 제한해서 수년 동안 사용하지 않았던 움직임을 시작하려고 할 때는 느리게 시작하라.

단계적 노출

단계적 노출이란 위협이 되는 움직임이나 자극을 정확한 양과 시간에 점진적으로 도입하는 것이다. 목적은 움직이는 과정에서 신경계에서 받는 위협을 줄이는 것이다. 요컨데 통증을 야기했던 움직임을 통증 없이 수행한다면, 신경계에서는 그 움직임이 덜 위협적이라고 평가한다. 단계적 노출은 '위협 예방주사'로도 볼 수 있는데, 이것은 어떻게 움직임이 통증을 감소시킬 수 있는지 이해하는 데 있어서 아주 쉽고 중요한 컨셉이다.

과보호하는 엄마에게 자녀가 놀이터에서 노는 것이 안전하다고 주장하기 위해서는 먼저 엄마에게 다치지 않고 놀 수 있는 모습을 보여줘야 한다. 그러므로 느리고 안전한 활동부터 시작해서 점차 위험한 활동으로 넘어가야 한다. 그 과정에서 다치지 않고 안전한 모습을 계속 보여줘야 한다. 어떤 지점에 도착하면 결국 엄마는 걱정을 한시름 놓게 될 것이다. 이는 단계적 노출에서도 유사하게 적용된다. 신경계에게 특정 움직임이 안전하다는 것을 계속 인지시켜야 한다. 만약 3마일을 뛰었을 때 신경계가 깜짝 놀랐다면, 1마일만 뛰고 괜찮은지 보아야 한다. 괜찮다면 또 반응을 지켜보면서 거리를 조금씩 늘려간다.

일반적으로 통증을 야기했던 움직임을 통증 없이 수행할 수 있다면 뇌에서 관심을 가진다. 위협이 줄어든다는 좋은 소식이 전달되기 때문이다. 움직임을 위한 프로그램에서는 이런 좋은 소식을 전달하는 것을 목표로 삼아야 한다. 좋은 소식이란 신체의 상태가 충분히 건강하고 움직임에 의한 스트레스를 버틸 수 있다는 것이다.

과거의 부상 때문에 한동안 사용하지 않았던 움직임을 수행하는 과정에서도 좋은 소식을 전달해야 한다. 예를 들어 일반적으로 경추를 좌회전하는 데 통증이 있었다면, 통증 없이 할 수 있는 방법을 찾아야 한다. 매우 느리게 움직인다던지, 바닥에 누운 상태에서 움직인다던지, 혹은 수동적으로 움직이게 하는 것처럼 말이다. 이렇게 새로운 방식을 찾아서 불편한 움직임을 편하게 만드는 것이 이 책에서 제공하는 주된 전략 중 하나이다.

단계적 노출의 장점은 부하가 조금씩 증가하는 운동 프로그램에서도 찾을 수 있다. 만약 데드리프트, 달리기, 관절 가동범위, 강한 힘으로 움직이기 등을 안전하고 편안하게 수행할 수 있다면 신경계에는 모두 좋은 신호로 전달된다. (그리고 적절한 조직의 적응도 이끌어낼 수 있다.)

성공을 위한 원칙은 매우 간단하다. 통증 없는 범주에서 움직이고, 신체가 적응하길 기다리고 나서, 다음번에 조금씩 더 움직여라.

참신함

참신한novelty 움직임은 여러 가지 잠재적 이득이 있다. 뇌의 집중을 유도해서 인지의 변화를 가져올 수 있고, 신경가소성이 있으며, 통각수용에 대한 감각관문 효과를 야기할 수 있다. 또한 습관적이지 않은 움직임 패턴을 사용하여 운동 과업의 새로운 해답을 찾을 수도 있다.

형상화

움직임을 상상하는 것은 그 움직임을 인지하고 조절하는 뇌 영역을 활성화하되 움직임과 연관된 통증 뉴로태그까지 활성화하지는 않을 것이다. 그러므로 움직임 뉴로태그와 통증 뉴로태그 사이의 잠재적인 연결을 끊는 데 도움을 준다.

기능적 적절성

몸을 움직이는 방식을 재편성한다고 해도, 그 방식이 중요한 기능 수행에 도움이 되지 못한다면 뇌의 관심을 끌 수는 없을 것이다.

예를 들어 팔을 위로 뻗는다고 해보자. 이 과정에서 전거근을 활성화시키는 법 같은 것은 뇌의 흥미를 끌지 못한다. 반대로 어떻게 통증 없이 공을 던질 것인가, 어떻게 더 많은 무게를 들어올릴 것인가, 어떻게 더 멀리 팔을 뻗을 것인가와 같이 실제로 수행하고 싶어 하는 일이 있다면 뇌에서는 매우 흥미로워할 것이다.

책에서 소개할 움직임들은 뇌의 입장에서 볼 때 기능적 과제 수행에 적절하게 구성되어 있다. 움직임을 발달 자세에 맞추어 진행하기 때문에 뇌에서 움직임 학습을 우선으로 두게 한다. 그리고 움직임이 기능적인 맥락에서 이루어질 수 있도록 한다. 예를 들어 팔을 뻗는다던지, 주변을 향하게 고개를 둔다던지, 혹은 두 점을 번갈아보게 하는 것처럼 말이다.

발달 자세와 움직임

발달 자세이라는 용어는 발달 챕터에서 다음과 같은 이유로 언급되었다.

- 근본적인 움직임 패턴의 사용을 야기한다.
- 위협이 줄어든다. 안정화에 들어가는 부담이 줄어든다.
- 지면과 접촉을 통해서 고유수용감각의 피드백을 늘릴 수 있다.
- 닫힌 사슬 움직임을 사용할 기회를 늘린다. 설 수 없는 경우 고정된 지점을 가진 움직임을 할 수 있다.

게다가 재미있고 마음을 편하게 만들어준다. 발달 자세에 근거한 개인 고유의 움직임 수업을 만들려면 다음의 원칙을 따르면 된다.

1. 기어가기, 앉기, 쪼그리고 앉기, 바로 눕기, 엎드려 눕기 같이 발달 자세로 시작하라.
2. 도달하기, 보기 위해 고개를 향하기, 다른 발달 자세로 바꾸기처럼 발달 과업을 수행하라.
3. 그리고 재미있게, 유심히, 편하게, 느리게, 거꾸로 움직여라.

제약 조건

신경계로 하여금 평소에 충분히 사용되지 않던 움직임 패턴을 수행하게 하기 위해서 움직임이나 안정화 운동 과정에 종종 제약을 둔다. 예를 들어 손을 머리, 무릎, 발에 두는 것처럼 신체 두 부위를 닿도록 하여 수행에 제약을 두는 것이다.

제약을 응용하는 또 다른 방법은 특정 분절만을 사용해서 다분절 움직임을 수행하도록 하는 것이다. 예를 들면 체간을 오른쪽으로 모두 돌리라고 하면 고개도 오른쪽으로 돌아간다. 고개를 정면으로 유지한 채 체간을 오른쪽으로 돌려보려고 노력해보자. 이런 제약에 의해서 체간은 더 많이 움직여지며 상대적 움직임이 명확해진다. 이것을 경기에 비유해 설명해보자. '흉곽'의 수행력을 올리기 위해 '목'은 벤치에 대기해야 한다. 이런 상태로 약간 훈련을 하고 난 뒤 '목'이 필드에 다시 돌아오면 '목'과 '흉곽'은 더 좋은 팀워크를 가지게 될 것이다. '구분'해서 하는 훈련의 결과가 더 좋은 '통합'이 될 수 있다.

또 다른 핵심 제약은 느리고 부드럽게 움직여서 탄력의 도움을 최소한으로 하는 것이다. 기본 자세에서 움직임이 완료되는 지점까지 동작 하나하나가 모두 조절되기 위해서도 필요하다. 이런 조절 능력을 테스트할 수 있다. 첫째는 움직이는 중 특정 지점에서 거꾸로 수행하도록 하는 것이고, 두 번째는 처음부터 끝까지 같은 속도로 수행하도록 하여 덜컹거리는 것처럼 보이지 않는 것이다.

반복

반복은 학습에 있어서 가장 중요한 요소다. 기존의 습관을 깨거나 새로운 습관을 만들기 위해서는 반복이 특히 중요하다. 간단한 움직임 패턴이나 과거에 익숙했던 패턴이라면 약간의 반복으로도 충분할 수 있다.

통증 피하기

"고통 없이는 얻는 것도 없다"라는 명언과는 다르게 움직임의 과정에서 통증과 불편함이 있다면 여러 가지 손해를 보게 된다.

1. 통증은 여러 가지로 통증을 키운다. 통각수용은 말초와 척수의 통각수용기의 민감도를 높인다. 뇌의 통증 뉴로태그들을 촉진시키며, 통증 신경과 움직임 신경의 연결을 강화시킨다.

2. 통증은 새로운 움직임을 배우기 어렵게 만든다. 통증이 뇌의 관심을 잡게 되므로 움직임의 과정에서 나오는 감각정보에 집중하기 어렵게 만든다. 또한 통증은 재미있고 신나야 할 움직임을 불쾌한 일로 만든다. 결국 통증은 전반적으로 학습에 나쁜 환경을 만들게 된다.

3. 통증은 위협의 인지를 의미한다. 그 결과 보호기전으로 경직도는 증가하고, 유연성과 힘은 감소하며, 협응 패턴은 바뀌게 된다. 결국 통증 부위의 운동조절 재교육 과정에 역효과를 낳게 된다.

경고: 일상생활 활동 중에 통증이 있다면 절대로 움직이지 말라는 것으로 혼돈하지 마라. 오랜 좌식 생활과 움직임에 대한 과도한 공포 역시 위협 인지와 통증을 증가시키기 때문이다.

위협 피하기

통증이 없더라도 신경계는 움직임의 과정에서 위협을 받고, 보호기전으로 과도한 경직과 근육 긴장을 야기할 수 있다. 이 책에서는 움직임의 과정에서 위협을 줄일 수 있는 다양한 방식을 포함하고 있다. 느리게 움직이기, 최대한 편안한 방식으로 움직이기, 바닥에 누워 발달 자세로 움직이기 등이 있다. 이런 움직임은 안정과 균형이 적게 요구되는 움직임이다. 거기에 더해서 미묘한 위협 인지의 표현이 있는지 신경써야 한다. 예를 들어 숨을 멈춘다던지, 과도한 근육 긴장이 있는지 관심을 가지는 것이다. 특히 근육 긴장은 손과 얼굴에 쉽게 나타난다.

피로 피하기

이 책에 나오는 움직임은 그 어떤 피로나 운동 스트레스를 만들면 안 된다. 피로할 정도로 하는 운동이 심신 건강증진에는 도움을 주지만, 운동조절을 배우는 데는 방해가 된다. 그 이유는 감각 피드백에 집중하기 어렵고, 새로운 움직임 사용을 방해하며, 위협으로 작용해서 보호기전을 유발하기 때문이다. 물론 요가, 필라테스, 기능성 트레이닝의 많은 수업들이 운동조절 학습과 운동 스트레스 사이에서 균형을 잡고 있다. 그러나 이 책에서 소개하는 전략은 분할 정복이다. 그러므로 움직임 과정에서 피로가 유발된다면 자주 쉬는 것이 좋다.

Summary

더 나은 움직임과 느낌을 위한 전략들을 최대한 빠르게 정리하면 아래와 같다.

실험적으로 호기심을 갖고 즐겁게 움직여라. 실제 내가 어떻게 움직이고, 무엇을 이루려고 하는지에 최대한 집중해서 움직여라.

건강한 움직임과 최대한 많은 활동을 포함한 움직임에 집중하라. 특정하게 몇 가지로 정해진 움직임만을 수행하지 마라.

부상, 통증, 과도한 위협이 없는 상태에서 최대한 움직여라. 몸이 적응하길 기다려라. 그리고 난 뒤 또 움직여라.

다음 챕터에서는 이런 전략을 도입하기 위한 수업을 소개할 것이다.

CHAPTER 9

더 좋은 움직임을 위한 수업

"불가능한 것은 가능하게 하고, 어려운 것은 쉽게 하며, 수월한 것은 우아하게 하라."

— 모세 휄든크라이스

"애써서 이루어지는 힘은 필요하지 않다. 쉽게 이루어낼 수 있는 힘이 필요하다."

— 아이다 롤프Ida Rolf

이번 챕터는 움직임과 인지를 발달시킬 수 있는 25가지 수업으로 구성되어 있다. 이전의 챕터에서 설명한 전략들을 어떻게 적용할 것인지에 대한 적절한 예가 될 것이다. 수업은 휄든크라이스 메소드를 근거로 하고 있다. 이 방식은 효율적이고 편안하며 의식적으로 움직이는 법을 가르친다. (휄든크라이스 방식에 대해서 더 알고 싶다면, http://www.bettermovement.org/the-feldenkrais-method/를 참고하라.)

이 수업은 코치나 장비 없이 혼자서 움직임을 훈련하는 데 적당하다. 기술 수준, 나이, 신체적 능력에 상관없이 유용하다. 다만 효과를 최대화하기 위해 움직임의 과정에서 지켜야 할 몇 가지 원칙이 있다.

1. 절대 통증을 만들지 마라

수업 중에는 반드시 편해야 하며, 수업을 마치면 시작할 때보다 더 좋은 느낌을 가져야 한다. 중간에 통증이 생긴다면 더 천천히, 더 작게 움직여라. 혹은 움직임을 머릿속에 그려보거나, 그저 생략하고 통증에서 먼 부위의 움직임에 집중할 수도 있다.

운이 좋게도 몸의 각 부분은 팀으로 일하기 때문에, 통증이 없는 부분의 움직임을 통해 통증이 있는 부분의 움직임이나 느낌을 바꿀 수 있다. 예를 들어 어깨를 다쳤다면 어깨를 움직이는 수업은 하지 않고, 도움이 되는 척추의 움직임 수업을 진행하는 식이다.

2. 집중하라

수업은 단순히 움직임을 어떻게 하라고 설명할 뿐만 아니라 집중해야 할 목표에 대해서도 설명한다. 집중하는 것은 움직임만큼이나 중요하다. 그러나 정확히 정해진 곳에만 집중할 필요는 없다. 수업에서 지시하는 내용은 단순한 추천일 뿐이다. 그러므로 다양하게 집중의 변화를 주고 감각에 맡겨 맘에 드는 것을 찾아라. 그저 단순한 동작으로 남게 하지 마라!

3. 휴식하라

수업은 중간마다 멈추거나 쉬는 시간을 두었는데, 이것 역시 제안하는 것에 불과하다. 육체적으로나 정신적으로 피로감을 느낀다면 언제든지 멈추어라. 어떤 자세든 좋아하는 자세로 쉬어라. 다만 누워서 쉬는 것이 감각정보에 집중하기 좋다. 특히 첫 번째 수업은 신체 스캔Body scan이라고 불리는데, 바른 자세로 누워서 신체의 많은 부분을 관찰하는 것으로 시작한다.

4. 좋은 움직임의 '느낌'을 알라

좋은 움직임의 느낌을 아는 것도 중요하다. 그러기 위해서 책의 전반부에서 설명한 좋은 움직임의 조건을 떠올려보라. 효율성, 이완, 협응, 가역성, 균형, 편안함, 훈련과 휴식의 적절한 배분.

그러나 움직임의 질적 향상을 위해서는 미학적인 눈을 가지는 것이 더 중요하다. 백 마디의 말보다 사진 한 장이 더 가치가 있다. 관찰을 통해서 즐겁고, 편안하고, 우아한 움직임을 상상해볼 수 있다. 여기 상상할 만한 몇 가지 예가 있다.

- 스트레칭하는 고양이
- 옆으로 구르는 아기
- 무게중심을 이동하는 태극권 마스터
- 팔을 드는 댄서

- 먹이를 쫓는 사자의 움직임
- 휴가중 바닷가에서 여유롭게 걷는 모습

자연스럽고 제대로 움직인다고 느껴질 때의 내수용감각에도 집중하라. 좋은 움직임의 경우 피질하 영역이나 척수 반사에 기인하므로 자기도 모르게 이루어지는 느낌이 있을 때가 있다. 이것 역시 좋은 신호다.

5. 실험적으로 도전하고 즐겨라

몇몇 수업은 몇 가지 움직임으로 이미 결정되어 있는 경우도 있고, 움직임의 요소를 제공하고 스스로 조합하는 수업도 있다. 그리고 대부분 수업의 마무리에서 '변형'을 제공한다. 변형과 조합의 경우 반드시 기본 움직임을 충분히 반복해서 어떤 성과를 이룬 다음에 진행해야 한다. 당신만의 변형을 만들어보라.

6. 어떤 수업을 진행할 것인가?

몇몇 수업은 기본적이고 근본적이며, 다른 수업은 복잡하고 어렵다. 그리고 수업들은 대략 기본적인 것부터 복잡한 것으로 진행하도록 구성되어 있다. 호흡과 척추 수업은 기초가 될 것이고, 스쿼트 수업이 가장 어려운 수업일 것이다. 그러나 어떤 순서로 진행하던 그것은 당신의 선택이다.

대부분의 수업이 '어깨'처럼 신체의 한 부위에 중점을 두는 경향이 있지만, 모든 수업은 다양한 관절의 협응과 관련이 있다. 그러므로 수업의 이름에 '어깨'가 있다고 해서, 그 수업이 '어깨'를 위한 최선의 수업이라고 추측해서는 안 된다.

7. 수업을 얼마나 오래 할 것인가?

수업에 포함된 동작의 반복 횟수나, 수업을 완료하는 데 걸리는 시간은 정해져 있지 않다. 기본 움직임에 20분 이상이 걸리기도 하고, 5분이나 10분에 끝나는 수업도 있다.

그러나 움직임의 과정에서 흥미를 느끼거나, 집중할 수 있는 한도 내에서는 최대한 반복하는 것이 좋다. 움직임의 일부가 간단하고 일상적인 느낌이 있다고 하더라도 마치 전혀 해보지 않은 사람, 마치 아기나 외계인처럼 흥미를 가지고 하라. 평소에는 무시되던 감각이 제대로 느껴지게 될 것이다.

8. 장비

수업을 위해서 준비할 것은 별로 없다. 편안한 공간의 빈 바닥과 여유 있는 시간이면 충분하다. 몇몇 수업은 미끄러지는 움직임이 있기 때문에, 바닥은 마찰이 적을수록 좋다. (요가 매트의 경우가 여기에 해당하는데, 그래도 대부분의 수업에는 적당하다.)

자, 이제 시작하자!

움직임 레슨

1. 신체 스캔

목적

얼룩진 신체지도를 명확하게 하고, 미묘한 감각정보에 집중하는 기술을 발달시키기 위해서 수행한다. 물론 스트레스와 통증을 줄여주는 데도 효과적이다.

이 수업은 여러 섹션으로 나뉘는데, 각 섹션을 수행하는 데 최소 수분이 소요된다. 이 섹션을 독립적으로 수행할 수 있고, 다른 수업의 휴식시간에 적극적인 휴식의 개념으로 수행할 수도 있다.

몇몇 사람에게는 미묘한 신체감각을 느낀다는 것이 어려울 수 있다. 그러나 감각을 정확하게 느끼는가는 중요하지 않다. 그 질문에 답을 구해가는 과정 자체로도 충분히 의미가 있다.

형상화

팔과 다리를 편 채로 천장을 보고 바로 눕는다. 사지를 몸에서 가장 편안한 거리에 둔다. 긴장을 풀고 바닥에 몸을 내려놓는다.

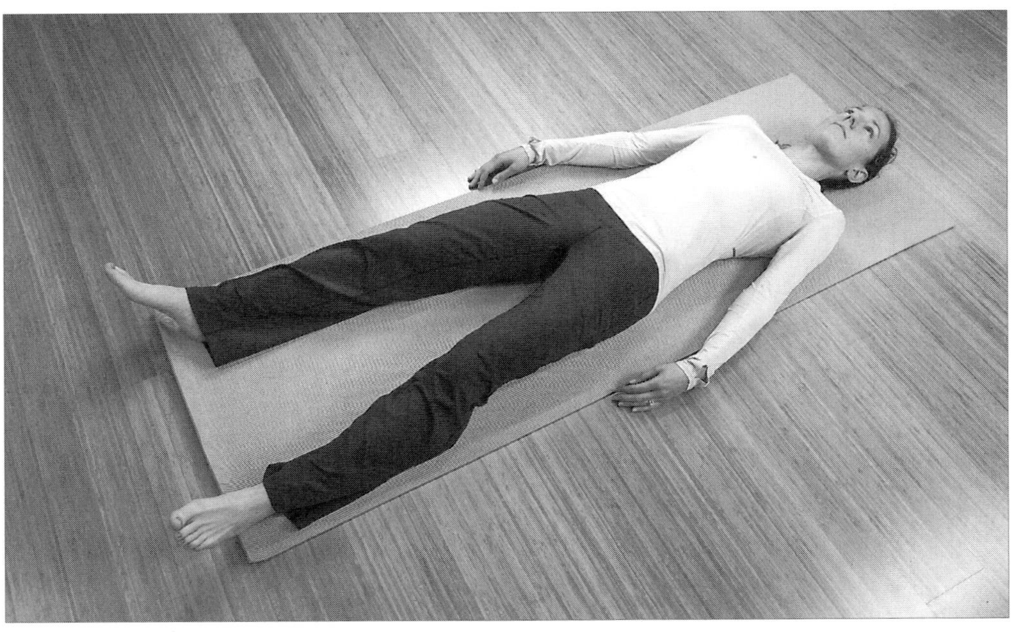

어떠한 일이 일어나지 않아도 근육에 긴장이 남아 있을 수 있다. 그 긴장도 풀게 하라.

만약 인체의 일부가 바닥에서 떠 있다면, 억지로 붙잡아서 내려놓지 못하게 하는지 확인하라.

마치 신경계 시스템을 전부 뽑힌 사람이나 죽은 사람이 되었다고 생각해보자. 몸에 움직임이 있을 수 있겠는가?

접촉

바닥과 접촉한 부분을 확인해보자. 신체의 어디가 붙어 있고, 떨어져 있는가?

젖은 모래에 누웠다가 일어났다고 상상하자. 체중 분배가 어떻게 되어 있는지 모래자국을 통해서 알 수 있을 것이다. 일부는 깊게 파이고, 일부는 약간 자국이 있으며, 아예 자국이 안 남은 부분도 있을 것이다. 당신의 자국은 어떨지 상상해보자.

신체 인지력을 돕기 위해서 집중해야 할 몇 가지 부위가 있다.

발

발끝이 어디를 향하고 있는가? 천장을 향해서 위로 곧게 향하고 있는가? 측면을 향하고 있는가?

양측 발이 향하는 각도는 같은가? 발꿈치가 지면에 닿고 있는 정확한 지점은 어디인가? 양측이 모두 같은가?

다리

오금 부위가 바닥에 닿고 있는가? 어느 쪽 무릎이 더 굽어 있는가?

종아리의 어느 부위가 바닥에 닿고 있는가? 접촉 면적은 얼마나 되는가? 허벅지의 어느 부위가 바닥에 닿고 있는가? 그 패턴은 오른쪽과 같은가?

어느 쪽 다리가 더 길거나 크게 느껴지는가? 어느 쪽 다리의 윤곽을 느끼기가 더 쉬운가? 한쪽 다리에서 오는 감각을 잘 인지하는 것에 비해서, 반대쪽 다리에서 오는 감각이 흐릿하거나, 어디에 존재하는지 느끼기 어려울 수 있다. 마치 머릿속에서 모델을 조립하는 것처럼 다리의 이미지를 최대한 자세히 그려보라.

골반

골반과 천골의 어느 부분에서 가장 많은 압력을 느끼는가? 좌우가 같은가? 좌우를 같게 만들기 위해서 노력할 필요는 없다. 단지 누운 상태에서 오는 감각을 느껴라.

골반의 전반에 걸쳐서 체중이 나눠어 있는가? 골반 전체에서 같은 양의 무게를 나누어 지탱할 수도 있고, 특정 부분에서 많은 압력을 받는다고 느낄 수 있다.

골반과 다리가 만나는 부위는 어디인가? 골반 바깥쪽으로 튀어나온 뼈에 가까운가, 서혜부에 더 가까운가? 어느 쪽 다리가 체간과 기능적으로 더 통합된 것처럼 느껴지는가? 마치 복부나 척추에 뿌리를 둔 것처럼 말이다.

척추

꼬리뼈 끝에서 시작해서 목 끝까지 척추의 선을 그려보자. 경추의 끝부분은 어디에 있는가? 식도 뒤에, 코 뒤에, 눈 뒤에 있는가?

척추의 연결을 따라 추체를 하나씩 마음에 그려보자. 마음속에 어느 분절이 가장 쉽게 그려지는가? 그리고 어느 분절이 가장 흐리게 그려지는가?

바닥에서 허리 굴곡의 높이나 상하 길이는 어느 정도인가? 목의 만곡은 또 어떠한가? 실제 알고 있는 공간이 실제와 같은지 확인하기 위해 손을 사용할 수 있다.

어깨

견갑골이 바닥과 닿는 부위를 느껴보자. 견갑골은 삼각형 모양으로 생겼다. 이 삼각형이 바닥에 평평하게 놓여 있는가? 아니면 삼각형의 한쪽 끝이 위쪽으로 돌아가 있는가? 좌우측이 바닥과 닿는 느낌을 비교해보자. 어느 쪽이 더 바닥에 평평하게 닿아 있는가?

팔

상완이 바닥에 닿아 있는 부분에 주목하라. 어느 쪽 팔이 힘을 더 빼고 바닥에서 쉬고 있는가?

손은 또 어떤가? 손바닥이 아래, 위, 가운데 어디를 향하고 있는가? 혹시 손가락에 긴장이 남아 있지는 않은가? 어느 쪽 손가락이 더 주먹을 쥐는 방향으로 굽어 있는가?

팔은 체간에 얼마나 잘 통합되어 있는가? 팔은 어디서 시작하는 것처럼 느껴지는가? 어깨관절에 가까운가, 쇄골과 흉골이 만나는 중심부에 가까운가?

머리

코끝은 어디를 향해 있는가? 수직으로 천장을 향해 있는가, 머리나 다리로 향해 있는가? 아니면 왼쪽이나 오른쪽으로 향해 있는가? 얼굴과 턱 근육은 완벽하게 이완되어 있는가? 그 어떤 긴장이 있더라도 이완하여 조금이라도 더 편하게 느낄 수 있도록 하라.

호흡

호흡할 때 가장 큰 움직임이 느껴지는 부위가 복부인가 늑골인가? 호흡중 척추가 바닥과 닿는 부위의 변화가 있는가?

중앙과 사방의 기준선

몸의 중앙선을 느껴보라. 이마, 턱, 흉골을 거쳐서 치골까지. 이 중앙선이 얼마나 연속적으로 잘 느껴지는가?

인체의 5가지 방향의 기준선을 상상해보자. 척추, 두 팔, 두 다리. 어느 선이 가장 길게 느껴지는가? 실제로 어디가 가장 긴가? 그리고 어느 선이 가장 쉽게 그려지거나, 빨리 인지되는가? 어느 선이 가장 흐릿한가?

인체의 기준선을 마음속에 그릴 때 어느 관점에서 보았는가? 신체를 제3의 위치에서 바라본다고 할 때 왼쪽, 오른쪽, 바로 위, 지금 실제 눈이 있는 위치 중 어디에서 바라보고 있는가?

2. 척추 늘리기

목적

척추에 대한 인지 감각을 훈련한다.

척추 심부 안정화 근육의 협응력을 훈련한다.

움직임

1. 어떤 자세도 의도하지 않고 가장 평범한 자세로 선다. 그리고 머리에서 가슴으로 이어지는 자세의 편안함을 확인한다. 발은 골반 넓이만큼 벌리고 발끝은 중앙을 향하도록 한다. 양발에 체중을 반씩 나누어 서고, 그 체중은 뒤꿈치의 바로 앞부분에 오도록 한다.

2. 꼬리뼈에서 목까지 척추 길이 전체를 형상화해본다.

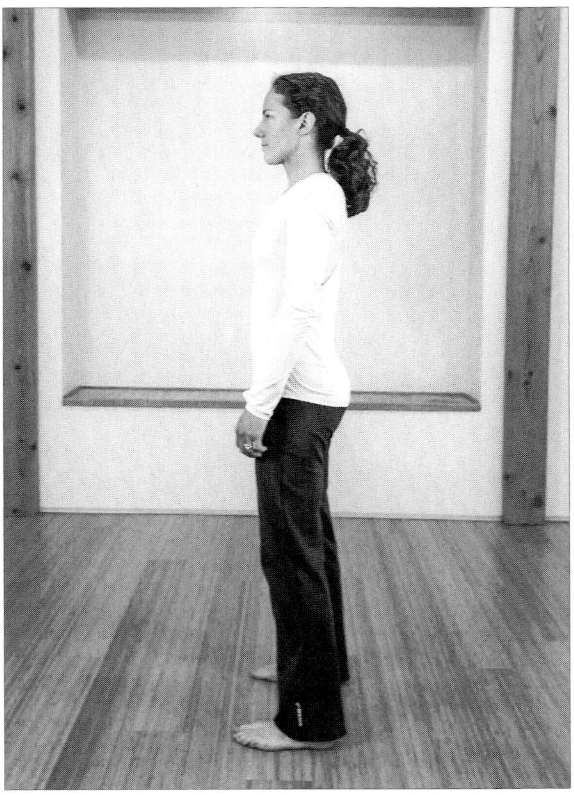

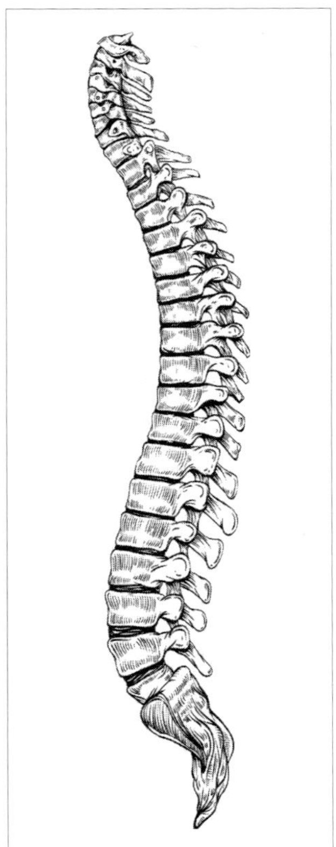

척추는 얼마나 깊은 곳에 위치해 있는가? 추체 후면의 극돌기나 추체 전면의 둥근 부분까지 형상화할 수 있는가? 몸통 깊은 곳에 중심축인 추체들을 형상화하도록 노력해 보자.

3. 꼬리뼈에서 경추까지 이어지는 척추를 길게 늘려본다. 머리 끝부분에 끈이 달려서 위로 잡아당기는 모습을 상상해보자.

   실제로 머리카락을 잡고 위로 살짝 잡아당기면 도움을 받을 수 있다.

4. 머리 위로 척추 늘리기를 계속하면서, 꼬리뼈에 추가 달려서 아래로 당긴다는 상상을 해보자.

   마치 추간판에 공기를 불어 넣는 것처럼 척추 사이 공간이 늘어나는 상상을 해보자.

5. 척추 각 분절 중에서 특히 시각화하기 어려운 부분이 있는지 찾아보자.

   경추, 흉추, 요추를 따라 집중하는 대상을 옮기면서 '맹점'이 있는지 찾아보자. 특히 시각화하기 어려운 부분에 집중해서 늘어나는 상상을 하자.

6. 다시 보통의 자세로 돌아와서 긴장을 풀자. 무엇이 바뀌었나? 조금 자란 것 같은가? 왜 그런가?

7. 다시 척추를 늘려보자. 이번에는 머리 바로 위에 천장이 있고, 머리끝이 닿으려는 모습을 상상하자.

   어떤 움직임이 생기는가? 그리고 그 움직임이 잘 인지되는가? 흉부나 허리의 근육이 조금 다르게 일하고 있다고 느끼는가?

8. 이렇게 늘어나는 과정에서 목이 뒤로 젖혀지는가? 턱은 살짝 당기고 아래로 내리도록 하여 목도 늘어나도록 하자.

9. 이 과정에서 늑골이 위로 들리거나 앞으로 나오는가? 척추가 최대한 늘어나 있는 상태에서도 제일 아래 늑골이 아래로 당겨져서 마치 보이지 않는 것처럼 상상하자. 숨은 끊지

않고 부드럽게 쉰다.

10. 이완하고 다시 자세를 평가해보자. 키가 더 커지고 잘 배열되어 있는가? 그리고 그 자세를 유지하기는 더 쉬워졌는가?

11. 이런 긴 척추를 최대한 유지한다는 생각으로 조금 걸어보자. 척추의 상태가 계속 유지될 수 있겠는가? 이런 상태를 유지하면서 사람을 만나거나 일을 할 수도 있겠는가?

변형과 심화

이 운동을 다른 환경에서도 해보자.

- 팔을 앞이나 옆, 머리 위로 쭉 뻗은 자세
- 몸통이 좌우로 돌아간 자세
- 손을 무릎에 올려놓은 자세
- 무릎서기나 반 무릎서기
- 허리를 45도 정도 굽힌 자세

프런트 사이드 플랭크, 푸시업, 파머스 워크, 풀업, 프레스, 로우, 스쿼트, 데드리프트, 런지 등 대부분의 저항 운동에서 긴 척추의 자세를 유지하는 것이 도움을 준다. 모든 운동에서 저항은 척추의 정렬을 깨려는 경향이 있다. 이런 저항이 존재하는 상태에서 긴 척추를 유지하는 것은 코어 기능성 안정화 훈련에 있어 가장 쉬우면서도 최선의 방법이 된다. 그 어떤 운동을 하더라도 저항으로부터 척추를 길게 유지하려고 신경을 쓴다면, 운동이 더 어렵게 느껴질 것이다.

3. 호흡

목적

호흡은 체간, 골반저pelvic floor, 목에 존재하는 근육 거의 대부분과의 협응에 관련되어 있다. 핵심 움직임은 횡격막의 승강과 늑골의 팽창과 수축이다.

이 움직임은 체간의 가동성과 안정성 모두에 기여한다. 특히 횡격막의 하강은 복강 내 압력을 만드는데, 이 압력은 척추 안정의 필수 요소이다. 이번 수업은 버릇처럼 방치해두었던 횡격막의 움직임을 발견하고 회복하는 방법에 대한 것이다. 체간 전체의 근력과 협응에 영향을 준다.

시소 호흡

1. 바닥에 바로 누운 상태에서 무릎은 천장을 향해 굽힌다. 수회 호흡을 관찰하여 호흡 과정에서 움직임이 있어나는 부분과 일어나지 않은 부분을 확인한다.

2. 크게 숨을 들이마셔 배를 풍선처럼 부풀게 한다. 그리고 숨을 멈춘 다음에 복부에 있는 '풍선의 공기'를 가슴으로 보낸다. 흉부는 최대한 팽창시키고 복부는 공기청소기처럼 최대한 들어가게 한다.

3. 숨을 계속 멈춘 상태에서 '풍선의 공기'를 다시 복부로 보내고, 또 가슴으로 보내보자. 한쪽이 최대한 수축하면 나머지 한쪽을 최대한 팽창시켜라. 숨을 내쉬고 평소처럼 숨쉬며 이완하라. (숨을 너무 오래 참지는 마라!)

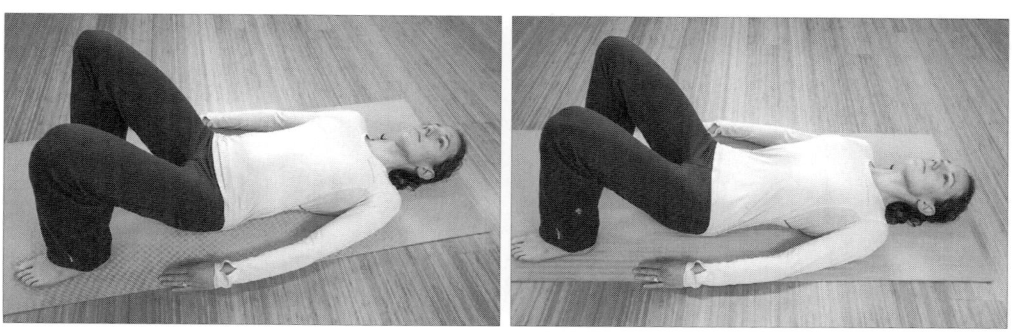

4. 다시 준비가 되면, 이런 '시소seesaw' 같은 움직임을 반복해라. 이 움직임은 아래에 설명하는 부분이 충분히 인지될 때까지 반복한다.

척추의 정렬

5. '풍선의 공기'를 위아래로 움직일 때 척추의 만곡이 변하는가? 공기를 움직이는 과정에서도 척추의 정렬이 유지되도록 노력하여 바닥과 닿은 부분에 변화가 없도록 하자. 척추의 움직임과 횡격막, 늑골의 움직임을 분리해서 움직일 수 있는 능력을 확인하는 계기가 될 것이다.

복부와 흉부의 팽창을 동일하게

6. "풍선의 공기"를 위 아래로 불어넣을 때, 혹시 복부와 흉부 중에 특히 어느 부분이 더 불어넣기 쉽게 느껴지는가? 복부에서 좌우는 어떤가? 흉부에서는 어디가 팽창되기 더 쉬운가?

7. 모든 구역에 동일하게 바람을 불어넣을 수 있도록 하라. 복부는 천장쪽뿐 아니라 측면으로도 확실히 팽창시켜라. 제일 마지막 늑골 아래 양측면의 경우 바람이 들어가지 않는 경향이 있다. 이 부위에 엄지손가락을 올려두어 제대로 공기가 들어가는지 확인하자. 마치 풍선처럼 360도 모든 방향으로 팽창시킨다고 생각하자.

복부와 흉부의 팽창을 선택적으로

8. '풍선의 공기'를 복부나 흉부의 오른쪽에 선택적으로 보낼 수 있는가? 어느 쪽이 더 쉬운지 왼쪽도 실행해보자.

9. 공기를 대각선으로 보내자. 오른쪽 복부에서 왼쪽 흉부로 보낼 수 있는가? 어느 대각선이 더 편한가? 이 과정에서 척추의 움직임은 최소화해야 한다.

10. 말 그대로 천장까지 떠오를 정도로 배에 최대한 공기를 넣어보자. 농담이다.

거꾸로 호흡

11. 약간 다른 방식으로 호흡해보자. 숨을 들이마실 때 복부가 안으로 빨려 들어가고 흉부가

밖으로 확장되게 하자. 그런 다음 흉부가 내려가고 복부에 바람을 넣으면서 숨을 내쉬자. 다시 말하지만 척추의 움직임은 없고, 팽창은 모든 방향으로 동일해야 한다.

복부의 팽창을 유지하면서 호흡

12. 복부를 팽창시켜서 유지한 채 들숨과 날숨을 쉬어보자. 복부는 모든 방향으로 팽창시키되 특히 서혜부 측면에 유의하자. 이 부위는 숨을 내쉴 때 팽창시키기 어렵기 때문에 손가락을 사용해서 확인하자. 목에 작은 긴장이라도 느껴지는 것이 있는가? 그렇다면 베개가 있는 것처럼 머리를 들었을 때 혹시라도 편해지는지 시도해보자.

변형과 심화

3가지의 호흡 테크닉(시소 호흡, 거꾸로 호흡, 지속적인 복압 유지)을 다양한 자세로 시도해보라. 근육 활성화 패턴을 다양하게 만들 수 있다.

- 복와위 혹은 아기자세child's pose: 늑골이 쉽게 후방으로 팽창되도록 한다.
- 측와위: 왼쪽이나 오른쪽으로 누우면 위쪽 면의 호흡이 쉬워진다.
- 앙와위 비틀기: 팔은 펴서 좌우에 두고, 다리는 왼쪽이나 오른쪽으로 비튼 상태로 눕는다. 이 자세는 다리 반대쪽 늑골을 열어준다.
- 네발자세: 척추 굴곡, 신전의 다양한 각도를 만들어서 언제 호흡이 용이한지 비교할 수 있다.
- 모든 어려운 자세: 여러 자세(이 책에 나오는 자세, 요가 자세, 스쿼트 중 가장 쪼그린 자세처럼 특정 움직임 중간의 자세) 중에서 수행하기 어려운 자세가 있다면 그 자세에서 호흡해보라. 특정 자세에서 호흡이 확실하게 되면 그 자세는 확실히 '당신의 것'이 된다.

4. 네발자세에서의 굴곡, 신전 패턴

목적

가동성을 향상시키고, 굴곡과 신전시 척추 움직임의 분배가 잘되게 한다. 어깨와 늑골, 횡격막과 고관절의 움직임을 통합한다.

움직임

1. 손과 무릎으로 네발자세를 한다. 손은 어깨 아래에 무릎은 고관절의 아래에 오도록 한다. 체중을 나누는 데 있어서 손목이 불편하다면, 주먹을 쥐거나 손아래 쐐기를 두어서 바닥과 손목의 각도를 줄이도록 한다.

   꼬리뼈에서 경추를 지나 머리끝까지 척추를 늘리는 모습을 형상화하자. 강아지처럼 척추의 끝에 꼬리가 달려 있다고 상상하라. 척추를 늘려라.

2. 척추의 중간 부분을 천장 쪽으로 올렸다가, 다시 바닥으로 내려 척추의 굴곡을 바꾸게 하자. 이런 움직임을 고양이/소 혹은 고양이/낙타 자세라 부르곤 한다.

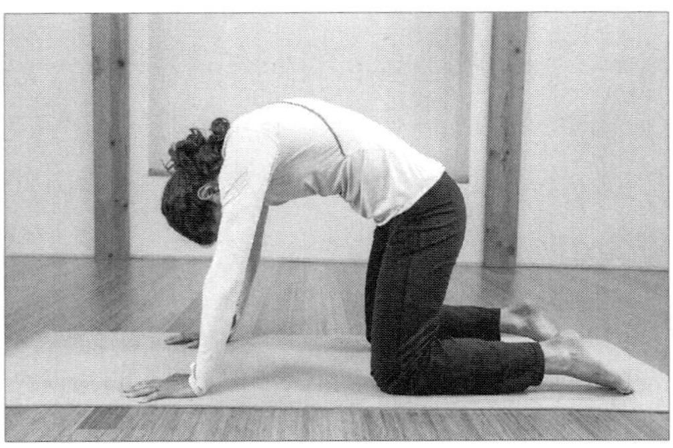

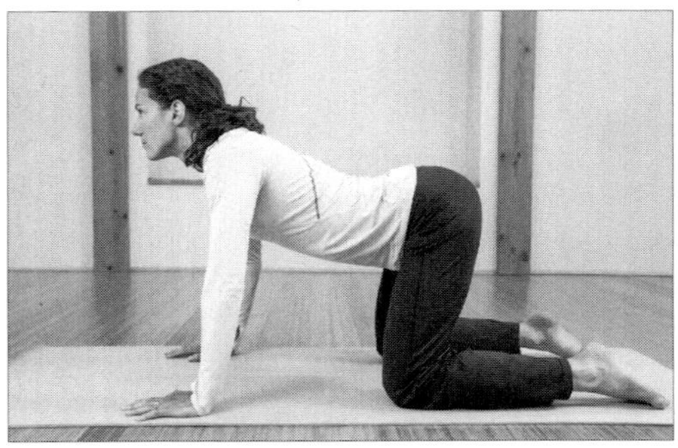

3. 충분히 반복하고 느리게 움직여서 척추의 각 분절이 독립적으로 움직이는 모습을 느끼자. 그리고 어떤 부분이 블록처럼 뭉쳐 있는지도 느껴라.

4. 잠시 쉬어라.

5. 골반의 움직임에 집중해서 움직임을 다시 반복하자. 등을 굽힐 때는 꼬리뼈가 보일 정도로 충분히 굽혀서 하고, 등을 펼 때는 꼬리뼈가 위로 천장을 향하게 하라.

   꼬리뼈가 위로 올라갈 때나 내려갈 때 시선은 어디를 향해야 할까?

6. 잠시 쉬어라.

7. 다시 같은 움직임을 이어서 하라. 꼬리뼈를 밀어넣을 때는 고개를 숙여서 바라보고, 반대로 꼬리뼈가 천장을 향할 때는 수평선을 바라보도록 하라.

   수평선을 볼 때 목을 과도하게 신전하지 않도록 한다. 등과 목을 길게 유지하고, 정수리가 천장 쪽으로 길게 향하도록 상상한다.

8. 잠시 쉬어라.

9. 이번에는 배꼽의 움직임을 신경쓰면서 척추를 움직여라. 척추가 아래로 내려올 때는 최대한 숨을 들이마셔서 풍선처럼 배를 팽창시켜라. 배꼽이 체간 앞면에서 최대한 아래쪽으로 내려가게 이끌듯 움직여라.

10. 척추가 위로 올라갈 때는, 숨을 최대한 내쉬어서 배꼽이 최대한 천장에 가깝게 만들라. 움직이는 과정에서 호흡과 배꼽의 움직임이 같은 방향이 되도록 신경쓰면서 수차례 반복하라.

11. 잠시 쉬어라.

12. 이번에는 같은 움직임을 하되 흉골의 움직임에 집중하라. 흉골이 바닥에 닿을 정도로 내려가게 하고, 천장에 닿을 것처럼 올리도록 노력하라.

    견갑골은 흉골과 충분히 협응하면서 움직이는가? 견갑골이 척추에 가깝게 혹은 멀게 미끄러지는 것이 느껴지는가?

13. 흉골이 아래로 내려갈 때는 견갑골이 척추에 최대한 가깝게 가도록 하자. 반대로 흉골이 위로 올라갈 때는 견갑골이 최대한 멀어지도록 하라.

14. 흉골을 위아래로 움직이는 중에 어깨와 눈의 거리는 얼마인가? 최대한 편안하도록 어깨와 눈의 거리의 거리를 유지하라

15. 잠시 쉬어라.

16. 손과 바닥 사이 접촉을 평가하면서 움직임을 지속하자. 어느 쪽이 더 단단하게 접촉되어 있는가? 손바닥의 안쪽, 바깥쪽 면 중에 어디에 더 압력이 있는가? 손바닥의 압력을 동일하게 하고 중지가 앞을 향하게 하라. 손가락을 모두 펴라. 손바닥의 접촉면이 움직임의 질에 얼마나 영향을 주고 있는가?

17. 잠시 쉬어라.

18. 어떤 부분에도 신경쓰지 말고 가장 처음의 움직임을 반복하라. 움직임의 질이나 난이도가 바뀌었는가? 동작의 분배는 나아졌는가?

변형과 심화

굴곡과 신전의 기본 패턴은 다양한 자세로도 훈련할 수 있다. 일부 부위에 제한을 주어 다른 부위의 추가적인 움직임을 야기한다. 아래의 옵션을 통해서 가동성과 협응력에 도전하자.

- 손바닥으로 지지하는 대신에 팔꿈치, 전완, 손바닥을 통해서 지지해보자.
- 비대칭: 한쪽은 손으로 다른 쪽은 팔꿈치와 전완으로 지지해보자.
- 골반을 발꿈치 위에 내려놓고 수행해보자.
- 엇갈린 자세: 왼쪽 팔꿈치와 무릎의 거리를 오른쪽보다 더 멀리 해보자. (반대로도 해보자.)
- 무릎을 반대쪽 무릎 뒤에 두자.

5. 굴곡근을 협응시키기

목적

경추의 심부 굴곡근을 포함한 전면 굴곡근을 협응시키기 위해서다. 협응된 굴곡근은 척추를 안정화시키고 과다 신전을 줄여준다. 요추 신전근의 톤tone을 줄여주기도 한다.

움직임

1. 천장을 보고 눕는다.

 허리와 바닥 사이의 공간이 얼마나 되는지 느껴보자. 카드 한 벌이 들어갈 정도로 충분한 공간이 있는가?

2. 발을 볼 수 있도록 고개를 들어라. 동작을 몇 번 반복하여 어떤 근육이 활성화되는지, 머리를 들기 위해서 얼마의 힘이 필요한지, 어느 정도의 높이가 머리를 들기 쉬운지 느껴라. 이런 동작이 목근육에 부담을 주고 있는가?

3. 발을 모으고 무릎을 굽혀서 세워라. 왼손으로 오른쪽 무릎을 잡고 당겨서 들어올려라.

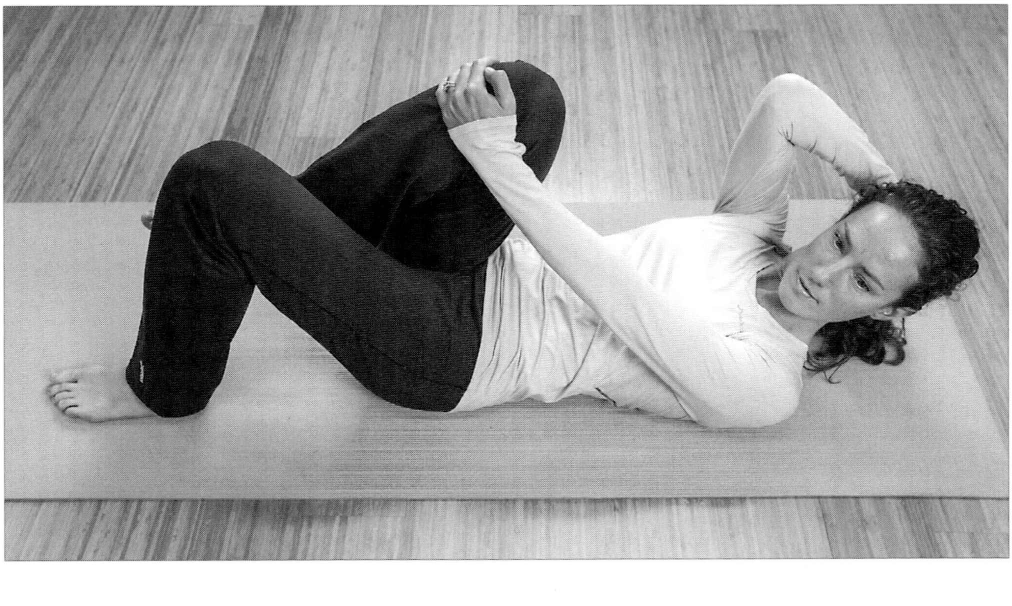

4. 머리 뒤에 오른손을 두고 머리를 받쳐주어라.

5. 오른손으로 머리를 들고 오른 팔꿈치와 무릎을 함께 모아라. 팔꿈치와 무릎을 붙이려고 하지 말고 본인이 느끼기에 편한 정도의 거리까지만 모아라.

   늑골과 흉골이 움직이는 것을 느끼면서 머리를 들어라. 머리를 들면서 숨을 내쉬고, 머리를 낮추면서 숨을 들이쉬어라. 이렇게 움직임과 호흡을 맞추어가라.

6. 잠시 쉬어라.

7. 이제 왼손의 위치를 왼쪽 무릎을 잡도록 바꿔주고 오른발은 다시 바닥에 놓는다. 그런 다음 오른손으로 머리를 들고, 오른쪽 팔꿈치를 왼쪽 무릎 쪽으로 보낸다. 지금은 아까와 다른 각도로 굴곡되어 있다. 머리를 들어올리면서 늑골과 흉골이 조금씩 왼쪽으로 움직이며 어떻게 내려가는지 움직임을 느껴보라.

   오른쪽 팔꿈치가 왼쪽 무릎으로 갈 때, 머리의 가장 편한 위치는 어디인가? 머리가 올라갈 때 왼쪽으로 굽히는 것을 막지 말고 이로 인해 움직임이 더 쉬워지는지 보라.

8. 잠시 쉬어라.

9. 오른손으로 왼쪽 무릎을 잡고 왼손이 당신의 머리를 받쳐줄 수 있도록 손을 바꿔라. 이 위치에서 왼쪽 팔꿈치와 왼쪽 무릎을 함께 모아주어라. 충분히 반복하라. 머리를 들어올리고 내리면서 바닥에 척추가 닿는 느낌을 느껴라.

   체간의 중간 부분으로 바닥을 누르면서 체간의 상부를 바닥에서 들어올려라. 머리와 무릎을 들어올릴 때 척추의 어느 부분으로 지지하는가? 좌우 어느 쪽으로 할 때 몸이 더 회전하는가? 늑골 하부 주변의 허리에 특히 신경을 쓰고 바닥을 누르면서 고개를 들어올려라.

10. 잠시 쉬어라.

11. 왼쪽 무릎과 왼발을 바닥에 두고, 오른손으로 오른 무릎을 잡는다. 그런 후 왼쪽 팔꿈치와 오른쪽 무릎을 사선으로 모으는 동작을 수행한다. 많은 횟수를 반복한다.

우리가 수평선을 보려고 노력하듯, 정수리를 천장에 최대한 가깝게 붙여준다는 느낌으로 머리를 들어올려라. 이런 노력이 움직임에 어떠한 변화를 주는가?

이번에는 가능한 만큼 힘을 써보자. 몸이 떨리면 숨을 참거나 아니면 숨을 거칠게 쉬어보자. 움직임의 범위를 줄이고 반복 사이에 쉬는 시간은 늘려보자.

12. 다리를 편 상태에서 잠시 멈추고 쉬어라.

이제 허리의 아치가 얼마나 높은가? 그리고 얼마나 긴가?

13. 손을 깍지 끼어 머리 뒤에 두고 두 다리를 들어 무릎이 배에 오도록 한다. 숨을 내쉬면서 머리를 들어 팔꿈치와 무릎이 함께 모이도록 한다. 그런 다음 숨을 들이쉬면서 머리를 다시 바닥으로 내려준다. 이 동작을 여러 번 반복한다.

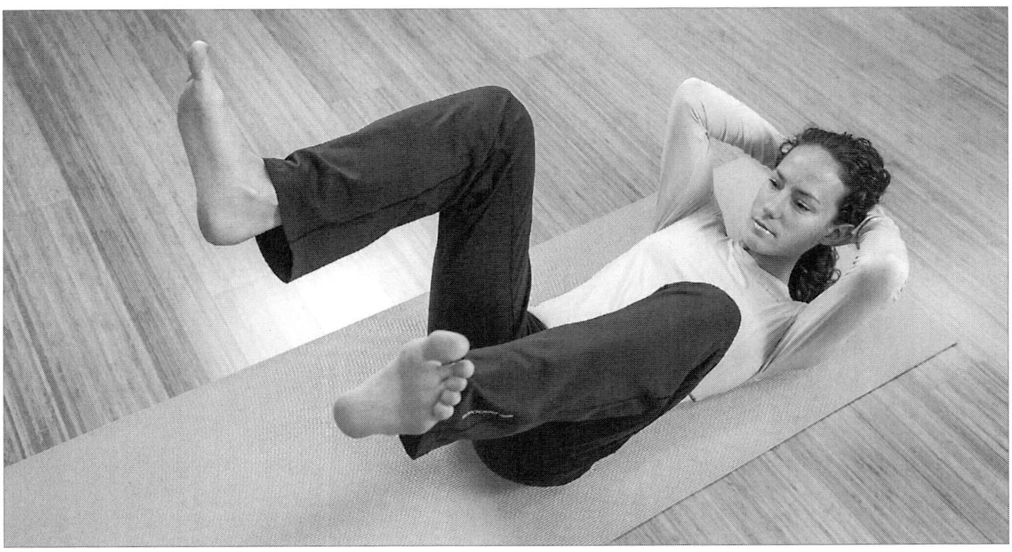

숨을 내쉬면서 가슴의 윗부분이 바닥과 얼마나 떨어졌는지 느껴라. 늑골이 사라진다는 느낌으로 늑골의 밑부분을 바닥으로 내려라. 늑골의 밑부분을 바닥 쪽으로 좀 더 눌러준다.

머리를 들 때는 턱이 앞으로 나오게 하지 않고 살짝 집어넣어 목뼈를 늘려준다는 생각을 하라. 정수리를 천장을 향해 올려라.

14. 잠시 쉬어라.

15. 다시 같은 동작을 수행한다. 허리의 아치를 유지하며 머리를 들 수 있는가? 아니면 허리를 바닥에 완전히 붙인 채 머리를 드는 것이 더 쉬운가?

16. 왼쪽 무릎과 오른쪽 팔꿈치를 모으는 것과 오른쪽 무릎과 왼쪽 무릎을 모으는 것을 비교해보자. 어떤 각도가 더욱 편한지 찾아보라. 허리 아래가 충분히 바닥을 누르며 받쳐주는 느낌으로 척추를 말아준다.

17. 다리를 길게 편 뒤 쉬어라.

18. 머리를 몇 번 더 들어 자신을 발을 보도록 하자. 이 동작이 쉬어지고 있는가? 머리가 조금 가벼워졌는가?

19. 일어서서 걸어보아 당신의 가슴이 더 열린 기분인지 알아보자. 역설적으로 가슴을 닫아주는 기술이 있을 때, 가슴을 여는 것이 조금 더 쉽게 느껴질 수도 있다.

변형

머리를 드는 비슷한 움직임을 아래의 변형된 형태로도 시도해보자.

- 한쪽 다리 혹은 양다리를 편 상태에서 수행하라.
- 목이 충분히 늘어날 수 있도록 누군가 머리를 위로 잡아당기는 느낌으로 머리를 들어라.
- 가슴의 움직임이 수월하도록 손을 사용해서 흉골을 바닥이나 치골 쪽으로 인도하라.

6. 신전근을 협응시키기

목적

척추와 고관절의 신전근들을 협응시킨다.

움직임

1. 엎드려 누워라. 팔꿈치를 바깥쪽으로 두고 두 손을 모아라. 손바닥을 아래로 하여 두 손을 겹쳐 놓는다. 턱을 손 위에 올려놓고 이완한다.

2. 고개를 들어 전방의 벽을 바라본다. 충분히 멀리 바라보기 위해서 가슴을 들어올려라. 이 과정을 수회 반복한다.

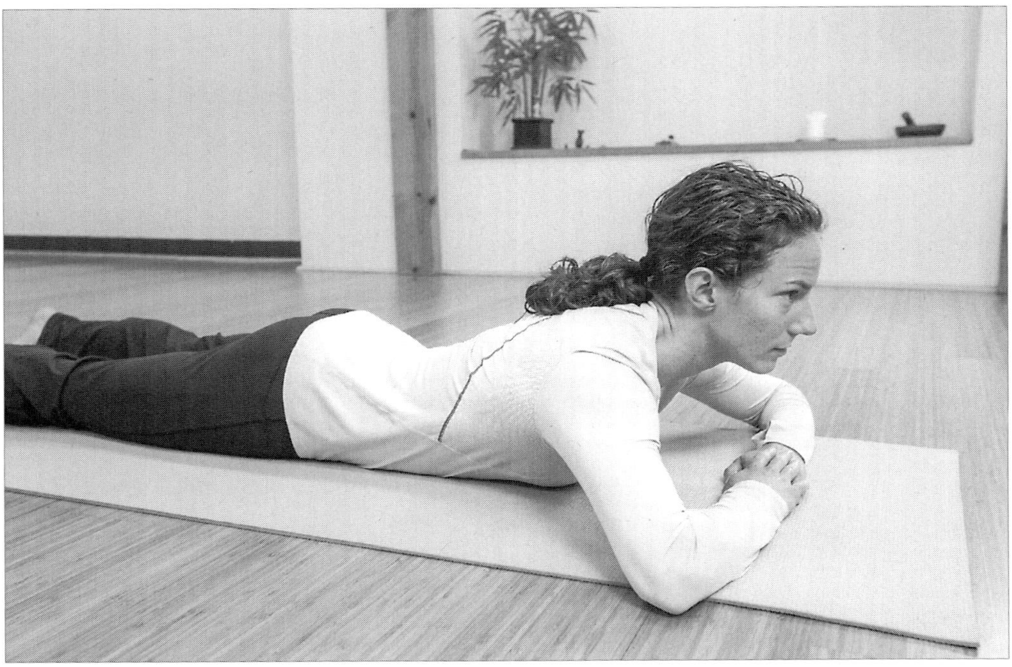

머리와 가슴을 들어올리기 위해서 얼마나 많은 힘이 필요한가? 그리고 편안한 상태에서 얼만큼 들어올릴 수 있는가? 허리에 힘이 과도하게 들어가거나 집히는 느낌이 있는가? 목은 또 어떤가?

3. 오른손을 왼손 위에 올려놓는다. 고개는 오른쪽을 바라보게 하여 왼뺨을 손 위에 가볍게 올려놓는다.

4. 뺨이 오른손 위에 붙어 있다고 생각한다. 오른쪽 팔꿈치에서 손까지 힘을 주어 들어올리고 내린다. 이때 머리는 손에 계속 붙어 있도록 한다. 올리고 내리는 과정에서 팔이 지면과 수평인 상태를 유지하게 하라. 이 과정을 수회 반복한다.

 올리고 내리는 과정에서 가슴과 바닥 사이 접촉 면에 변화가 생기는가? 가슴이 너무 바닥을 강하게 누르고 있지는 않는가? 좌우측으로 회전하고 있지는 않는가? 머리를 들어올릴 때 가슴에서 가장 잘 지지할 수 있는 부위를 찾아라.

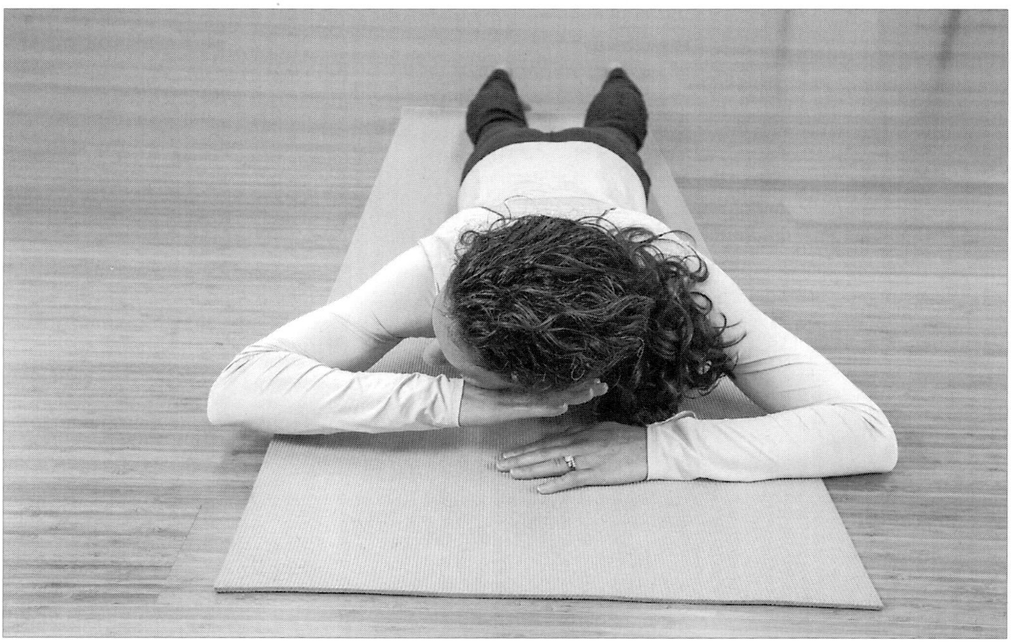

5. 왼손을 위로 겹치고, 고개를 왼쪽으로 돌려보아 오른뺨이 손 위에 올라가게 자세를 바꾸자. 그런 다음 왼팔을 통해서 머리를 들고 내리는 움직임을 반복하라.

 이전처럼 머리를 들어올릴 때 가슴에서 가장 잘 지지할 만한 부위를 찾아라. 팔과 머리의 움직임에 다리가 반응하는가?

만약 왼팔을 들어올릴 때 무릎이나 발이 바닥에서 떨어졌다면, 왼쪽 다리인가 오른쪽 다리인가?

6. 잠시 쉬어라.

7. 오른발과 무릎을 바닥에서 1~2인치 정도만 들었다 내려라. 이를 수회 반복한다.

   발을 들어올리기 위해서 수축하는 다리 후면과 허리의 근육을 느껴라. 발을 드는 동안 바닥에 가해지는 머리와 팔의 무게가 줄었는가?

8. 오른발을 들면서, 왼팔과 다리도 동시에 들어보자. 그리고 동시에 바닥에 내려놓자. 이를 수회 반복한다.

   한쪽 다리를 들 때 반대쪽 다리가 가벼워지는지 느껴라. 다리를 들 때 지지하기 위해 가슴이나 복부 어느 부위에서 바닥과의 압력이 증가하는지도 느껴보자.

9. 잠시 쉬어라.

10. 손의 위치를 바꾸어 오른손이 위로 올라오게 하고, 눈은 오른쪽 팔꿈치를 바라본다. 왼쪽 뺨은 손 위에 올려놓는다. 오른팔과 머리를 몇 번 들었다가 내린다. 그리고 어느 쪽 다리의 무게가 지면으로부터 더 가볍게 느껴지는지 확인한다. 어느 쪽 다리라고 추측하지 말고, 본인의 습관적인 패턴을 찾아라.

11. 잠시 쉬어라.

12. 왼발을 몇 번 들고 내린다. 왼팔을 들어올릴 때 오른팔과 머리가 들리는 느낌이 있을 때까지 반복한다. 그러고 나서 왼쪽 다리와 오른팔을 동시에 들고 내린다. 이 과정을 통해서 두 움직임이 서로 어떻게 균형을 잡아주는지 느낄 수 있을 것이다.

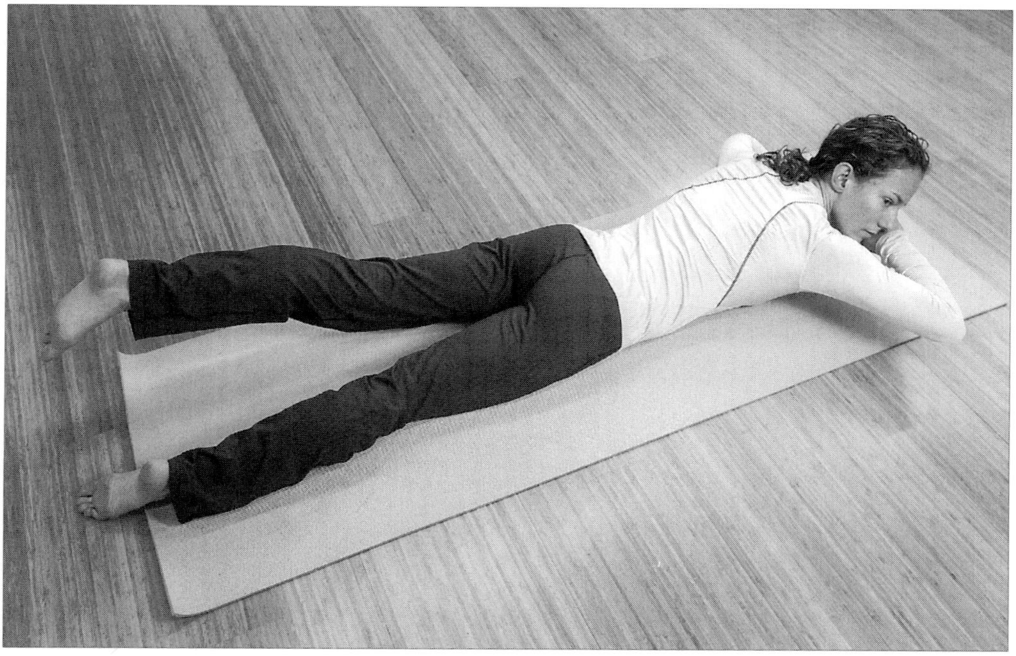

13. 잠시 쉬어라.

14. 이제 겹쳐진 양손 위에 이마를 올려놓는다. 그리고 양팔을 바닥과 평행하게 머리를 들고 내려놓는다. 바닥에 지지하는 지점을 바꾸어가면서 수회 반복하라. 가슴에서 복부, 복부에서 치골로 지지점을 옮겨보아라.

    어디로 지지할 때 가장 높게 들을 수 있는가?

    머리를 들어올릴 때 다리는 어떤가? 다리가 바닥에 붙어 있도록 노력하면서 몸을 들어 올려보자.

15. 여기까지 괜찮다면 편안한 높이로 머리와 팔을 들어서 좌우로 움직여보자. 이때 가슴에서 느껴지는 느낌은 어떠한가?

16. 잠시 쉬어라.

17. 다시 이 수업의 처음에 했던 움직임으로 돌아오자. 손을 바닥에 두고 머리만 천장을 보도록 들자. 이 과정에서 가슴은 충분히 바닥에서 떨어지게 하라. 편안하게 움직일 수 있는 범위가 더 늘어났는가? 움직일 때 힘이 덜 드는가?

18. 이제 일어서서 주변을 잠시 걸어보자. 신체 후면 근육계에서 인지되는 정보가 늘었는지 알아보자. 가슴은 더 올라가 있는가?

19. 만약 척추 주변의 근육에 너무 많은 긴장이 남아 있다면 5번째 수업인 '굴곡근을 협응시키기'를 통해 이완시킬 수 있을 것이다.

변형

다음은 몇몇 변형 동작들이다.

- 발을 들어 작은 원을 만들어보라.
- 무릎을 굽혀서 아랫다리가 수면과 수직이 되게 만들어보라.
- 마치 헬리콥터가 공중정류하는 것처럼 팔과 머리를 들어서 좌우로 움직여보자.
- 고개를 왼쪽으로 들었을 때 오른쪽 다리에 힘이 들어가는 것을 느껴라. 고개를 반대로 돌리고 오른팔로 머리를 들어보자. 여전히 오른쪽 다리에 힘이 들어가는가?

7. 측굴근을 협응시키기

목적

신체 측면에 있는 근육 사슬을 협응시킨다. 여기에는 고관절 굴곡근, 요방형근, 내외복사근, 늑간근, 경추의 측굴근이 포함된다.

움직임

1. 오른쪽 측면이 밑으로 가도록 눕는다. 무릎과 발을 겹치고 고관절과 무릎이 살짝 굽혀서 편안하게 만든다. 완전히 신체의 오른쪽 면으로 눕도록 하여 앞쪽이나 뒤쪽으로는 회전하지 않도록 한다.

2. 오른팔을 길게 머리 위로 뻗는다. 팔이 척추를 따라서 일직선으로 있도록 하고 머리는 팔 위에 올려놓는다. 만약 이 자세가 불편하다면 오른팔을 조금 더 전방으로 뻗도록 한다.

3. 왼팔로 정수리를 감싸서 왼손으로 오른쪽 귀를 잡을 수 있도록 한다.

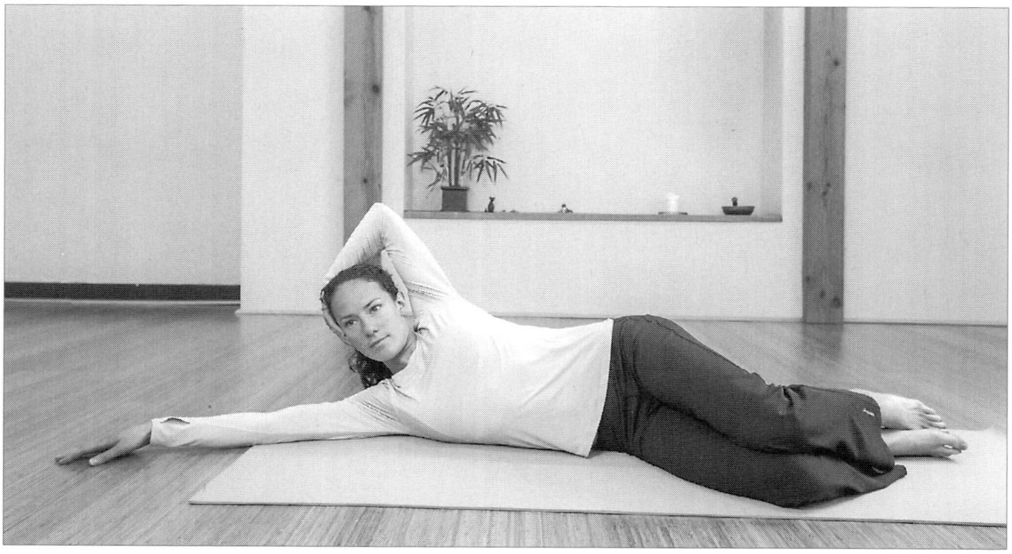

4. 이 자세에서 눈이 수평을 향할 정도로 머리를 들어올린다. 편안한 정도 안에서만 움직이도록 한다. 그리고 수회 반복한다.

    순수한 측굴이 될 수 있도록 해보자. 마치 몸의 앞뒤가 벽으로 둘러싸여 있어서 그 벽에 닿지 않고 움직이는 것처럼 해보자.

    머리는 얼마나 무거운가? 쉽게 들 수 있는 정도는 어디까지인가?

5. 머리를 내려놓고 쉬어보자. 왼팔은 앞에 내려놓는다.

6. 양쪽 무릎을 붙인 상태에서 왼발을 올려보자. 다시 내리고 수회 반복한다.

    발을 움직일 때, 골반이 고관절 쪽으로 움직이는가? (왼쪽 허리가 굽혀지는 것처럼) 이런 움직임은 발을 높게 올리기 위해서라면 허용할 수 있다.

7. 잠시 쉬어라.

8. 왼쪽 다리를 뻗어서 머리에서 발까지 일직선을 이루도록 하라. 왼쪽 다리를 최대한 길게 뻗고, 편안한 범위 안에서 발을 들었다가 내려라. 수회 반복한다.

    왼쪽 허리가 측면으로 굽혀질 때 오른쪽 허리가 바닥에 눌리는 기분이 드는가? 머리가 바닥으로부터 가벼워지는 느낌이 들거나, 발의 움직임에 동참하는 느낌이 드는가?

9. 잠시 쉬어라.

10. 다시 이전에 했던 것처럼 왼손으로 머리를 잡아라. 이번에는 다리와 머리를 동시에 들어올리고 내려라. 수회 반복한다.

    발을 드는 것이 머리를 가볍게 느껴지도록 하는가?

11. 쉬었다가 다시 왼쪽 무릎을 오른쪽 위에 겹쳐놓는다. 왼손으로 머리를 몇 번 들어올린다. 그리고 이 움직임이 더 쉬워졌는지 확인한다.

12. 엎드려 눕는다.

13. 손을 맞물리고 이마를 손 위에 올려놓는다. 이마를 손 위에 붙이고 호를 그리면서 왼쪽으로 미끄러지듯 움직인다. 중앙으로 돌아오는 과정을 수회 반복한다.

마치 아코디언처럼 왼쪽 늑골이 닫힐 때 오른쪽 늑골이 열리는 것을 느껴라. 미끄러질 때 마찰을 줄이도록 하라. 어느 정도 이동하는 것이 가장 편안한가?

14. 머리를 중간으로 오도록 하여 쉰다.

15. 왼쪽 다리를 최대한 보낼 수 있을 만큼 왼쪽으로 미끄러지듯 움직인다. 그리고 그대로 둔다. 그러고 나서 머리와 손을 다시 왼쪽으로 다시 미끄러지듯 움직인다.

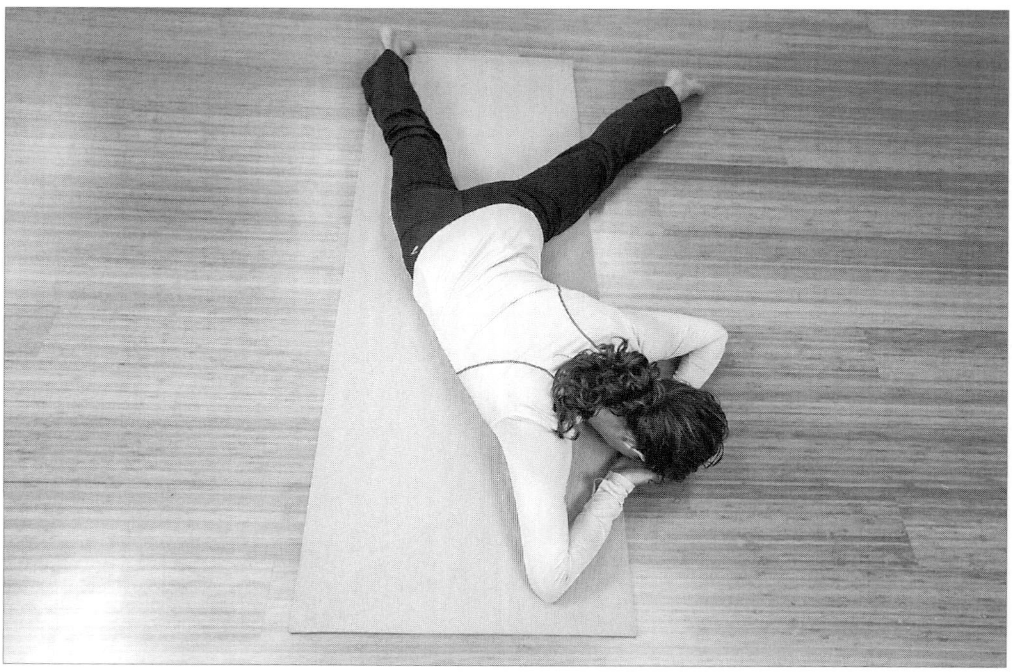

왼쪽 다리를 움직인 자세가 머리를 더 멀리 보낼 수 있도록 도와주는가? 다시 중간으로 돌아오고 왼쪽 다리의 위치에 따라서 상체 움직임의 질과 양이 어떻게 바뀌는지 비교해보자.

16. 바로 눕는다.

17. 손가락을 깍지 끼어 손바닥 위에 머리가 편하도록 얹는다. 엎드려 누웠을 때처럼, 손과 머리를 붙인 상태에서 왼쪽으로 미끄러지듯 호를 그리며 움직인다. 왼쪽 팔꿈치를 왼쪽 골반을 향해서 보낸다. 얼굴이 확실히 천장을 향하게 해서 머리가 돌아가지 않도록 하라.

18. 이 동작을 수회 수행한 다음에, 왼발을 왼쪽으로 미끄러지듯 움직이면서 동시에 머리를 왼쪽으로 움직여라. 다리를 번갈아가며 움직여서 그 차이점을 비교해보자.

19. 이제 서서 잠시 주변을 걸어보자. 양쪽 측면에서 달라진 점이 느껴지는가? 어느 쪽이 더 길게 느껴지는가? 왼쪽 다리가 앞뒤로 움직이는 과정(유각기)에서 왼쪽 측면의 근육들이 어떻게 지지하는지 느껴지는가? 만약 양쪽 측면에 확실한 차이점이 느껴진다면, 다시 누워서 반대편 방향으로 같은 움직임을 반복하라.

변형

네발기기 자세에서 측굴

손과 무릎으로 자세를 잡는다. 양쪽 발과 무릎을 모은다. 무릎을 중심으로 발이 좌우로 회전하게 한다.

이 동작을 할 때 고개를 돌려서 발을 볼 수 있게 한다. 한쪽으로 반대쪽으로 번갈아 굽혀서 움직임이 어떤지 느껴본다. 이 움직임은 고양이/소 운동 측굴 버전의 한 종류로 볼 수 있다.

수업에서 이 동작을 할 때 측굴이 척추 전체에 공평하게 나뉘도록 한다. 골반과 견갑골의 움직임 역시 척추와 통합되도록 한다. 속도를 내면서 즐겨라. 가볍고 빠르게 움직일 수 있게 하라. 주변을 기어가면서 움직일 때 측면이 어떻게 짧아지고 늘어나는지 느껴보도록 하자.

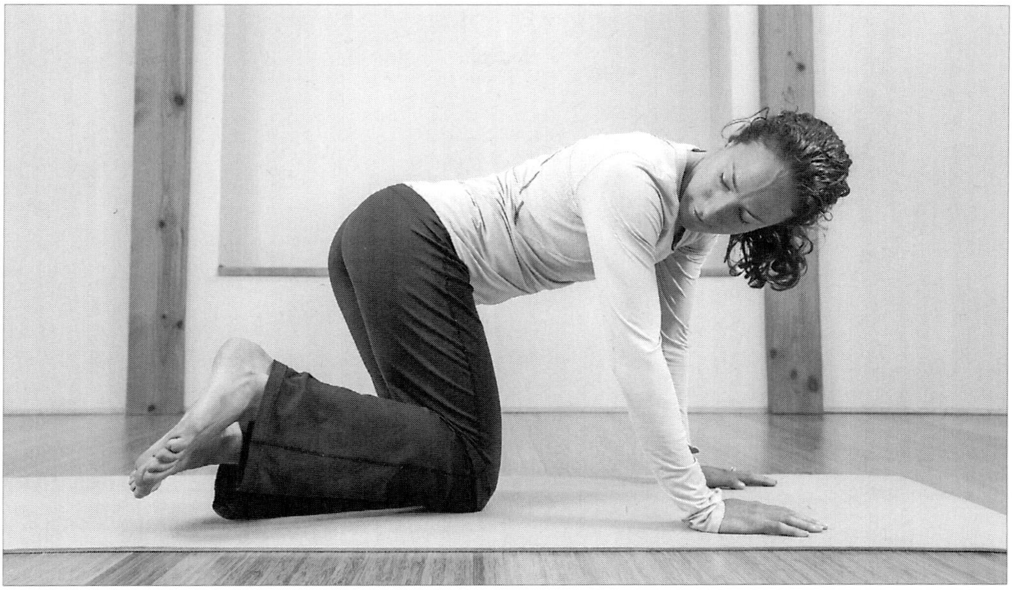

선 자세에서 측굴

왼팔을 천장을 향해 최대한 뻗는다. 마치 머리 위에 있는 뭔가에 실제 닿으려고 하는 것처럼 하라. 신체 왼쪽의 모든 부분이 어떻게 늘어나는지 느껴라. 왼팔을 뻗을 때 어느 쪽 발에 체중이 더 실리는가? 왼발에 체중을 모두 이동하라. 왼쪽 측면이 최대한 길어지게 하고, 왼쪽 발꿈치를 바닥으로부터 최대한 밀어올려 왼손을 하늘로 보내라.

그러고 나서 오른쪽 측면으로 같은 움직임을 수행하라. 왼쪽 골반이 올라가고 왼쪽 측면이 짧아져도 괜찮다.

한쪽에서 반대쪽으로 교대로 팔을 들어올려라. 같은 방향으로 체중을 이동하라. 어느 쪽 측면이 더 늘어나기 쉬운가? 마이클 잭슨의 어떤 비디오가 떠오르는가? (힌트: Beat It)

8. 회전을 개선하기

목적

골반, 척추, 어깨의 회전을 협응시킨다.

움직임

1. 천장을 보고 눕는다. 무릎을 끌어서 올려서 발바닥으로 바닥을 지지하게 한다. 무릎은 천장을 향하게 한다.

   골반과 바닥 사이의 접촉면을 느껴라. 어느 쪽 측면이 더 많은 체중을 버티고 있는가? 어느 쪽 허리가 바닥에서 거리가 먼 것처럼 느껴지는가? 어느 쪽 견갑골이 바닥에 평평한가?

2. 부드럽게 무릎을 측면에서 측면으로 바닥을 향해서 기울여라. 골반에서 어깨까지 몸이 꼬아지는 것을 느껴라.

   편안한 가동범위, 척추와 늑골의 움직임의 질을 기억하라. 어디에서 동작이 뻣뻣하거나 제한된다고 느껴지는가?

3. 오른쪽 무릎을 왼쪽 무릎 위로 가로질러 놓는다. 양쪽 허벅지 사이에 공간이 없도록 한다. 오른발은 공중에 매달려 있고, 왼발로만 지지하게 된다.

4. 무릎을 오른쪽으로 바닥을 향하여 기울인다. 다시 수직으로 돌아온다. 이 움직임을 수회 반복한다.

   움직임의 호 중 어느 위치에서 가장 먼저 제한을 느끼는지 찾아본다. 저항이 있는 부위에서 빨리 움직이지 마라. 더 정확히 움직일 수 있도록 기다려라.

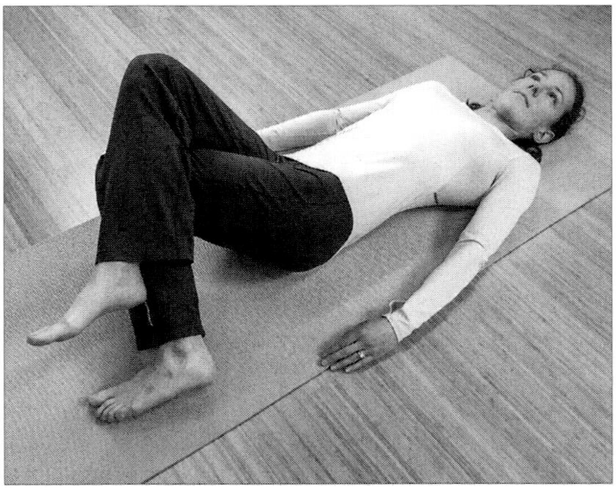

5. 잠시 멈추고 무릎을 중립에 둔다.

6. 손바닥을 함께 모아서 천장을 향하게 한다. 이때 팔은 삼각형을 이루게 한다. 팔꿈치는 완벽하게 편다.

7. 손을 모으고 팔꿈치는 펴서 삼각형의 정확한 자세를 유지한 채, 삼각형을 왼쪽으로 기울여라. 이 자세는 상체를 왼쪽으로 회전하기 위해서 오른쪽 어깨가 바닥에서 떨어진다는 것을 의미한다.

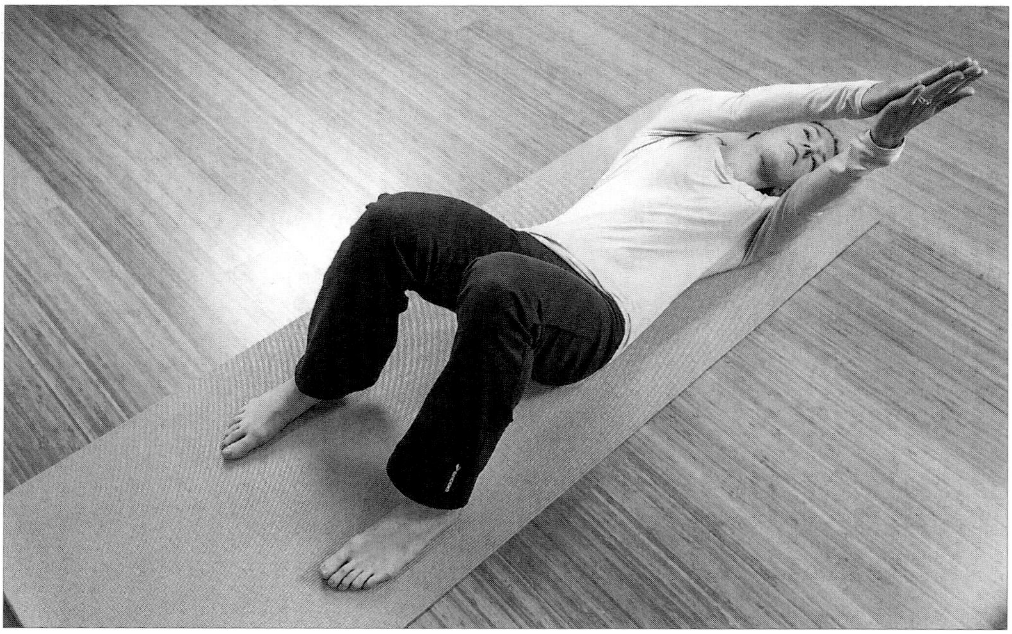

왼쪽 팔꿈치를 굽히는 속임수를 쓰지 않도록 한다. 왼쪽으로 회전시키기 위해서 일하는 근육들을 느껴라. 무릎을 기울여서 더 능동적으로 수행할 수 있다.

8. 잠시 멈추고 팔을 양쪽 측면으로 내려놓는다.

9. 오른쪽 다리를 다시 올려놓고 무릎을 기울여보면서 이 움직임이 조금이라도 쉬워졌는지 확인한다. 충분히 비틀리도록 왼쪽 늑골이 열리는 것을 느껴라.

골반의 움직임에 머리가 반응하는가? 무릎이 오른쪽으로 기울이는 중에도 턱은 가슴 쪽으로 당겨라.

10. 다리를 오른쪽으로 기울일 때는 바닥으로부터 적당한 높이에서 멈추어보라.

11. 무릎은 제자리에 두고, 손을 깍지 끼어 머리 뒤쪽에 둔다. 손을 이용해 머리를 사선으로 들어 코가 왼쪽 골반을 향하게 한다. 여러 번 반복한다.

    머리의 움직임이 무릎의 위치에 영향을 주는가? 복부 근육의 활동에 의해 무릎이 중앙으로 당겨지는 경향이 있을 수 있다. 머리를 내릴 때마다 이런 현상이 있을 수 있기 때문에 무릎을 낮추어 더 멀리 둘 수 있다.

12. 잠시 멈추고 다리를 뻗어보자. 어느 쪽 골반이 더 이완되어 있는가? 견갑골은 어느 쪽인가?

13. 왼쪽 무릎을 오른쪽 위에 교차해두고, 다리를 왼쪽으로 수차례 기울여보자. 오른쪽과 비교해서 어떤 점이 다른가?

14. 왼쪽 다리를 최대한 왼쪽으로 보내서 오른쪽 어깨가 바닥에서부터 위로 당겨지는 느낌을 받도록 하자. 이 자세에 도달하게 되면 무릎은 그대로 유지하면서, 오른쪽 어깨를 바닥으로 수회 눌러준다. 이 경우 신체의 뒤쪽 근육들이 더 비틀리기 위해서 활성화되는 것을 느낄 수 있다.

15. 무릎을 다시 중앙에 두고 쉰다.

16. 무릎을 왼쪽으로 다시 기울이되 바닥으로부터 편안한 높이에서 매달리게 한다. 이제 3번째 수업에서 했던 '호흡'을 한다. 배에 '공기의 풍선'을 불어 넣고 숨을 참은 뒤, 그 공기의 공을 가슴과 복부로 왔다 갔다 움직인다.

    복부의 어느 부분이 숨을 불어넣기가 쉬운가? 복부가 팽창하고 수축하면서 무릎이 앞뒤로 움직이는 것이 느껴지는가?

17. 양쪽 발을 모아서 세우고 일 분간 쉬어라. 복부의 어디에서 호흡이 일어나는지 느껴라. 머리를 양쪽으로 몇 번씩 돌려서 목에 있는 약간의 긴장도 풀어라.

18. 양팔을 바깥쪽으로 쭉 펴라. 이전에 했던 것처럼 양쪽으로 무릎을 기울이면서 수업을 처음 시작할 때의 움직임과 비교해본다. 허리가 바닥으로부터 아치를 유지하기 위해 복부가 어떻게 확장되는지 느껴라. 무릎의 반대쪽 늑골이 어떻게 열리는지 느껴라. 턱이 어떻게 위아래로 움직이는지 느껴라.

19. 다리를 양쪽으로 매우 느리고 편안하게 기울여라. 몇 번 반복하는 과정에서 몸통과 척추 전반에 거쳐서 남아 있는 긴장을 풀도록 하여라.

20. 준비가 되었다면 일어서서 걸어라. 골반과 척추, 늑골이 회전되는 것을 느껴라.

9. 통처럼 구르기

목적

편하고 즐겁게 구르는 과정에서 심부 척추 안정화 근육을 활성화하고 과도한 근육 긴장을 줄인다.

움직임

1. 바로 눕는다. 양쪽 무릎을 들어서 양손으로 잡는다. 이때 팔은 로프처럼 수동적이면서도 즉각 반응한다.

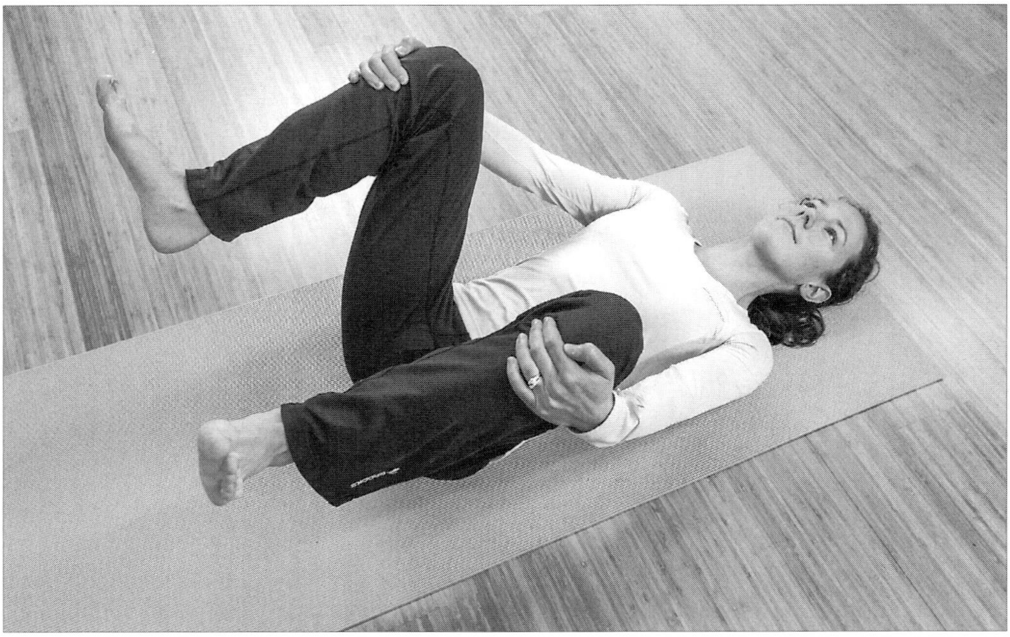

2. 손을 사용해서 무릎을 좌우로 떨어트리고 다시 가까이 한다. 마치 책 한 권처럼 펼치고 닫는다는 생각을 한다.

3. 양 무릎 사이의 가장 편한 거리를 찾을 때까지 책을 펼치고 닫는 과정을 반복한다. 그리고 편안한 거리에서 멈춘다.

4. 등의 감각을 느껴라. 허리가 바닥으로부터 아치를 이루고 있는가? 혹은 평평한가? 골반을 앞뒤로 굴리면서 골반과 허리가 바닥에 닿는 다양한 방법을 경험해보라. 그런 다음 편안한 중립 자세를 찾아라.

5. 흉곽의 원통 중에 둥근 부분을 느껴라. 특히 복부의 측면으로 숨을 들이마시고 서혜부까지 숨을 내려보자. 등이 바닥에 넓게 펴질 수 있도록 하라.

6. 왼손을 사용해서 왼쪽 무릎을 왼쪽 아래로 당긴다. 왼쪽 팔꿈치와 무릎이 바닥에 닿을 때까지 당긴다. 오른쪽 무릎, 머리를 포함한 신체의 나머지 부분까지 왼쪽으로 구르도록 한다. 왼쪽 무릎 위에 오른쪽 무릎이 올라갈 때까지 구른다.

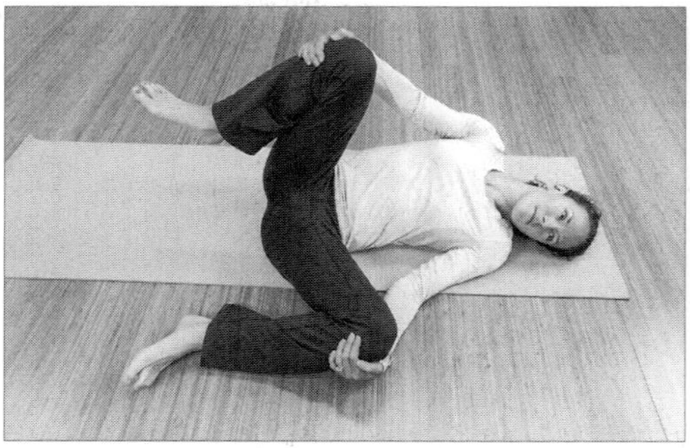
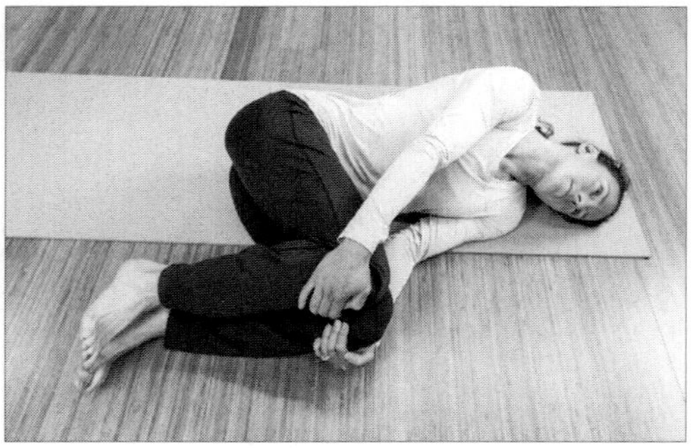

7. 이 자세로 1분 정도 쉰다. 그리고 오른손을 이용해서 오른쪽 무릎을 당겨준다. 왼쪽 무릎과 신체의 나머지 부분이 따라오도록 구른다. 신체의 오른쪽 면까지 굴러서 왼쪽 무릎이 오른쪽 무릎 위에 올라갈 때까지 구른다.

8. 매우 완만하고 부드럽게 구른다. 손으로 무릎을 당겨서 구르려고 하는 방향으로 구른다.

무릎은 몸을 왔다 갔다 움직이게 할 수 있는 운전대와 같다. 양쪽으로 구르기를 시작할 수 있는 최소한의 힘으로 무릎을 당겨라.

9. 측면으로 구르면서, 절대 바닥과 충돌하지 않도록 하라. 탄력 없이도 구를 수 있는 방법을 찾아라. 한쪽으로 구르는 중에 움직임의 방향을 바꾸게 하는 능력을 통해, 이 움직임을 완벽히 조절하고 균형되게 할 수 있다.

10. 복부 원통의 모든 구석까지 숨을 마셔서 복부가 마치 배럴처럼 팽창하게 하라. 등과 갈비뼈를 둥글게 만들고 바닥으로부터 오는 감각에 예민하도록 하라. 체간의 모든 부위에서 충분한 지지와 균형을 찾을 수 있을 것이다.

11. 머리가 구르는 속도와 리듬을 기억하자. 느린 속도를 유지하며 좌우로 구르자. 즐겁게 구르고, 마치 최면에 걸린 듯 구르자. 머리가 먼저 이끌고 나서 무릎의 움직임이 따라가도록 하자. 그러나 항상 신나는 리듬으로 하라.

12. 계속 구르면서 전신의 긴장을 이완하라. 코어가 활성화되는 느낌과 심부에서 지지되는 느낌을 찾을 때까지 굴러라.

변형

무릎과 발을 같은 자세로 둔 비슷한 구르기 움직임을 시도하자. 그러나 손은 무릎에 닿지 않은 상태로 구른다. 손을 들고 발은 공중에 두고 마치 짐볼이 그 사이에 있는 듯 좌우로 굴러라. 골반과 무릎 발목이 모두 90도를 유지하게 하라. 이 동작은 더 높은 안정과 조절 능력을 요구한다.

10. 후면에서 측면으로 구르기

목적

전반적인 긴장을 줄이고, 체간 안정성을 위한 심부 사슬을 협응시키고, 팔과 다리를 체간에 통합시킨다. 재미있는 수업이다.

주의: 이 수업에는 미끄러지는 움직임이 포함되어 있기 때문에, 과도한 마찰이 없는 바닥에서 수행해야 한다.

움직임

1. 다리는 펴고 두 팔을 머리 위로 올려서 바닥에 놓은 채 바로 눕는다.

   팔을 얼마나 폈을 때 편안한가? 허리 아치의 높이는 얼마나 되는가? 복부 혹은 흉부 중에서 어디로 더 호흡하고 있는가?

2. 손과 발을 모두 왼쪽으로 미끄러지듯 움직여 모은다. 무릎과 팔꿈치를 가까이 모아서 둥글게 말리는 느낌이 있을 때까지 모은다.

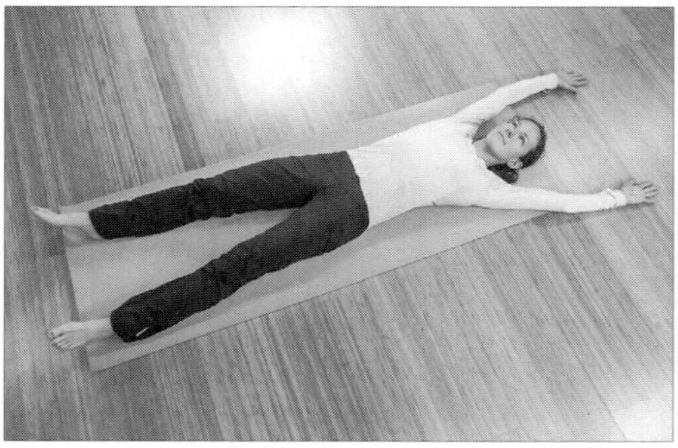
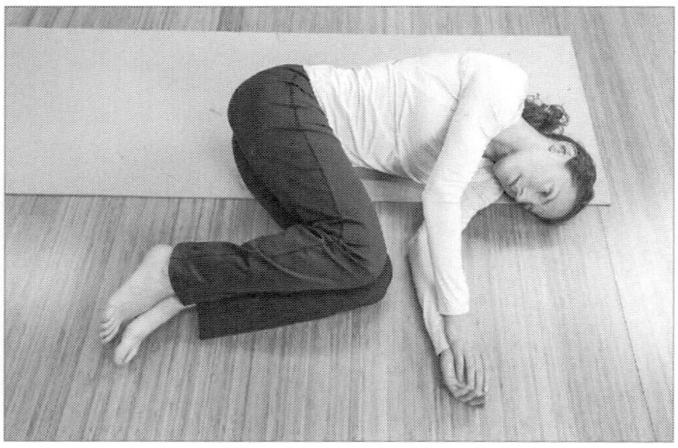

3. 다시 손과 발을 미끄러지듯 움직여서 처음의 자세(팔과 다리를 뻗어서 바로 누운 상태)로 돌아가게 한다.

4. 이 두 자세를 왔다 갔다 수회 반복한다. 손과 발로 바닥을 쓸면서 길고 완만한 호를 만든다. 움직이는 중에 아래의 내용에 집중한다.

- 반드시 손과 발이 바닥에 계속 접촉하게 하라. 들어서 움직이는 것이 아니라 미끄러지듯 움직이는 것이다.

- 구르기를 시작할 때 팔을 뻗고 미끄러지듯 움직이되, 골반과 다리는 수동적으로 움직이도록 하라. 마치 몸의 아랫부분이 봉제인형이 된 것처럼 생각하라. (이렇게 움직이는 것은 측면 자세에서 바로 눕는 자세로 구를 때 가장 쉽다.)

- 왼쪽으로 구를 때 어느 쪽 무릎이 먼저 구부러지며 미끄러지듯 움직이는가? 매우 느리게 움직여서 골반의 움직임에 의해 다리가 따라오도록 하라. 왼쪽 다리가 먼저 구부러지면서 미끄러지듯 움직이는 것을 느낄 것이다. 그리고 오른쪽 다리가 뒤에 따라온다. 다시 돌아올 때는 오른쪽 다리가 먼저 펴진 다음에 왼쪽 다리가 따라온다.

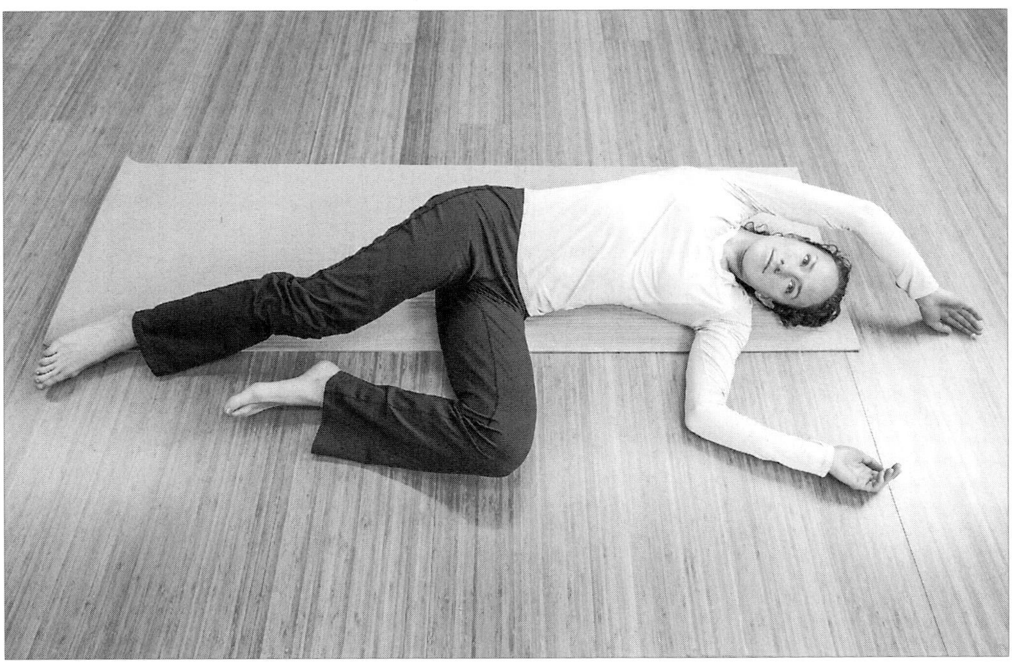

5. 잠시 멈추고 바로 누워서 쉬어라.

6. 팔을 머리 위로 펴서 두고 오른쪽으로 굴러라. 돌아올 때는 왼쪽 측면까지 굴러라. 그리고 좌우로 구르기를 하라.

   구를 때 몸이 열리고 닫혀야 한다는 것을 기억하라. 과장하여 이야기하면 측면에서는 태아처럼 꽉 조이게 하고, 바로 누울 때는 팔과 다리를 최대한 길게 만들어라.

7. 최대한 느리게 움직여라. 하나의 사이클을 15초 동안 완성하라. 최소한의 힘으로, 균일한 속도로 움직여라. 이렇게 움직인다면 바닥에 지지하는 부위가 계속 변화하는 중에도 움직임을 조절할 수 있게 될 것이다. 모든 지점에서 균형과 편안함이 있는가?

8. 이제 몇 사이클 정도 최대한 빠른 속도로 움직여라.

   빨리 움직이는 것이 코어와 사지의 협응을 명확하게 하는가? 코어가 어떻게 팔과 다리를 안쪽으로 잡아당기는지 느껴라.

9. 다시 속도를 느리게 하여, 움직임의 질이 조금이라도 바뀌었는지 확인하라.

10. 엎드려 누운 채 비슷한 움직임을 할 수 있는가? 할 수 없다면 다음 수업을 시도하라.

11. 측면에서 복부로 구르기

목적

이전 수업처럼 체간의 전반적인 긴장을 줄이고, 사선 근육 사슬의 협응력을 높이며, 팔다리와 체간의 움직임을 통합시킨다. 이 수업 역시 마찰이 적은 바닥에서 수행해야 좋다.

움직임

1. 엎드려 누운 상태에서 발을 편안하게 벌린다. 팔은 머리 위 바닥에 놓는다. 골반을 왼쪽으로 살짝 굴려서 오른쪽 골반이 바닥에서 떨어지게 한다. 오른쪽 무릎과 팔꿈치를 굽혀서 서로 가까이 미끄러지게 한다. 이 동작을 수회 반복한다.

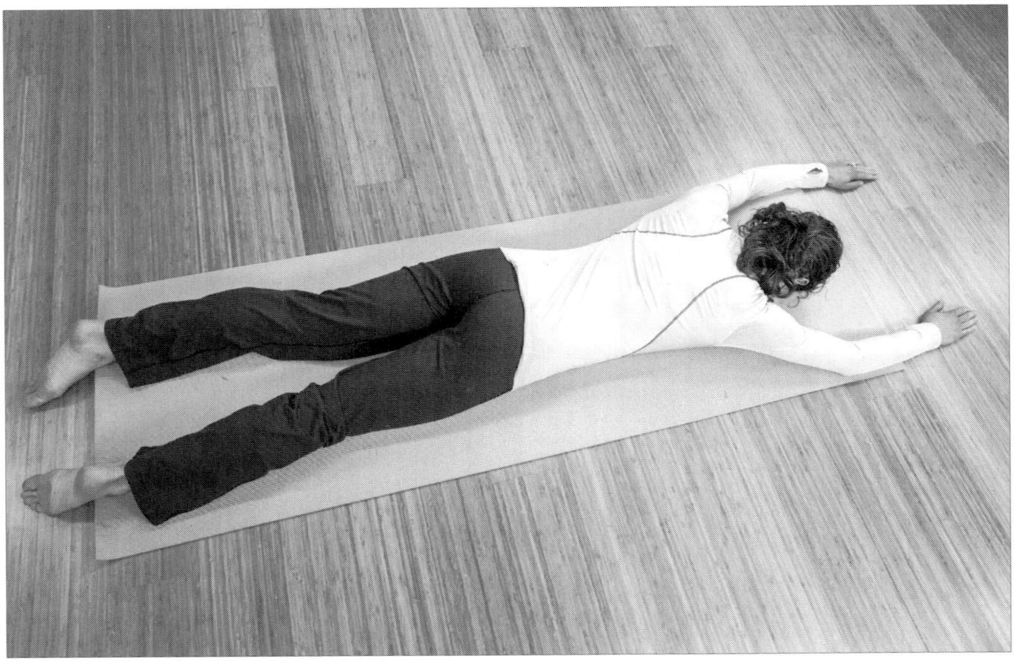

2. 잠시 쉬어라.

3. 다음에는 골반의 왼쪽 측면으로 누울 수 있게 구른다. 오른팔과 다리가 굽혀진 상태에서 왼팔도 미끄러지듯 당겨서 머리의 아래로 내린다. 양측 팔꿈치와 무릎을 가까이 둘 수 있게 한다.

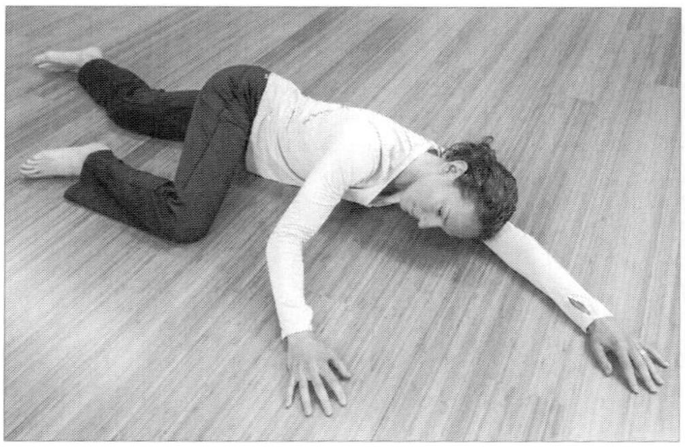
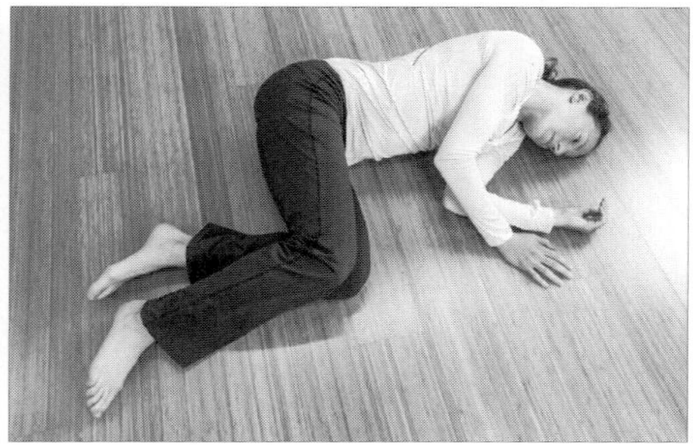

3. 이 움직임을 거꾸로 한다. 양쪽 팔을 머리 위로 펴고, 다리를 바로하도록 하여 엎드려 눕는다. 수회 반복한다.

순서를 기억하라. 오른쪽 팔꿈치와 무릎을 먼저 가깝게 만들고 왼쪽 팔꿈치와 무릎을 가깝게 하라. 다시 엎드려 누울 때는 반대 방향으로 하라.

5. 이번에는 엎드려 있는 상태에서 오른쪽으로 구르면서 같은 움직임을 할 수 있도록 노력하라.

구를 때마다 이 움직임을 가볍고 쉽게 만들 수 있는 리듬과의 협응을 찾아라.

6. 이번에는 왼쪽 측면까지 계속 굴러보자. 그리고 엎드린 상태를 지나도록 하여 좌우로 계속 굴러라. 이전의 수업처럼 구르는 속도를 변화시켜보면 이 움직임과 관련한 다양한 협응 관계를 알 수 있다.

7. 측면으로 누워 있는 상태에서 이전 수업에 진행했던, 등으로 구르는 움직임을 함께 시도해보라. 한 번은 복부로 한 번은 등으로 계속 굴러보라(얼마나 공간이 넓은지에 달려 있다). 열리고 닫히는 움직임으로 주변을 굴러라. 그 과정에서 팔다리의 열리고 닫히는 간단한 방식으로 얼마나 간단히 굴러서 가로지를 수 있는지 확인하라.

8. 이 움직임은 코어를 활성화시켜서 빨리 수행할 수 있고, 근육의 긴장을 줄여서 아주 느리고 부드럽게 최면에 걸린 듯 즐거운 방식으로 수행할 수도 있다.

9. 이런 방식으로 즐겁게 움직여라. 순서를 다르게 다양한 방식으로 움직일 수 있다는 것을 기억하라. 순서를 다르게 한다는 것은 첫 움직임의 시작을 신체의 다양한 부위로 시작하여 이끌게 한다는 것이다. 예를 들어 오른손, 왼손, 발, 골반, 머리 등 다양한 부위로 움직임을 시작할 수 있다.

10. 움직이는 와중에 어느 지점에서도 거꾸로 움직이는 것을 훈련해보라. 균형 잡히고 적응력 높은 움직임을 가지게 될 것이다.

12a. 목 이완하기 파트 1

목적

목에 발생한 과도한 긴장을 풀고, 통증과 목 움직임 사이에 존재하는 신경적 관계를 깬다.

움직임

1. 바닥에 등을 대고 눕는다. 왼손바닥을 이마 위에 올리고 팔꿈치는 옆으로 벌린다.

2. 머리는 공이고, 팔은 그 공 위에 얹은 나무판자라고 상상한다. 손과 전완을 움직여서 머리를 좌우로 굴려라.

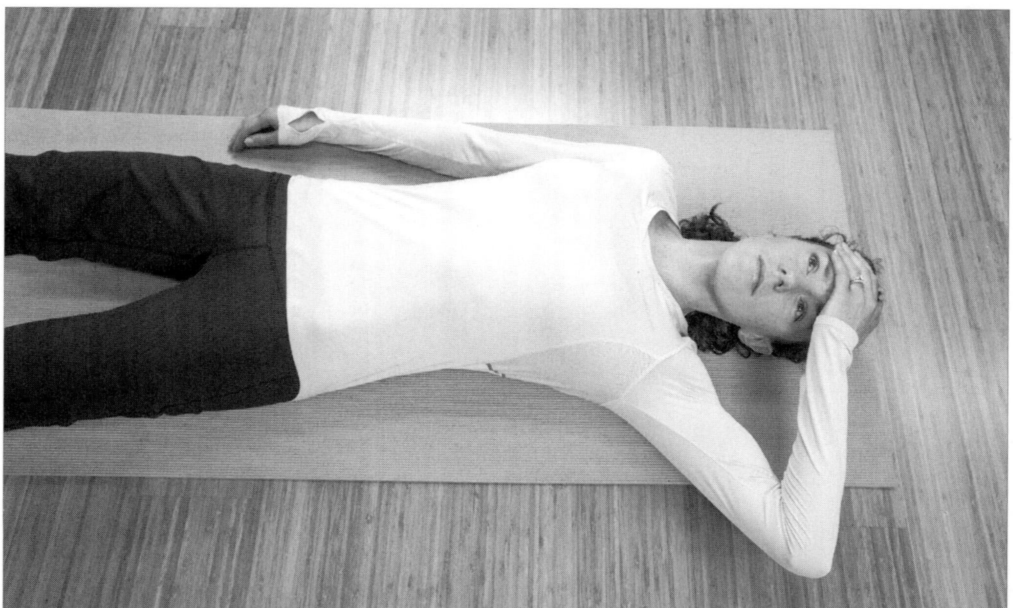

3. 목의 근육들은 일체 사용하지 않도록 한다. 즉 머리는 온전히 팔의 힘으로 돌리는데 목에 있는 어떠한 근육들이라도 활성화되서는 안 된다. 사실 이렇게 하는 것은 듣는 것보다 훨씬 어려울 것이다! 턱, 두 눈 그리고 입가의 힘을 빼라.

4. 같은 동작을 오른손으로 한다. 다시 한 번 말하지만, 가능한 목의 힘을 빼서 목근육이 아닌 손으로만 움직임을 만들도록 한다.

   목근육을 비활성화시키면 척추에 있는 압박이 줄게 된다. 이를 통해 목의 회전 동작과 관계가 있는 통각수용 작용을 줄일 수 있을 것이다. 이러한 기전은 통증과 움직임 사이의 관계를 끊고, 움직임을 두려워하는 인식을 줄인다.

5. 손을 내려 몸 옆에 놓고 휴식을 취한다.

6. 이제 손을 사용하지 않고, 머리를 천천히 좌우로 돌려본다. 머리를 돌리면서 두개골의 윤곽을 느껴본다.

   당신의 머리는 완전히 둥근가? 아니면 굴곡이나 편평한 면이 있는가? 왼쪽과 오른쪽 모양이 같은가?

   머리를 왼쪽으로 굴릴 때 턱의 무게가 왼쪽으로 내려가는 것이 느껴지는가? 만약 그렇지 않다면 어떤 작용이 그것을 막는가? 턱, 볼, 혀, 두 눈알이 중력 변화에 반응하도록 하고, 머리를 좌우로 돌릴 때마다 조금씩 더 떨어지도록 하라.

7. 머리를 좌우로 돌리는 범위를 점차 줄여 바르게 놓는다. 머리를 중심에 놓고 휴식을 취한다.

8. 동작을 다 마쳤으면 일어나서, 주위를 걸어보고 고개를 천천히 좌우로 돌려봐서, 목의 긴장이 줄었는지 그리고 동작을 할 때 더 자유로운지 느껴본다.

12b. 목 이완하기 파트 2

목적

심부 경추 굴곡근을 활성화하고 목의 과도한 긴장을 줄인다.

움직임

1. 바닥에 배를 깔고 누워 양손은 머리 옆에 둔다. 이마를 바닥에 대고 쉰다.

2. 마치 앞쪽을 쳐다보는 것처럼, 움직임을 이마에서부터 시작하여 턱을 바닥에 놓는다. 그 뒤 머리를 움직여 시선을 배꼽으로 향한다. 가슴을 바닥으로부터 살짝 띄워서 최대한 배를 볼 수 있도록 돕는다. 동작을 앞뒤로 반복하면서, 동작을 하는 동안 편안히 움직일 수 있는 범위를 늘려나가도록 한다.

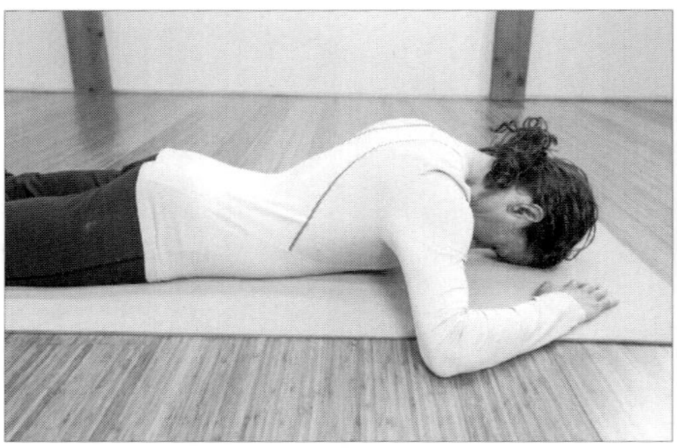
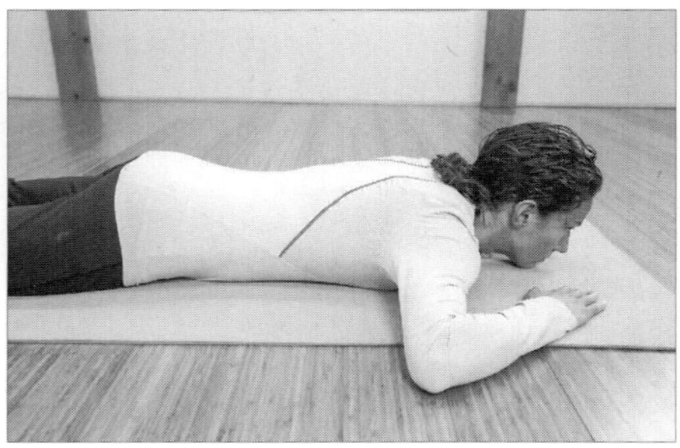

3. 동작을 멈추고 이마를 바닥에 댄 채 휴식을 취한다.

4. 손을 푸시업 위치에 놓는다. 왼손으로 바닥을 밀어 왼손을 볼 수 있을 때까지 머리를 돌린다. 이때 머리는 바닥에서 떨어뜨리지 않도록 한다. 다음 동작으로 오른손을 이용하여 원위치로 돌아오고 반대로 오른손을 볼 수 있을 때까지 바닥을 밀어낸다. 이제 양손을 번갈아가며 사용하여 왔다 갔다 한다. 동작을 할 때 턱을 당겨 코가 바닥에 부딪히는 것을 피하도록 한다. 그러나 이때도 목의 근육을 사용하지 않고 두 손으로만 동작을 만들어 내야 한다. 목의 긴장이 녹아 사라질 때까지 반복한다.

5. 이마를 중앙에 맞추고 동작을 멈춘다.

6. 이마를 바닥에 대고 엎드린 상태에서 양손을 깍지 끼고 머리 뒤에 놓는다. 양 팔꿈치를 바닥에서 몇 차례 띄워 양손과 같은 높이에 오도록 한다. 양 견갑골 사이의 근육을 이용하는 느낌으로 팔꿈치를 띄운다. 양손으로 머리를 누르는 것은 최소화하도록 한다.

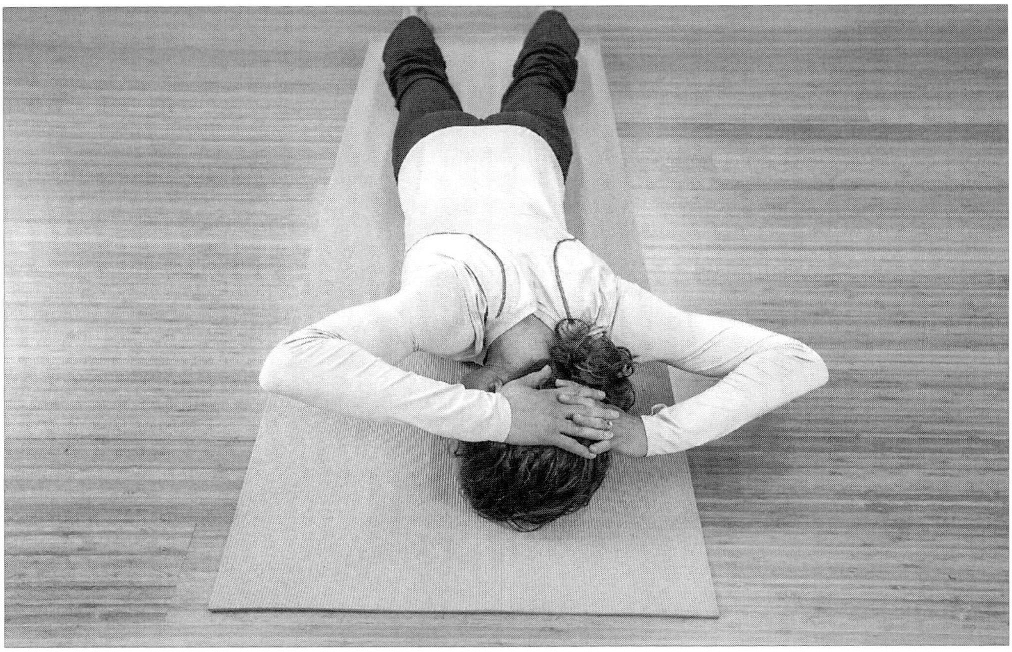

7. 팔꿈치를 띄운 채 양손을 이용하여 머리를 좌우로 돌린다. 이전과 마찬가지로, 동작은 목의 근육이 아니라 손의 힘으로 하며 마치 나무 판자 아래의 공을 굴리듯이 머리를 굴린다.

8. 휴식을 취한다.

9. 자리에서 일어나 양 어깨 위의 머리 위치나 편안한 정도를 확인한다.

13a. 어깨 돌리기 파트 1

목적

견갑골, 몸통, 목 그리고 골반의 움직임들과 팔 회전 동작을 조화롭게 만든다. 이번 레슨에서 소개하는 동작들은 팔을 지나는 신경들을 안전하게 가동하게 하는 방법이기도 한다.

움직임

1. 바닥에 등을 대고 눕는다. 양발은 바닥에 붙이고 양 무릎은 굽혀서 천장을 향하도록 한다. 양팔을 어깨 높이에서 각각 옆으로 벌려 일자로 만든다.

2. 양 주먹을 가볍게 쥐고 새끼손가락이 바닥에 오도록 놓는다. 양 팔꿈치를 바르게 편 채로 주먹을 위쪽으로 돌렸다가, 다시 시작 자세로 돌아온다.

   어깨를 돌려 주먹이 돌아가도록 한다. 얼마나 편안하게 주먹들이 돌아갈 수 있는지 확인한다. 손바닥 쪽이 바닥에 올 수 있을 만큼 돌릴 수 있는가?

3. 시작 자세로 돌아온다. 양팔이 어깨 높이에서 서로 직선을 이뤄 양쪽으로 벌려졌는지, 두 팔꿈치는 바르게 펴져 있는지, 그리고 주먹들은 새끼손가락 쪽이 바닥에 붙어 있는지 체크한다.

4. 양 주먹을 다시 위쪽으로 돌리되, 이번엔 두 발로 바닥을 밀어 골반을 들어서 공중에 띄운다. 골반을 띄우는 동작은 주먹이 좀 더 위로 돌아가게 할 것이다. 시작 자세로 돌아간 뒤 이 동작을 여러 차례 반복한다.

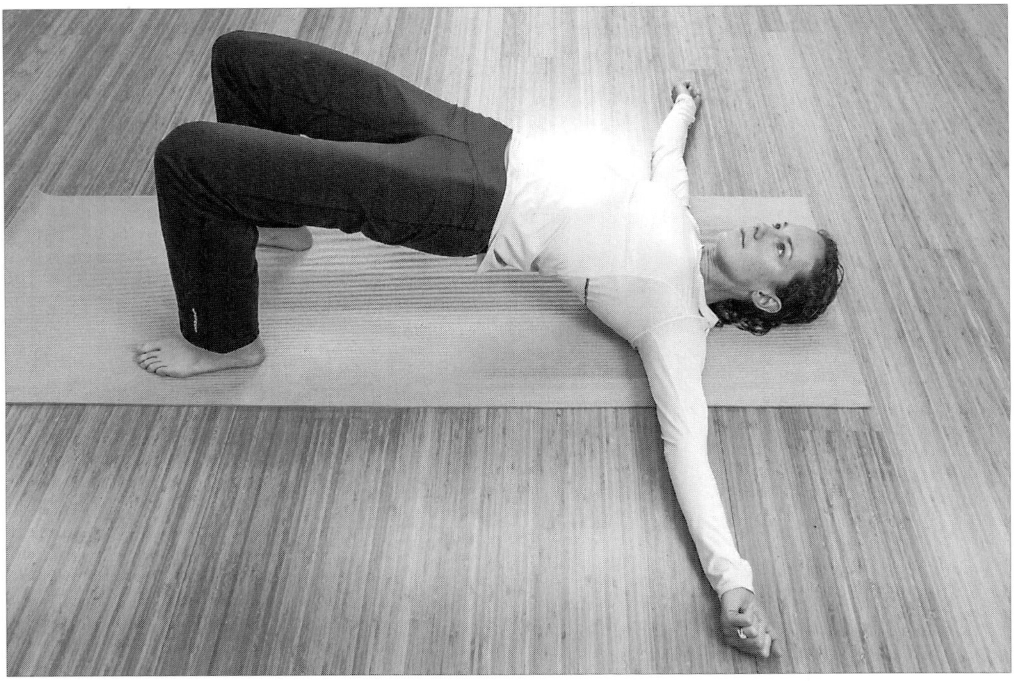

골반을 높이 띄울수록 주먹을 더 많이 돌릴 수 있을 것이다. 목 아래쪽 두 개의 경추에 체중을 실을 수 있을 만큼 골반을 높이 띄울 수 있는가?

5. 동작을 멈추고 휴식을 취한다.

6. 골반을 다시 띄우고 주먹을 가능한 크게 위쪽으로 돌리다가, 주먹을 최대한 돌린 위치에 고정시킨 뒤 골반을 내린다. 주먹의 위치를 고정시킨 채 더 이상 골반을 내릴 수 없다면 다시 골반을 들고 주먹을 더 위쪽으로 돌린다. 주먹을 새로운 위치에 고정시키고 다시 골반을 내려본다.

    골반을 아래로 내릴 때 긴 쇠사슬을 하나씩 차례로 바닥에 놓듯 척추도 한 분절씩 순서대로 바닥에 놓도록 한다.

    주먹을 최대로 돌린 상태를 유지한 채로 척추를 바닥에 완전히 편평하게 붙일 수 있는가?

7. 동작을 멈춘다.

8. 골반을 바닥에 붙여놓고 주먹을 위로 돌려보라. 주먹이 위로 편안히 돌아가는 범위가 늘어났는지, 아니면 돌리는 동작이 더 부드러워졌고 (인체 다른 부위와) 더 조화로운지 보라.

9. 동작을 멈춘다. 양팔이 양옆으로 펴졌는지, 양 주먹의 새끼손가락 쪽이 바닥 쪽에 위치했는지, 그리고 양 팔꿈치가 곧게 펴졌는지 체크한다.

10. 이제 두 주먹을 아래쪽으로 돌리고 오른손과 왼손 모두 얼마나 편안하게 돌아갈 수 있는지 확인하다.

    주먹을 아래로 돌리기 위해 양 어깨가 바닥에서 떨어지는 것이 느껴지는가? 이런 현상은 내버려둬라. 동작의 움직임 범위의 좌우가 비슷한가?

11. 동작을 멈춘다.

12. 다시 주먹을 아래쪽으로 돌리되 이번에는 머리를 들어 발가락을 쳐다본다. 이 동작을 통해 주먹을 아래쪽으로 더 많이 돌릴 수 있을 것이다. 다시 주먹과 머리를 원래 위치로 되돌린다. 위 동작을 여러 차례 반복한다.

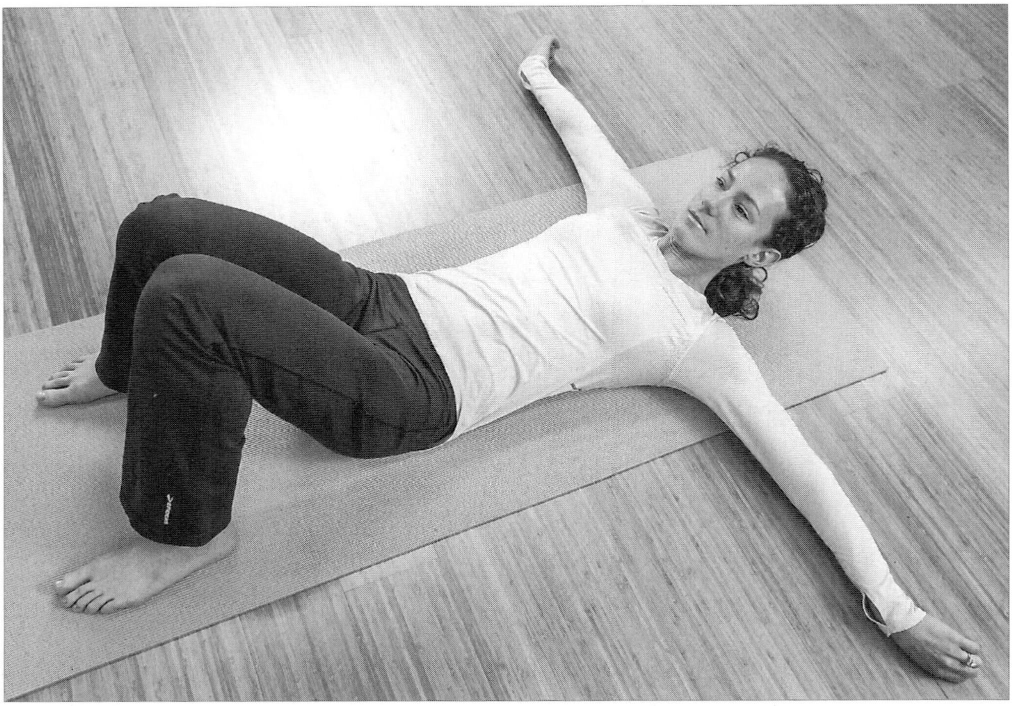

머리를 들고, 어깨를 아래로 돌리고, 가슴을 숙이고, 갈비뼈들을 아래쪽으로 내리고, 두 주먹을 회전하는 이 모든 동작들이 얼마나 조화를 이루는지를 느껴본다.

13. 동작을 멈춘다.

14. 주먹을 편안하게 최대한 범위로 돌릴 수 있을 때까지 주먹을 아래쪽으로 돌리고 머리를 든다. 주먹을 그 위치에 고정시키고 머리를 바닥에 놓는다. 척추를 바닥에 편평하게 붙이려 할 때 일어나는 쇄골의 움직임을 느껴보라.

15. 동작을 멈춘다.

16. 이번에는 두 주먹을 위아래로 돌려 움직임이 편안하게 일어나는 범위를 확인한다.

    견갑골에 있는 근육들이 움직이는 것이 느껴지는가? 견갑골의 움직임이 흉곽 위에서 일어나는가?

17. 동작을 멈춘다.

18. 한쪽 주먹은 위로, 다른 주먹은 아래로 돌린다. 위로 돌린 쪽 어깨가 바닥을 누르고 다른 쪽 어깨는 바닥에서 떨어진다.

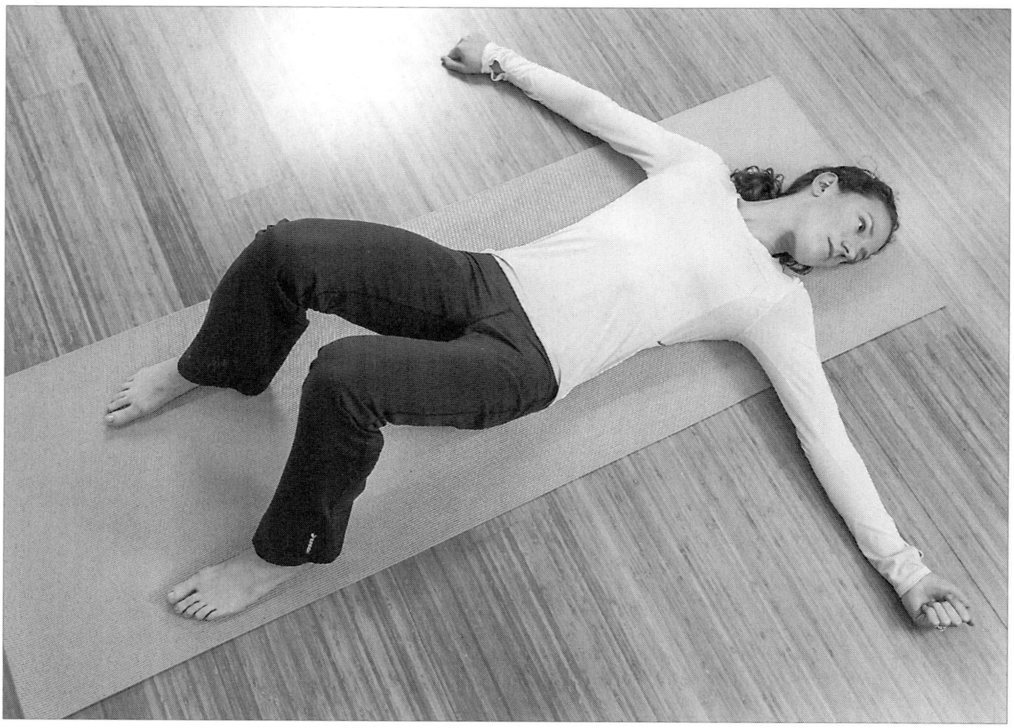

어깨의 움직임에 반응하여 머리가 이동하는 것이 느껴지는가? 만약 머리가 한쪽으로 움직이려 한다면 그쪽은 주먹을 위로 돌린 쪽인가, 아래로 돌린 쪽인가?

19. 팔 돌리기를 계속하고 주먹을 위로 돌리는 쪽으로 고개를 향하도록 한다. 마치 어깨 움직임이 머리를 좌우로 밀어서, 자연스러운 느낌이 들 수 있는지 여러 번 반복한다.

20. 이제 주먹을 아래로 돌린 쪽으로 고개를 향하게 하여 목이 어깨들의 회전 동작으로부터 분리되도록 한다.

21. 동작을 멈춘다.

22. 준비가 됐으면 자리에서 일어나 어깨와 가슴의 자세를 느껴본다. 걸어보며 두 팔의 움직임들이 몸통과 얼마나 조화를 이루는지 확인한다.

13b. 어깨 회전 파트 2

목적

이번 레슨은 팔의 회전 동작과 견갑골, 몸통, 목 그리고 골반의 움직임들이 조화를 이루도록 만드는 것이다.

움직임

1. 양반다리 자세로 바닥에 앉는다. 양팔을 옆으로 어깨 높이만큼 벌려 좌우가 직선으로 바닥과 평행을 이루게 한다. 양손은 주먹을 쥐고 능동적으로 바깥쪽으로 길게 벌린다.

2. 양팔과 팔꿈치를 곧게 펴고, 천천히 어깨를 돌려 주먹이 위쪽 방향으로 돌아가게 한다(외회전). 다시 원래 위치로 돌린 뒤, 여러 차례 반복한다. 양손은 항상 어깨 높이에 위치하고 있어야 한다. (손을 아래로 떨어뜨려 동작을 쉽게 하려는 경향이 있다.)

   머리는 어떻게 움직이려고 하는가? 흉골은 어떠한가?

3. 다시 팔을 벌린 채 마찬가지로 주먹을 위로 돌리되, 이번엔 고개를 들어 천장을 바라본다. 주먹을 위로 돌릴 때 가슴을 활짝 편다. 양쪽 견갑골이 함께 척추 쪽을 향해 움직이는 것을 느낀다.

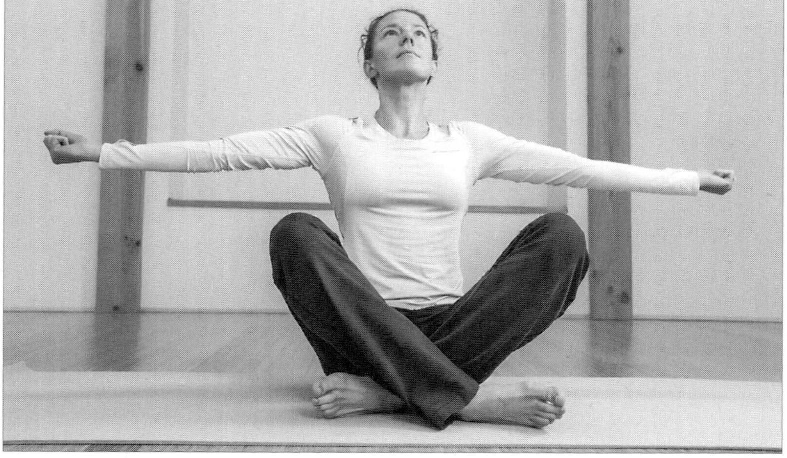

4. 동작을 멈춘다.

5. 다시 팔을 벌리고 주먹을 아래로 돌린다. 이번엔 아래를 쳐다보고 가슴을 숙인다. 가슴을 숙이는 동작이 주먹을 더 돌릴 수 있게 하는지 확인한다.

   가슴을 숙일 때 호흡을 내뱉는다. 골반은 뒤로 돌아가게 한다. 견갑골들이 등에서 벌어지는지 느껴본다.

6. 동작을 멈추고 휴식을 취한다.

7. 이제 두 동작을 함께해본다. 손을 아래로 돌리고 고개를 아래로 숙인다. 그러고 나서 손을 위로 돌리면서 고개를 위로 든다. 시선이 먼저 움직이고 동작이 따라오게끔 하고 호흡과 동작을 일치시킨다. 동작 중 골반의 움직임이 일어나야 한다.

8. 동작을 멈춘다.

9. 이제 반대로 할 수 있겠는가? 주먹을 위로 돌릴 때, 고개와 함께 가슴을 숙인다. 그 다음 주먹을 아래로 돌릴 때, 위를 쳐다보며 가슴을 넓힌다.

   아마 이 동작은 하기 더 어려울 것이다! 동작이 편해질 때까지 매우 천천히 신중하게 움직이도록 한다.

10. 동작을 멈춘다.

11. 다시 주먹을 아래로 돌릴 때 아래를 쳐다보고, 주먹을 위로 돌릴 때 위를 쳐다본다. 동작이 점점 부드럽게 되는지, 그리고 동작을 할 때 더 많은 신체 부위들이 함께 조화를 이루어 움직이는지 확인한다.

12. 동작을 멈춘다.

13. 무릎 꿇기 자세를 취해서 두 무릎으로 서고 두 발은 뒤에 놓는다. 주먹을 쥐고 양팔을 옆으로 벌린다.

14. 한쪽 주먹은 아래로 다른 주먹은 위로 돌린다. 주먹을 위로 돌린 쪽으로 고개를 돌린다.

양 어깨를 돌릴 때 마치 수건을 쥐어짜는 듯한 느낌이 드는지 확인한다. 동작을 하기 위해 가슴이 돌아가는가? 체중이 한쪽 무릎에서 다른 쪽 무릎으로 이동하는가?

15. 동작을 멈춘다.

16. 같은 동작을 하되 이번에는 주먹을 아래로 돌리는 쪽으로 고개를 돌린다.

고개를 돌리는 느낌이 주먹을 위로 돌린 쪽보다 더 편한가, 아니면 어려운가? 두 동작을 번갈아가면서 해보고 차이를 찾아보자.

17. 동작을 멈춘다.

18. 오른발을 몸 앞쪽에 두고 왼쪽은 무릎이 왼쪽 골반 아래에 오도록 하여 반 무릎 굽히기 자세를 취한다. 양팔을 어깨 높이에서 옆으로 벌리고, 주먹을 살짝 쥐고 몸을 돌려 오른팔이 오른쪽 대퇴부와 같은 선상에 오도록, 그리고 왼팔이 몸 뒤쪽을 향하도록 한다.

19. 한쪽 주먹을 위로 다른 주먹은 아래로 돌려 양팔을 서로 짜주도록 한다. 위로 돌리는 손을 쳐다보도록 한다.

시선이 향한 쪽으로 몸이 기우는 것이 느껴지는가?

20. 위로 돌린 손을 볼 때, 마치 펜싱 찌르기를 하는 것처럼 손을 바깥으로 밀어내라. 손은 어깨 높이에 위치하는 것을 기억하고, 어깨가 돌아가는 느낌이 어떤지 느끼고, 몸을 돌리고 런지를 하는 모든 동작이 하나로 조화롭게 이루어지도록 한다.

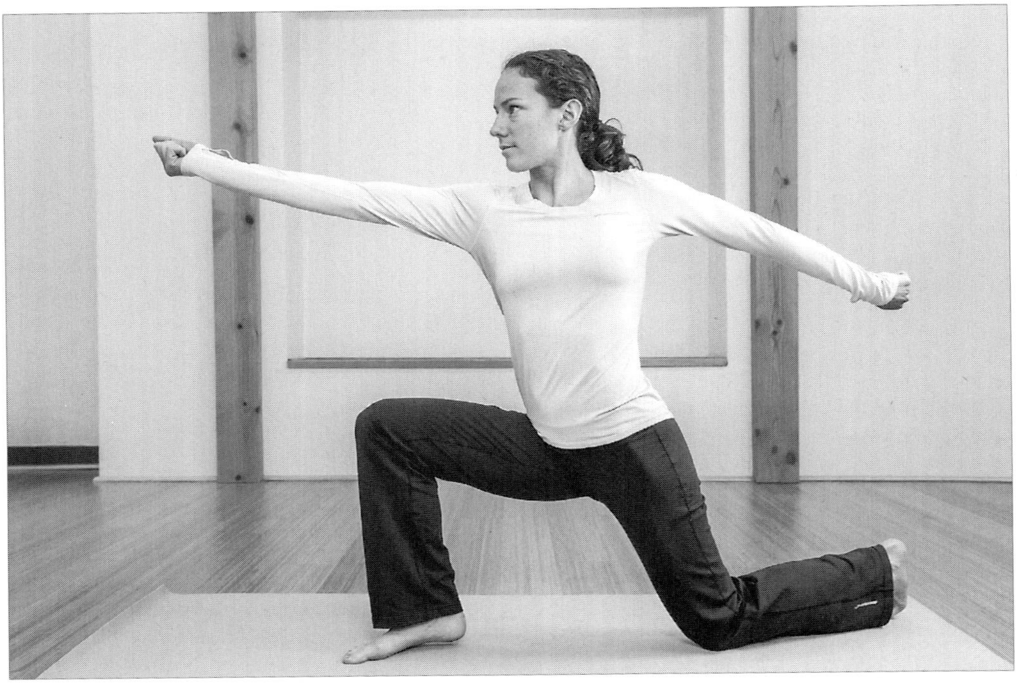

21. 동작을 반대로 하여 아래로 돌린 손 쪽으로 런지를 한다. 그리고 나서 중립적인 자세로 돌아오도록 한다.

22. 발을 바꿔서 반대편으로 이 동작을 한다. 어느 쪽 펜싱 찌르기 동작이 더 원활한가?

변형

이 움직임을 하는 다양한 방법들이 있다. 시선이 향한 반대쪽으로 몸을 기울일 수도 있다.

일련의 연속된 동작으로 이 운동을 할 수 있다. 예를 들어 한쪽 주먹은 아래로 돌리고 이를 통해 목을 좌우로 움직이는 것을 쉽게 할 수 있다. 팔을 아래로 돌리는 동작은 가슴을 돌리고 다른 쪽 어깨를 위로 올린다. 마치 회전의 웨이브가 한쪽 주먹에서 다른 쪽 주먹으로 이동하는 듯이 한다.

14. 어깨 돌리기

목적

흉곽, 척추와 골반의 움직임을 통합시키면서 어깨가 완전 가동범위에서 움직이게 한다.

움직임

1. 왼편으로 누워 고관절과 무릎을 편하게 구부리고, 양팔을 앞쪽으로 바르게 편다. 양 팔꿈치를 쭉 펴고 오른손은 왼손 위에 놓는다. 목을 편하게 하기 위해 베개나 수건을 말아 머리 아래에 놓을 수도 있다.

2. 마치 몇 인치 앞쪽 바닥에 어떤 물건에 닿는 듯한 느낌으로 오른손을 왼손 앞으로 뻗는다. 팔꿈치는 계속 쭉 편 상태를 유지하고 오른손 위치를 원상태로 되돌린다. 오른손은 슬라이드하는 느낌으로 움직여야 한다. 즉 오른손을 움직일 때, 바닥으로부터 띄우려고 하는 어떠한 힘도 관여해서는 안 된다. 이 동작을 여러 차례 반복한다.

   오른쪽 무릎이 왼쪽 무릎 앞으로 넘어가 슬라이드하는가? 동작을 할 때 머리도 회전하는가? 손을 더 멀리 뻗기 위해 전신이 동작에 관여하는가?

3. 동작을 멈춘다.

4. 이번엔 오른손이 왼손을 넘어서, 바닥 위에 호를 그리며 천천히 위쪽으로 쓸 듯이 움직이도록 한다. 머리 위와 바닥으로 매우 신중하고 천천히 팔을 움직이되, 마치 아기가 손으로 바닥을 탐색하는 듯이 동작하도록 한다. 눈은 손을 따라 가도록 하고 필요하다면 머리와 몸통도 회전하도록 한다. 바닥의 질감을 느끼는 듯이 움직이는 것을 상상하라.

5. 손을 위와 바닥으로 슬라이드하되 움직임의 방향은 점진적으로 위쪽을 향해야 한다. 편안하고 최대한 넓게 호를 그리고, 손이 머리 위로 움직이기 위해서 필요하다면 팔꿈치를 구부려도 된다.

6. 손이 머리 바로 위까지 올라와 척추와 일직선을 이루게 되면, 동작을 잠시 멈추도록 한다.

7. 이번엔 왼쪽 무릎은 그대로 구부린 상태를 유지하고 오른쪽 무릎은 바르게 펴서 오른팔, 척추와 일직선을 이루게 한다.

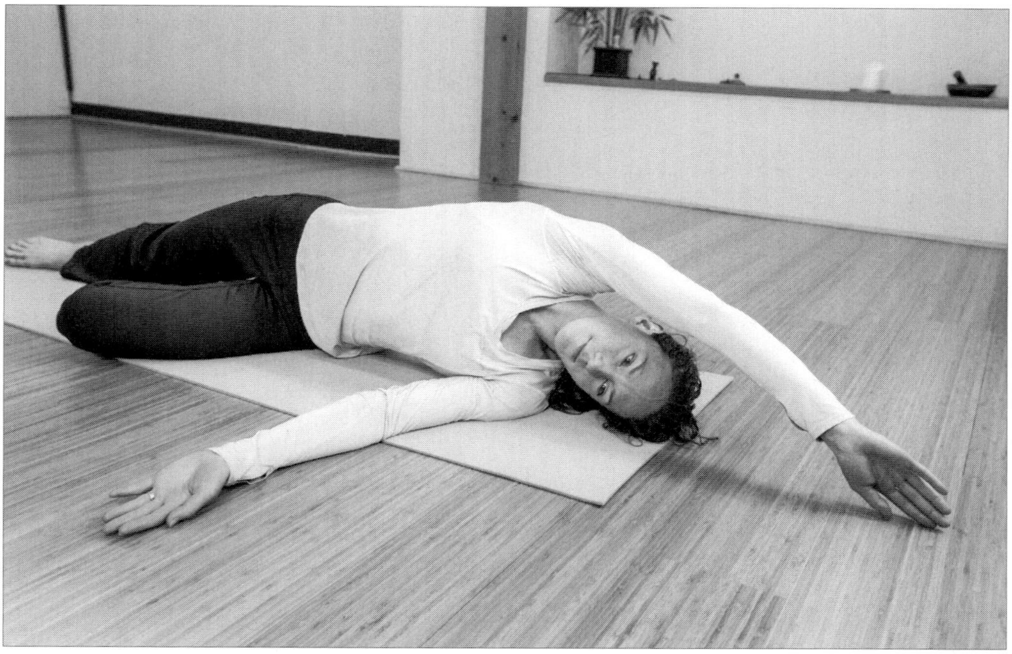

8. 오른발의 뒤꿈치 안쪽이 바닥에 닿게 하고 몸으로부터 멀어지게 살짝 밀어낸다.

   이 동작은 매우 작은 범위에서 움직임이 일어난다. 만약 발이 몸으로부터 멀어지게 슬라이드하는 것이 힘들다면, 먼저 몸 쪽으로 당겨 슬라이드했다가 다시 멀어지게 슬라이드해보도록 한다.

   오른쪽 발꿈치를 몸 쪽으로 당기거나 멀게 할 때, 바닥에 닿은 오른손에 어떤 변화가 느껴지는가?

9. 이번엔, 오른쪽 발뒤꿈치를 몸에서부터 멀어지게 슬라이드하고, 오른손은 머리로부터 멀리 밀어내서, 몸의 오른편 전체가 길어지게 한다.

   몸 왼편이 얼마나 짧아지는지 그리고 오른쪽 허리는 천장을 향해 얼마나 늘어나는지 느껴보도록 한다.

10. 몸을 돌려 등이 바닥에 닿게 누워 휴식을 취한다.

몸 오른편과 왼편 사이의 차이가 느껴지는가? 어느 쪽이 길어진 것 같은가?

11. 다시 왼편으로 돌아 눕고 왼쪽 무릎을 구부린 자세를 취한다. 오른손은 머리 바로 위에 위치시키고 척추와 일직선을 이루도록 한다.

12. 손이 자연스럽게 앞에서 뒤로 돌아가게끔 머리 뒤로 슬라이드시킨다. 이렇게 자세가 전환되는 포인트에서 손이 돌아가는 정확한 지점이 느껴질 때까지 손을 이리저리 움직이도록 한다. 손의 움직임에 맞춰 머리와 몸통 전체 역시 돌아가게 둔다.

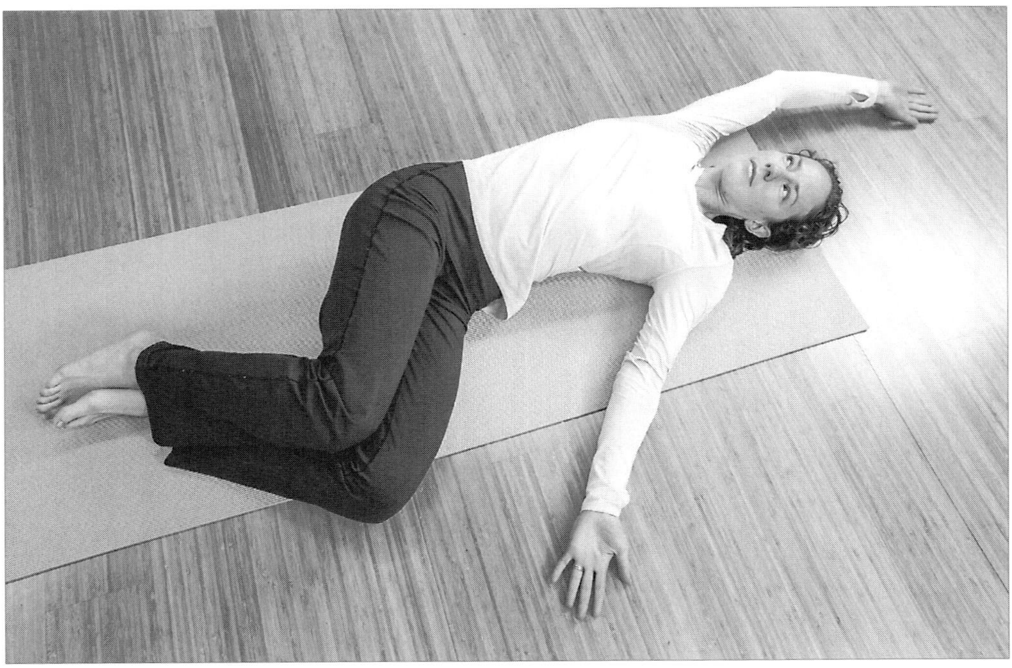

두 자세를 여러 차례 왔다 갔다 하면서 오른팔을 길게 만들려는 시도로 오른편 흉곽과 겨드랑이가 열리는 듯한 느낌을 느껴보고 바닥에 눕는다.

13. 이제 왼팔과 직선을 이룰 때까지 오른팔로 더 넓게 호를 그리도록 한다. 오른쪽 어깨 뒤편이 바닥에 붙게 하여 어깨관절에 당기는 느낌이 들지 않도록 한다.

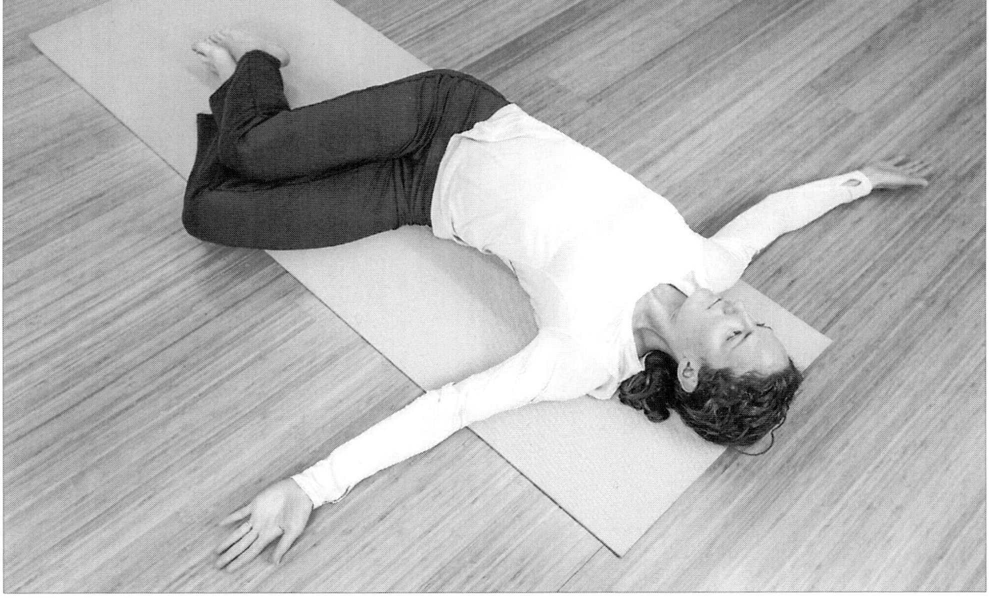

14. 오른쪽 무릎이 왼쪽 무릎에서 떨어지는가? 그렇다면 오른팔을 고정하고 오른쪽 무릎을 약간 몇 차례 왼쪽으로 움직여라. 이 동작을 하여 척추에서 회전이 증가하는 것을 느껴 보라.

15. 오른쪽 무릎을 자유롭게 놔두고, 오른팔을 내려 오른쪽 고관절을 지나 다시 왼손 위에 오도록 크게 원을 그린다.

16. 큰 원을 여러 차례 그리길 반복하고, 매우 천천히 조심스럽고 신중하게 동작한다.

팔과 전신 사이의 연결에 주목하고, 흉곽, 척추, 심지어 골반으로부터의 다양한 각도에서의 모든 근육 작용들에 집중하라. 팔이 움직이는 각도에 따라 발생하는 각각의 당김 작용선을 느끼고, 팔의 움직임에 따라 발생하는 몸통과 골반의 보상적 움직임의 차이를 느껴라. 동작을 매우 천천히 신중하게 하여 팔이 돌아갈 때 각 각도에서 생기는 긴장을 균등히하여, 움직임이 부드럽고, 조화로우며, 편안하게 이루어지게 하고 호를 그리는 각 각도가 원활하도록 한다.

17. 준비가 되면 일어나서 주위를 조금 걸어보고 오른편과 왼편 사이의 차이를 느껴보라. 걸음을 걸을 때, 어느 쪽 팔의 스윙이 몸통, 고관절, 다리의 움직임과 더 통합되어 이루어지는가?

만약 확실한 차이가 느껴진다면, 바닥으로 돌아가 누워 위 레슨을 반대 방향으로 실행한다. (차이가 없다면 신경쓰지 않아도 된다.)

변형

비슷한 동작을, 벽을 가까이에 두고 서서 할 수도 있다(벽 공간이 넓어야 한다). 오른쪽 어깨를 움직일 때, 오른쪽 발꿈치, 고관절, 어깨를 벽에 붙이고 오른손은 머리 위로 크게 호를 그리며 머리를 지나, 몸 뒤, 몸 앞, 다시 머리 위까지 돌리도록 한다.

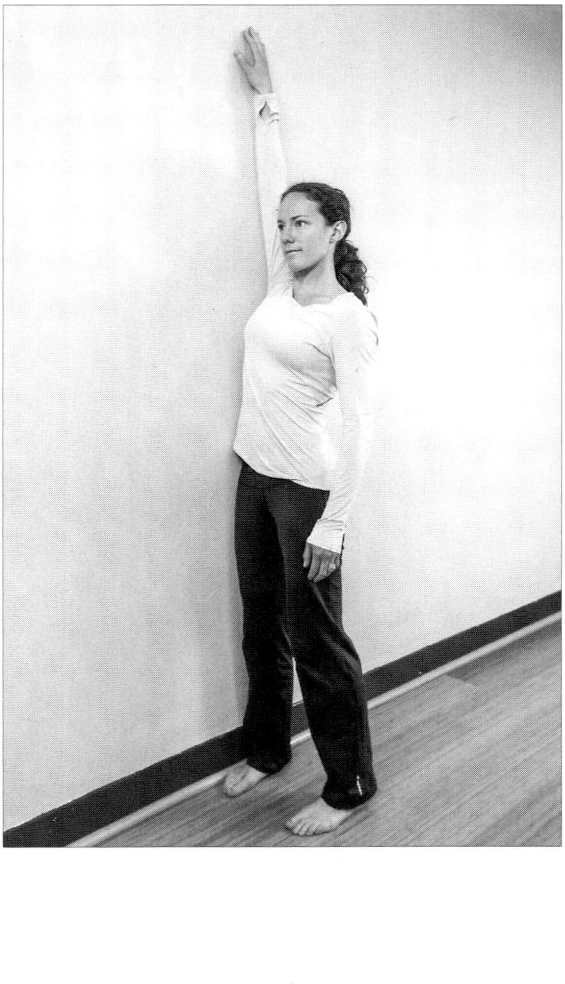

15. 근본적인 고관절 굴곡

목적

아기나 파충류에서 보이는 근본적 패턴을 통해 고관절 굴곡을 개선한다. 이 패턴은 고관절 굴곡과 외회전 그리고 내전 동작을 결합하여 고관절 중심화를 돕는다. 이 동작은 또한 고관절 중심화에 완전히 적합하지만은 않는 다른 고관절 굴곡근들(TFL, 대퇴직근과 내전근들)보다 먼저 요근을 활성화시킨다.

주의: 이번 레슨 동작은 미끄러지는 움직임이 필요하므로, 마찰이 심하지 않은 표면에서 하는 것이 좋다.

움직임

1. 등을 바닥에 대고 눕는다.

   양 발끝이 어느 쪽을 향하고 있는지 알 수 있는가? 곧바로 천장을 향하고 있는가 아니면 바깥을 향하는가? 발꿈치는 바닥에 붙어 있는가?

2. 오른쪽 무릎이 구부러지기 시작할 때까지 돌려라. 무릎을 돌리기 시작하자마자, 구부러지려는 것을 확인하라. 천천히 여러 차례 회전해보고 이 신기한 동작 사이의 관련성을 느껴보도록 한다.

3. 오른발의 바깥쪽이 바닥에 놓일 때까지 무릎을 더 돌리도록 한다. 그러고 나서 발을 바로 위쪽으로 슬라이드하여 오른쪽 좌골 쪽으로 당긴다. 동작을 다시 반대로 하여 오른쪽 다리를 다시 편다. 이 움직임을 여러 차례 천천히 신중하게 반복하여 무릎 회전, 무릎 굴곡, 그리고 발을 슬라이드하는 동작 사이의 관계를 느끼도록 한다.

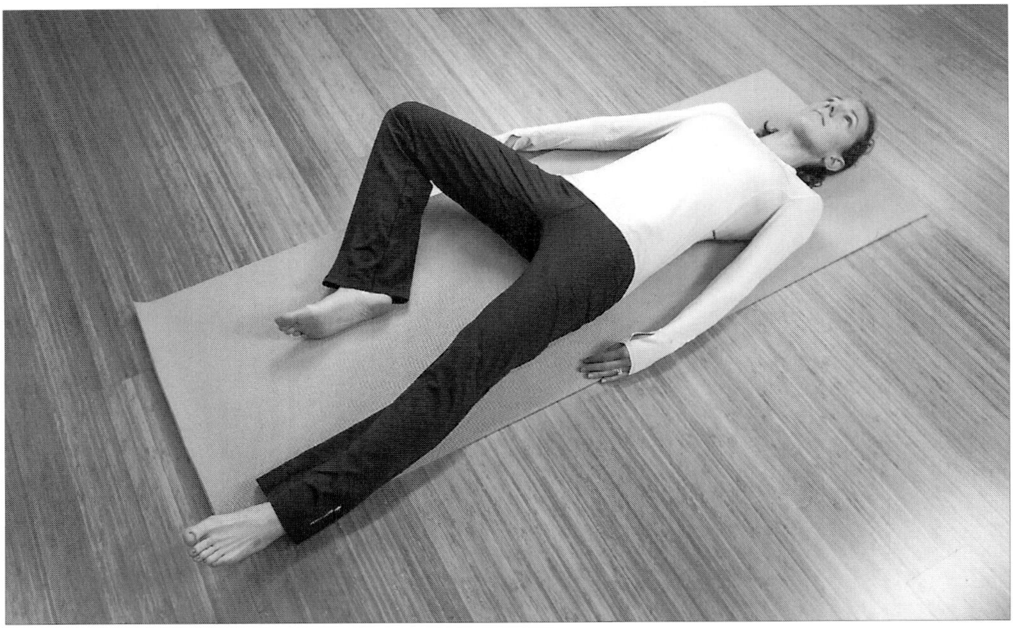

발을 어느 정도까지 쉽게 당길 수 있는가? 대부분의 경우, 대략 반대쪽 무릎까지 올라온다.

발을 위아래로 슬라이드하는 동안, 다리가 옆으로 떨어지게 하여 오른쪽 안쪽 허벅지 근육들이 이완되게 하라.

4. 양 다리를 펴고 오른발과 왼발을 붙여 비교한다. 어느 쪽 발의 발가락이 더 바깥을 향하고 있는가?

5. 같은 동작을 왼쪽 다리로 하여, 무릎이 구부러질 때까지 회전시키고 발을 슬라이드하여 위로 당긴다.

개구리 다리를 상상하고 동작을 한다. 허벅지 안쪽 근육들이 얼마나 이완되는가?

6. 여러 차례 반복하고 난 뒤, 왼발을 오른쪽 무릎 건너편으로 보내라. 왼발 날이 바닥에 놓이도록 한다. 왼쪽 무릎이 떠 있는 상태에서 왼발 날을 흔든다. 왼쪽 무릎을 흔들 때마다 왼쪽 새끼발가락과 뒤꿈치가 번갈아가면서 바닥으로부터 떨어지게 하는 것이다.

   마치 흔들의자가 움직이는 것처럼 발날을 굴리도록 한다. 이 동작을 통해, 고관절에서 미세한 움직임이 일어나는 것이 느껴지는가?

7. 왼쪽 다리를 펴고 휴식을 취한다. 발의 위치와 두 뒤꿈치가 바닥에 붙은 위치를 확인한다.

8. 배를 바닥에 대고 돌아눕는다. 양손을 머리 옆에 두고 고개는 오른쪽으로 돌린다. 양발은 편안한 위치로 벌린다.

9. 골반을 왼쪽으로 조금 돌려 오른쪽 골반이 바닥으로부터 떨어지게 한다. 이 동작을 할 때, 오른쪽 무릎이 구부러지는지 확인한다. 무릎이 구부러지게 두고 오른발과 무릎을 위쪽으로 당긴다.

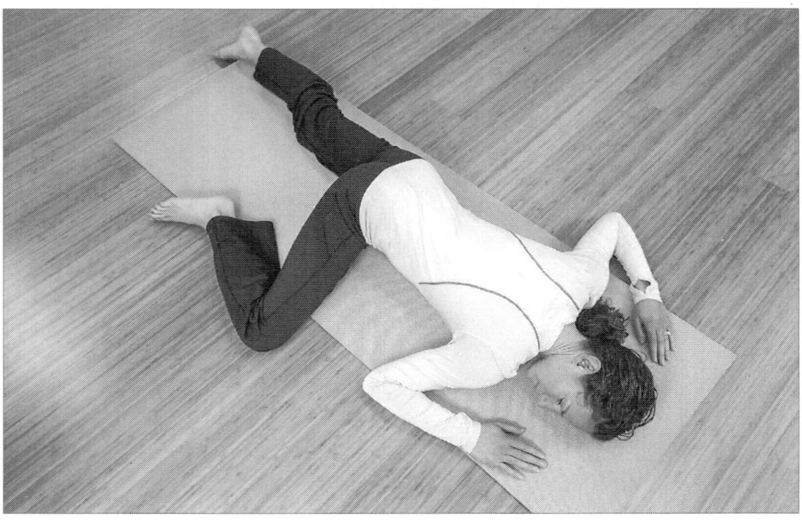

10. 이 동작을 여러 차례 신중히 반복하되 다음과 같이 연속적으로 움직인다. 골반을 회전하고, 오른쪽 무릎을 구부리고, 오른발 안쪽을 바닥으로 돌리며 위로 당긴다.
11. 머리를 반대쪽으로 돌리고 (반대편으로) 같은 동작을 한다. 다만 이번에는 왼손으로 푸시

업 자세를 취해 왼손의 힘으로 몸이 오른쪽으로 조금 더 움직이게 한다. 이렇게 함으로써 왼쪽 무릎이 올라오게끔 한다. 이 동작이 편해지면, 왼손의 도움 없이 움직였을 때 움직임이 더 수월해졌는지 확인한다.

12. 이번엔 왼쪽 무릎을 허리까지 당겨놓는다. 그리고 골반을 왼쪽으로 밀어서, 왼쪽 무릎이 몸으로부터 멀어지게 슬라이드시키고, 무릎을 바깥으로 편다. 무릎을 원상태로 슬라이드시키고 이 동작을 여러 차례 반복한다.

   슬라이드시킨 무릎이 왼쪽 서혜부 근육을 얼마나 스트레칭시키는지 확인한다. 무릎을 옆으로 폈을 때 왼쪽 골반이 얼마나 바닥에 가까이 붙는가?

13. 무릎을 위아래로 움직여 슬라이드시키는 동작으로 돌아가서 얼마나 동작이 쉬워졌는지 확인해보라.

14. 몸을 돌려 등을 바닥에 대고 휴식을 취한다. 발의 위치를 확인한다. 발이 더 바깥으로 향해 있는가?

15. 자리에서 일어나 주위를 걸어본다. 고관절을 구부려 다리를 앞으로 가져왔을 때, 개구리 다리 움직임의 여파가 느껴지는가?

변형

다음은 같은 개념의 몇 가지 변형 동작들이다.

- 바닥에 등을 대고 누워 발을 위로 슬라이드할 때, 바닥에 닿은 골반이 슬라이드하는 무릎 쪽으로 살짝 회전하는가? 허리가 바닥에서 떨어지는가? 골반과 허리를 안정적으로 유지하면서 발을 슬라이드할 수 있는가?

- 한쪽 발을 슬라이드할 때, 다른 쪽 발은 아래로 슬라이드한다. 리드미컬하게 움직일 수 있는지 본다.

- 한쪽 발은 '위로 당겨진' 위치에 두고 다른 쪽 발을 위아래로 슬라이드한다. 이렇게 하는 것이 허리를 더 쉽게 안정화시키는가?

- 두 발을 동시에 위아래로 슬라이드한다. 허리가 바닥에서 떨어지는가? 허리를 중립적인 위치에 두고 움직일 수 있는가?

- 위쪽으로 슬라이드하는 동작을 하면서 한쪽 무릎을 안쪽으로 회전시키도록 한다. 이번엔 발의 안쪽으로 움직인다.

- 배를 바닥에 두고, 양손은 푸시업 자세를 취한 뒤 한쪽 다리씩 위로 슬라이드하도록 한다. 한쪽 다리가 올라올 때, 양손을 이용해서 머리를 들고 돌리는 것을 도와 어깨 아래로 다리가 올라오는 것을 보도록 한다. 동작이 도마뱀같아 보이는가?

16. 심부 굴곡 동작 차원에서 고관절 컨트롤 능력 개선하기

목적

고관절 내회전과 스쿼트 동작에서 필요한 고관절의 깊숙한 굴곡 작용의 협응을 개선한다. 사람들은 습관적으로 고관절을 깊이 있게 굴곡하는 자세를 피하려 한다.

주의: 이번 레슨은 허리를 굴곡할 때 허리통증이 악화되는 사람에게는 적합하지 않다.

움직임

1. 발바닥을 마주하고 앉는다.

2. 왼손을 몸 뒤에 두어 몸을 지탱하고 오른손으로 오른발 바깥을 잡는다. 엄지손가락과 나머지 손가락은 발바닥에, 손바닥은 발등에 둔다.

3. 오른손을 이용하여 오른발을 천장으로 들었다가 바닥으로 내리고 이 동작을 여러 차례 반복한다.

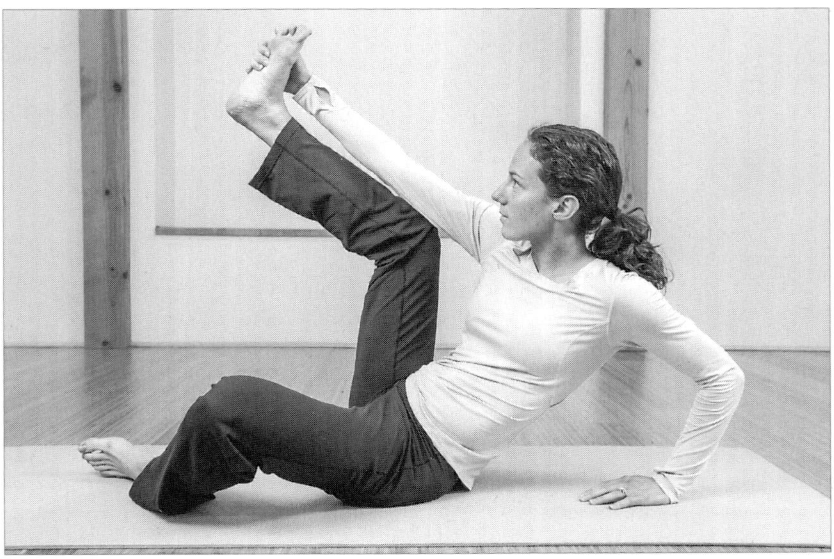

다리가 얼마나 무겁게 느껴지는가? 쉽게 높이 들 수 있는가? 높게 들기 위해 무리하지 말고, 저항이 느껴지는 지점에서 멈춘다. 만약 유연성이 부족하여 발을 들기 힘들

다면, 다른 부분(발목이나 바짓가랑이)을 잡거나 아니면 스트랩을 이용하도록 한다.

4. 발을 잡은 손을 놓고 앉은 자세로 휴식을 취한다.

5. 같은 방식으로, 왼손으로 왼발을 잡고 들었다 내렸다 한다. 오른팔 쪽으로 몸을 기울여, 기댈 수 있도록 한다.

   오른쪽보다 가벼운가, 무거운가? 왼팔이 마치 밧줄이라 생각하고, 발을 들 때 길어지도록 한다.

   손이 아닌 전완으로 몸을 기울여보라. 발이 더 높이 올라가는가?

6. 동작을 멈추고 등을 대고 누운 뒤, 바닥에 양발을 붙여 세운다.

7. 오른발을 왼쪽 허벅지에 교차해놓고 이전과 같은 방식으로, 오른손으로 오른발을 잡는다. 왼손은 머리 뒤에 놓는다.

8. 오른발을 오른손과 함께 천장으로 들고, 이와 동시에 왼손을 이용하여 머리를 들어올린다. 여러 차례 반복한다.

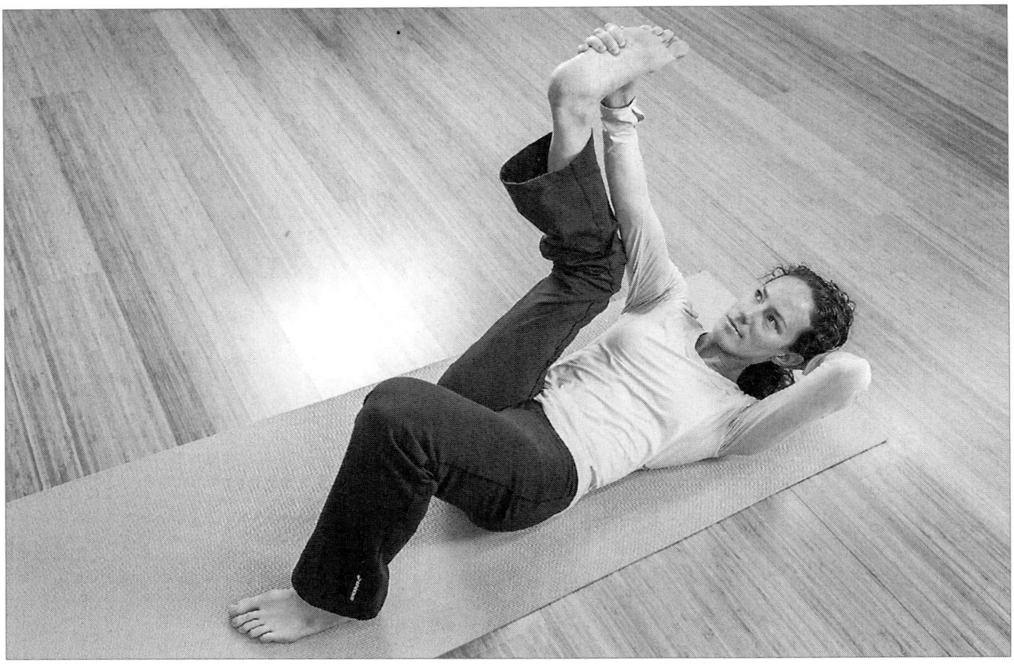

발을 위로 올리기 위해 몸 전체가 얼마나 접히는지 보라. 다리를 들어올릴 때마다 다리에 생기는 긴장을 줄여 점차 가볍게 느껴지도록 한다. 매번 발은 허벅지 쪽으로, 머리는 바닥으로 낮춘다.

9. 오른쪽을 내려 바닥에 놓고 휴식을 취한다.

10. 왼발을 오른쪽 허벅지에 놓고 왼손으로 오른발을 잡는다. 오른손은 머리 뒤에 놓은 뒤, 위와 같은 방식으로 여러 차례 동작을 반복한다.

    발을 들기 위해 골반이 얼마나 머리 쪽으로 회전하는지 보라. 동작을 지탱하기 위해 오른발을 바닥으로 밀어라. 팔을 뻗기 위해 왼쪽 어깨가 바닥으로부터 얼마나 떨어지는지 느껴보라.

11. 다음으로 왼발을 위로 든 뒤, 무릎을 왼쪽 팔꿈치 안쪽으로 들어오게 하며 구부려 발바닥이 몸 왼편 바닥으로 내려오게 한다.

12. 다음으로 발을 들어 이번엔 무릎이 팔꿈치 바깥을 지나도록 하면서 구부려 발을 오른쪽 허벅지 바로 위로 내린다. 위 동작과 번갈아가면서 반복하여, 발을 들었다 내렸다 하고 무릎이 왼쪽 팔꿈치 안쪽과 바깥을 지나도록 한다. 이 동작을 하기 위해 고관절, 가슴 그리고 어깨에서 어떤 움직임이 일어나야 하는지 느껴보도록 한다.

13. 동작을 마치면 바닥에 등을 대고 잠시 휴식을 취하고 허리에서 어떠한 긴장도 느껴지지 않는지 확인한다.

14. 다시 양 발바닥을 붙이고 앉은 자세로 돌아간다.

15. 이전 동작에서 했던 것처럼 오른발을 잡고 발을 들었다 내렸다 한다. 이때 무릎이 오른쪽 팔꿈치 바깥에 위치하고 있어야 한다.

16. 다음엔 오른발을 들고, 오른쪽 무릎이 오른쪽 팔꿈치 안쪽을 지나게 하고, 발을 바닥으로 내려 무릎, 다리, 발 안쪽이 바닥에 놓이게 한다.

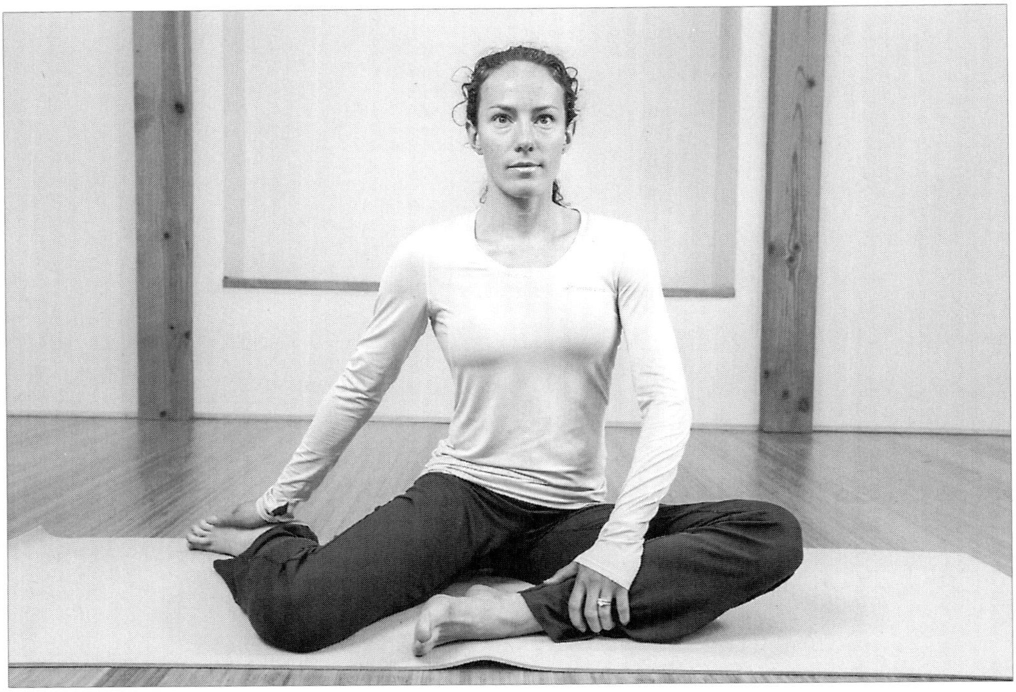

17. 다시 발을 들고 무릎이 팔꿈치 바깥을 지나게 한 뒤, 발을 위로 들고 내리기를 계속한다. 매번 무릎이 팔꿈치의 안쪽과 바깥쪽을 지나게 해야 한다.

동작을 반복할 때마다 무릎이 팔꿈치를 지나도록 고관절, 몸통, 그리고 견갑골에서 일어나는 움직임을 찾아서, 이 움직임이 더 부드럽고 물 흐르듯이 이루어지게 한다.

18. 발을 놓고 휴식을 취한다.

19. 왼손으로 왼발을 잡고 왼쪽 무릎이 팔꿈치 안팎을 지나게 하면서 발을 들었다 내렸다 한다.

20. 다음으로 왼발을 들어 오른쪽으로 넘겨 오른쪽 허벅지 옆 바닥에 둔다. 이때 마치 왼발로 딛고 선 것처럼 왼발을 바닥에 단단히 붙이도록 한다.

21. 발을 공중으로 들고 무릎이 팔꿈치 안을 지나 왼발과 내린 다리의 안쪽이 몸의 왼편과 뒤쪽 바닥에 붙도록 한다. 오른손으로 단단히 몸을 지탱하고 천천히 신중하게 위 동작과 번갈아가면서 반복하도록 한다.

    한 자세에서 다른 자세로 최대한 부드럽게 전환이 되도록 고관절 안쪽, 몸통, 그리고 어깨에서 일어나는 움직임들을 느껴보도록 한다.

22. 오른편으로 같은 동작을 반복한다. 발을 바닥에 붙일 때마다, 편하게 느껴지는 새로운 지점을 찾도록 한다. 몸의 더 앞쪽, 왼쪽, 오른쪽 혹은 더 뒤쪽에서 편한 지점을 찾을 수도 있다. 심지어 등을 대고 누워 발을 머리 위나 좌우로 움직여 놓을 수도 있다. 가능한 많은 방향과 위치를 시도해보도록 하는데, 매번 팔꿈치와 무릎이 서로 지나야 한다.

변형

양손으로 각각 양쪽 발 바깥을 잡고, 공중으로 들고, 왼쪽 무릎을 왼쪽 팔꿈치 안으로 넣고, 왼쪽 다리 안쪽을 몸 뒤에 놓는다. 동시에 오른발의 바깥쪽을 몸 앞에 놓는다. 그리고 난 뒤, 동시에 두 발을 공중에 다시 띄워 이번엔 반대로 오른발을 몸 뒤로, 왼발을 몸 앞에 둔다. 이 변형 동작은 대부분의 사람들에게 어려울 것이므로 매우 천천히 하도록 한다!

등으로 굴러 누우면서 다시 앉은 자세를 취할 때 발을 잡는 다양한 방법들이 있다. 레슨 19에서 몇 가지 예를 들 것이다.

17. 엉덩이 근육 활성화하기

목적

이번 레슨의 목적은 엉덩이 근육을 활성화시키는 것이다. 많은 치료사들과 트레이너들은 엉덩이 근육이 억제inhibition되기 쉬운 근육이라고 생각한다. 대부분 엉덩이 근육을 활성화시키는 드릴을 한 자세(일반적으론 브릿지 자세)에서 가능한 강하게 수축시키는 것을 중점으로 삼는다. 이번 레슨에선 기능적 활동에서 엉덩이 근육을 활성화시키는 여러 가지 다양한 자세들과 수축 방법들을 제시할 것이다. 아래에서 제시하는 한 가지 혹은 그 이상의 움직임들은 선수 활동에 유용한 동적 웜업으로 활용될 수 있다.

움직임

1. 등을 바닥에 대고 양다리를 바르게 편다. 양쪽 엉덩이 근육을 여러 차례 강하게 수축한다. 엉덩이 사이에 호두를 넣고 깨부순다는 상상을 하라.

   엉덩이 근육을 수축하는 것이 골반을 바닥으로부터 들어올리는지 확인하라.

   수축 정도가 얼마나 강한가? 두 손을 사용하여 엉덩이 근육의 어느 부분이 수축을 하고 어느 부분이 수축하지 않는지 확인하라. 좌우 엉덩이 근육의 수축이 다른 양상을 보이는가?

2. 오른쪽 엉덩이 근육만 수축을 하고 왼쪽 근육은 완전히 이완되어 있는 상태를 유지하라. 오른쪽 엉덩이 근육만 수축을 하면 오른쪽 골반이 바닥으로부터 약간 떨어지게 되어 골반이 왼쪽으로 회전하게 될 것이다.

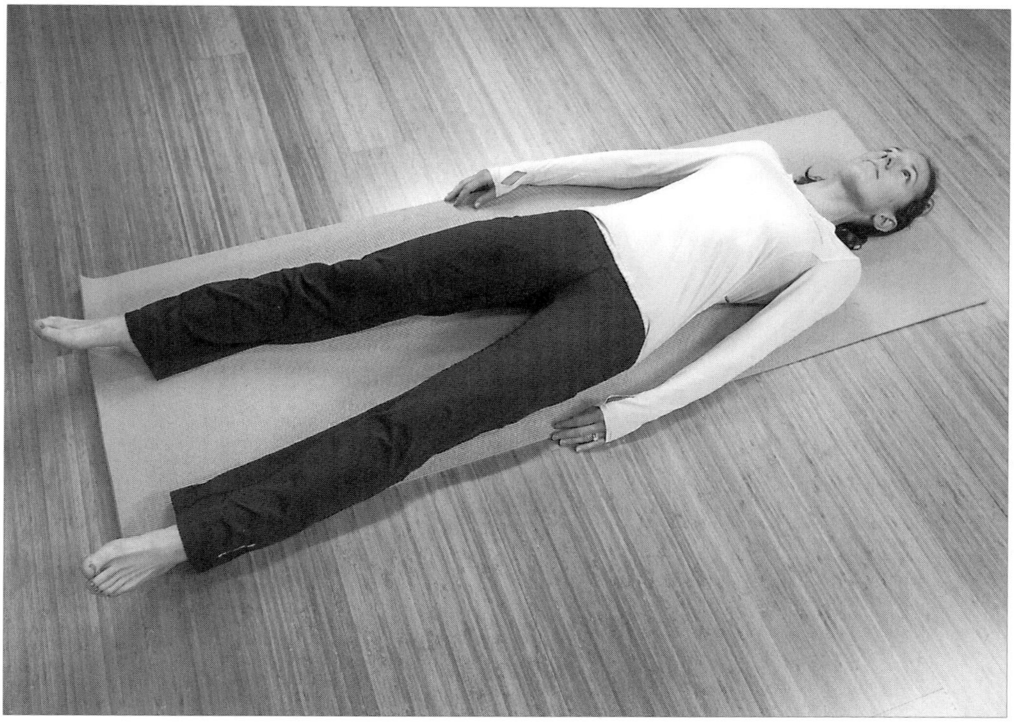

엉덩이 근육을 완전히 수축하기까지 얼마나 걸리는가? 완전히 이완될 때까지 얼마나 걸리는가?

3. 가능한 빨리 오른쪽 엉덩이 근육을 수축 이완시켜, 골반의 오른편이 점프하고 착지하게 한다.

4. 이번엔 가능한 천천히 오른쪽 엉덩이 근육을 수축 이완시켜, 골반 오른편이 부드럽게 올라갔다 내려갔다 하게 한다.

   움직임이 급격히 빨라지거나, 혹은 삐걱거리고 덜커덩거리는 순간이 있는가? 이런 상황을 부드럽게 만들도록 노력한다.

5. 같은 움직임을 왼편에서 반복하되, 오른편은 이완 상태를 유지하도록 한다. 어느 쪽이 움직임을 컨트롤하기 더 쉬운가? 어느 쪽의 수축이 더 강한가?

6. 이제 엉덩이 근육을 한쪽씩 수축하여 골반이 좌우로 회전하게 한다. 동작을 매우 천천히 부드럽게 했다가 매우 빠르고 가볍게 해본다.

7. 양쪽 엉덩이 근육을 여러 차례 파워풀하게 수축하고 그 근력과 수축의 정도를 확인한다. 처음에 수축했을 때와 비교해 어떤 변화를 느낄 수 있는가?

8. 다음은 지금까지 시도한 수축 형태이다.

   - 양쪽을 동시에 최대한의 노력으로 수축한다.
   - 한 번에 한쪽씩 수축한다.
   - 좌우로 번갈아가며 수축하여 왔다 갔다 한다.
   - 가능한 빠르게 수축과 이완을 한다.
   - 느리고 점진적으로 수축과 이완을 한다.

9. 이러한 수축 형태들은 각각 다양한 자세에서 실행할 수 있다. 각 자세는 고관절에서 다양한 위치를 만들어내, 엉덩이 근육의 다른 섬유들을 강조하고 고관절 전면의 다양한 조직들(예를 들면 고관절 굴곡근과 내전근들)을 스트레칭할 수 있게 하며, 또한 무릎, 발 그리고 척추에 다양한 영향을 미친다. 이점을 유의하고 다음에 나오는 자세들에서 같은 움직임을 세부 사항들을 지키며 시도한다.

무릎 꿇은 자세

두 무릎을 꿇어 두 발이 뒤쪽에 오게 하고 두 무릎으로 선다. 엉덩이 근육을 수축시켜 치골을 코 쪽으로 당긴다. (그러나 지나치게 앞쪽으로 가진 않는다.) 혹은 배꼽을 들어올린다고 생각해도 된다.

> 고관절 굴곡근에서 강하게 스트레칭되는 느낌이 드는가? 어느 쪽이 더 강하게 스트레칭되는 느낌이 드는가? 한쪽 둔근만 수축했을 때 골반이 어느 방향으로 돌아가는가? 이 동작을 복근을 이완시킨 상태로 수행할 수 있는가?

발은 모으고 무릎은 넓게 한 무릎 꿇은 자세

이전 자세와 비교해서 어떤 차이가 있는가? 엉덩이 근육이 수축되는 정도가 강해졌는가, 약해졌는가? 자세 변화로 인해 고관절 전면이 스트레칭되는 느낌이 달라졌을 것이다. 좌우에서 일어나는 작은 변화라도 확인하라.

양 발바닥을 모으고 앉은 자세

이 자세에서 아마도 엉덩이 근육 수축을 느끼기 더 힘들 수도 있다. 수축이 잘 느껴질 때까지 충분히 반복한다. 고관절에서 움직임이 일어나는 것이 느껴지는가?

하프 닐링

한쪽 무릎은 꿇고, 다른 쪽 발은 몸 앞쪽에 위치시킨다. 어느 쪽 다리의 엉덩이 근육이 더 수축하기 쉬운가? 어느 쪽 골반이 돌아가려 하는가? 어느 쪽 고관절 굴곡근에 저항이 더 큰가?

선 자세

양발을 어깨너비만큼 벌리고 선다. 이때 발은 살짝 바깥으로 향한다. 선 자세에서 양쪽 엉덩이 근육을 몇 차례 수축하여 치골이 위로 들리게 한다. 치골이 앞쪽으로 얼마나 움직이는가? 치골이 앞으로 밀리지 않으면서 양 엉덩이 근육을 수축하고 치골을 위쪽으로 올릴 수 있는가? 어떤 부분이 하기 어려운가? 어떤 작용이 허리에 굴곡을 만드는가? 가슴의 자세가 영향을 미치진 않는가?

엉덩이 근육을 수축하는 것이 무릎 위치에 영향을 주는가? 아니면 바닥에 붙이고 있는 발에 영향을 주는가?

엄지발가락, 새끼발가락, 발꿈치의 둥근 부분을 바닥에 강하게 붙인다. 그러고 나서 엉덩이 근육을 수축하고 이 움직임으로 인해 무릎들이 바깥으로 돌아가는지, 그리고 발의 내측 아치가 짧아지고 올라가는지 확인한다. 엉덩이 근육의 활성화와 발 아치의 모양이 서로 연관되어 있는 것이 느껴지는가?

스쿼트

스쿼트 바닥 자세(마지막 자세)를 취한다. 엄지발가락, 새끼발가락, 그리고 발꿈치의 둥근 부분을 바닥에 강하게 붙이고 무릎을 바깥으로 돌리고 엉덩이 근육을 수축하여 발에 아치를 만든다. 엉덩이 근육에서 등장성 수축이 일어나는 것이 느껴지면, 엉덩이 근육을 이용해서 치골을 앞쪽과 위로 밀어내면서 일어선다. 엉덩이 근육을 완전 수축하여 일어서기를 마치고 이 동작을 반복한다.

지금까지 소개한 여러 변형 동작들을 하고 난 뒤, 일어서서 허리의 긴장 정도를 확인한다. 잠깐 주위를 걸어보고 고관절 신전의 느낌을 느껴본다. 다리를 뒤로 밀어낼 때 엉덩이 근육이 수축하는 것이 느껴지는가? 다리가 뒤로 갈 때 고관절 신전근이 이완된 것이 느껴지는가? 오른쪽과 왼쪽에 어떤 차이가 있는가?

18. 펠빅 클락(Pelvic Clock)

목적

골반의 몸 중심부 쪽 조절능력 향상과 골반이 잊은 미세한 움직임들을 체계적으로 확인하고 회복하는 것이다.

움직임

1. 등을 바닥에 대고 눕는다. 무릎을 구부리고 두 발을 바닥에 붙인다. 발 위치를 편안하게 정렬하고 고관절이 중립 자세가 되도록 한다.

   골반이 바닥에 붙은 느낌을 확인한다. 골반 어느 부분에서 가장 크게 압력이 느껴지는가? 꼬리뼈에서 천골, 허리의 굴곡을 따라 목까지 척추 전체 길이를 이미지화하라.

2. 골반 밑에 시계 그림이 그려져 있다고 상상하라. 12시는 허리 쪽, 6시는 천골 쪽, 3시는 왼쪽 골반, 9시는 오른쪽 골반 아래에 있다.

3. 골반을 굴려서 6시 방향에 골반의 가장 무거운 압력을 찍도록 한다. 허리가 바닥에서 떨어져 아치가 만들어지는 것이 느껴질 것이다. 그 다음 12시 방향으로 골반을 굴려 허리가 바닥을 누르게 한다. 이 동작을 여러 차례 반복한다.

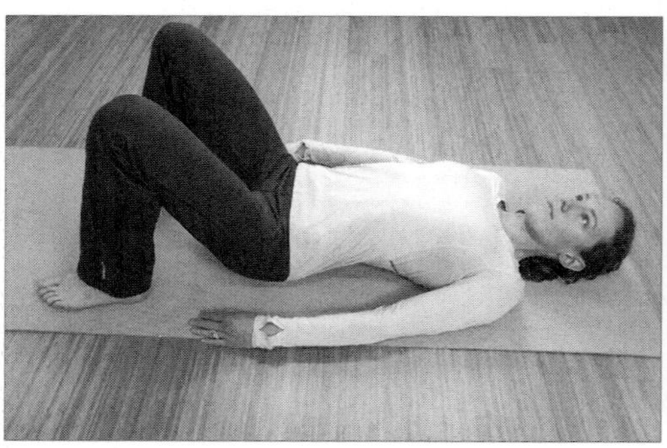

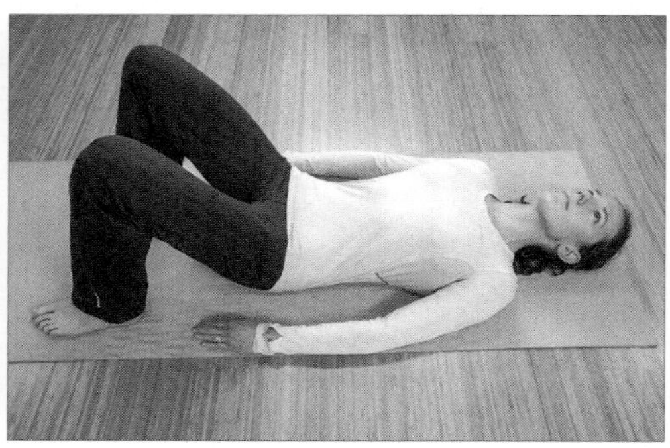

꾸준히 느리고 같은 속도로 동작 변환을 하면서 움직일 때마다 같은 압력으로 바닥을 누른다.

4. 동작을 잠시 멈춘 뒤, 다시 골반 회전을 진행하면서 머리가 바닥에 붙은 상태를 확인한다.

골반을 움직일 때, 머리가 바닥에 붙은 상태가 변하는가? 목과 턱이 자유롭게 움직이도록 놔둬서 머리가 골반의 움직임에 반응할 수 있도록 한다.

골반을 6시 방향으로 움직일 때, 머리도 마찬가지로 살짝 아래로 숙여서 턱이 가슴에 닿게 한다. 골반을 12시 방향으로 움직일 때, 척추를 머리 쪽으로 밀어서 머리가 위로 돌아가게 하여 턱이 천장을 향하도록 만든다. 머리의 움직임은 전적으로 수동적으로 나와야 한다.

5. 동작을 멈춘다.

6. 골반을 3시나 9시 방향으로 돌릴 수 있는가? 3시 방향으로 돌리기 위해, 골반의 오른쪽을 바닥으로부터 조금 띄워서 체중이 왼편에 실리게 한다. 3시에서 9시 방향으로 움직일 땐, 압력을 실은 라인(골반 아래의)을 부드럽고 똑바르게 유지하도록 한다.

골반을 움직일 때 골반을 따라 무릎들이 좌우로 기울어지는가? 양쪽 무릎은 항상 천장을 향하도록 노력한다. 무릎이 앞뒤로 움직일 순 있지만 천장을 향하게끔 노력한다. 이를 통해 고관절에서 일어나는 여러 움직임들의 차이를 느낄 수 있을 것이다.

7. 계속해서 3시와 9시 사이를 움직여라. 발을 바닥으로 밀거나 복근을 당겨서 골반을 움직이는가? 골반을 왼쪽으로 돌릴 때 오른발을 바닥으로 밀고, 골반을 오른쪽으로 돌릴 땐 그 반대로 한다. 그 다음 골반을 좌우로 돌릴 때 두 발의 힘을 균형 있게 유지하여 발이 바닥을 미는 동작의 도움을 받지 않고 골반이 움직이게 한다. 즉 골반 위쪽의 배와 허리 근육들을 이용해서 골반의 움직임을 컨트롤하라는 뜻이다. (12시에서 6시로 움직일 때도 이와 마찬가지로 한다.)

8. 동작을 멈춘다.

9. 골반을 시계 방향으로 움직일 수 있는가? 즉 1시에서 2시로 골반을 굴리고, 2시에서 3시로…, 이렇게 굴려서 원을 그릴 때까지 골반을 회전할 수 있는가?

매우 체계적이고 천천히 움직여서 혹시 뛰어넘고 지나가는 지점이 있는지, 아니면 바닥을 누르지 못하는 지점이 있는지 찾아본다. 매우 정밀하게 움직여라!

습관적으로 넘어가는 각도들을 찾아라. 의식하고 집중하여 이런 각도들을 다시 컨트롤할 수 있도록 노력한다.

집중을 하고 있는 동안 호흡을 멈추거나, 배, 손, 얼굴 혹은 턱에서 과도한 근육 긴장을 만들지 않도록 한다.

10. 동작을 멈춘다.

11. 이번엔 반시계 방향으로 돌려보고 반시계 방향으로 돌렸을 때 움직임에 영향을 주는지 본다.

12. 시계의 분 단위 위치로 움직임이 익숙해지면, 원을 그리는 속도를 높이거나, 원을 크게 그리거나 작게 그리거나, 또 시계를 사선으로 가로질러 다양한 방향으로 움직여본다.

13. 골반으로 원을 그릴 때, 몸의 다른 부분에서도 회전이 일어나는가? 머리가 바닥에서 회전하는가? 배꼽은 어떤가? 흉골은? 각 견갑골이 번갈아가면서 회전하기 위해 그 아래에 압력이 발생하는 게 느껴지는가?

변형

다양한 자세에서 이와 유사한 시계 동작을 할 수 있다.

양 발바닥을 붙이고 바닥에 등을 대고 눕는 자세

등을 바닥에 대고 눕는데, 양발을 바닥에 세우는 대신 양 발바닥을 붙여놓아 양쪽 무릎이 바깥쪽으로 벌어지게 한다. 이 자세에서 시계 움직임을 하게 되면 고관절에 추가적인 모빌리티가 필요하게 된다.

양 발바닥을 붙이고 앉은 자세

이 자세를 취할 때 자세를 지탱하기 위해 양손을 몸 뒤에 놓거나 팔꿈치에 기댈 수 있다.

팔꿈치에 기댈 경우 시계가 더 커지고 움직임이 더 자유로워질 것이다. 손으로 몸을 지탱할 때는 고관절 굴곡의 마지막 범위에서 더 많은 컨트롤 능력이 필요할 것이다.

이 자세에서는 골반 움직임에 따른 배, 흉골, 그리고 머리의 통합된 움직임들에 집중할 수 있다. 골반이 6시 방향으로 움직일 때, 배는 전방으로 확장될 수 있고, 배 속으로 숨을 들이마시게 된다. 골반을 뒤쪽 방향으로 돌릴 때, 숨을 내쉬면서 가슴을 숙이는 동작과 조화를 이루도록 한다.

골반을 왼쪽으로 회전할 때, 오른손에 체중이 더 실리는 것을 확인한다. 이때 머리는 균형을 맞추기 위해 오른쪽으로 움직이려고 할 것이다.

골반을 돌릴 때 머리, 배꼽, 흉골 그리고 견갑골에서도 회전이 일어나는지 확인한다.

의자에 앉아서

의자에 앉아 있을 때 이와 같은 회전 동작들을 몇 번 해본다. 이를 통해 몸 중심에 대한 인지와 감각을 느껴보도록 한다. 머리는 항상 골반 위에 위치하도록 한다.

선 자세

골반 바닥에서 어떤 광선이 나와 바로 아래 바닥을 비춘다고 상상하라. 바닥에 원을 그린다고 생각하라. 살사춤이나 벨리댄스의 웜업 동작으로 좋을 것이다.

19. 등을 대고 누운 자세에서 앉는 자세로 움직이기

목적

고관절 내전근과 외회전근의 기능을 훈련하는 재미있는 발달학적 패턴으로 움직이기.

움직임

1. 두 발바닥을 모으고 앉는다. 오른손으로 오른쪽 발꿈치를 컵 모양으로 감싸쥔다. 왼손으로 오른발 바깥쪽을 아래에서 잡는다. 엄지손가락은 다른 손가락들과 같은 쪽에 둔다.

2. 두 손을 이용하여 오른발을 들었다가 내린다. 발이 얼마나 무겁게 느껴지는가? 편안한 느낌으로 얼마나 높이 올라가는가? 발을 쉽게 올리기 위해 골반을 뒤쪽으로 회전시켜야 하는가?

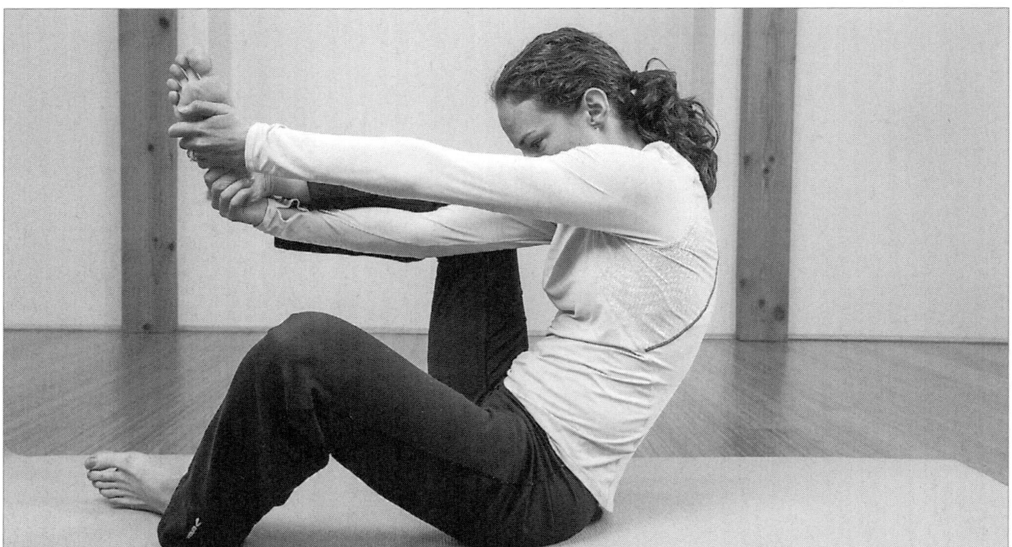

3. 동작을 멈추고 휴식을 취한다.

4. 두 손을 이용해 발을 시작 자세(양 발바닥을 모은다)로 놓는다.

5. 양 발바닥 사이에 큰 유리판가 있다고 상상한다. 오른발을 들어서 유리판 위에서 오른쪽 뒤꿈치로 큰 원을 그린다. 발을 위로 들 때는 몸쪽으로 가져오고 내릴 때는 몸에서부터 멀어지게 한다.

   원을 그리면서 고관절을 느슨하게 한다. 발을 움직일 때 골반을 회전하고 척추를 구부려서 원을 점점 크게 그린다. 원을 그리는 방향을 바꾸고 계속 원의 크기를 늘린다.

6. 등을 대고 눕고 양 발바닥을 모은 채 휴식을 취한다.

7. 오른발을 앞과 마찬가지 방법으로, 오른손은 뒤꿈치를 왼손은 아래쪽에서 발날을 잡는다. 오른발을 허공에 높이 들고 내린다. 오른발을 들 때 머리도 동시에 들고, 발을 내릴 때 머리도 같이 바닥에 놓는다.

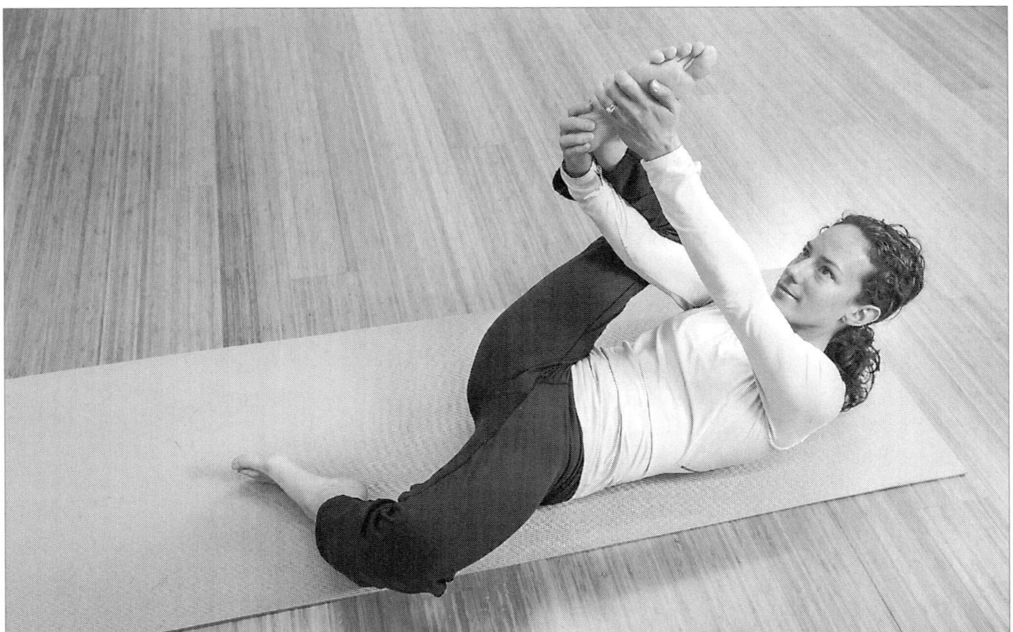

   몸이 접힌 앞쪽 면이 어떤 느낌인지 확인하고, 발과 머리를 드는 동작을 위해 허리를 바닥으로 더 밀어낸다. 머리와 발을 얼마나 높이 들 수 있는가?

8. 동작을 멈춘다.

9. 몇 차례 더 발을 드는데, 이번에는 머리를 바닥에 붙인 채로 한다. 다음에 발을 들 때는 오른발을 몸 오른편으로 더 움직여서 오른쪽 허벅지와 무릎이 바닥에 가도록 한다. 동작을 되돌린 뒤, 이 동작을 여러 차례 반복하면서 등 모양의 둥근 정도를 느끼고 다리를 돌리는 속도를 정밀하게 조절하는 법을 익숙하게 한다.

10. 이번에는 오른쪽 다리 위쪽(무릎 위쪽 부분)을 바닥에 붙인다. 이 동작을 할 때 몸을 굴려 옆으로 앉는 자세를 취할 수 있는가? 이 동작을 몇 차례 시도해보고 몸이 어떻게 움직이는지 본다. 누운 자세에서 몸을 세우기 위해 많은 힘이 필요하거나 힘껏 애써야 하는가? 공들여 노력해보자.

11. 다시 앉은 자세로 돌아와 좀 전과 같은 방식으로 발을 잡되, 이번엔 왼발을 몸 뒤쪽에 둔다. 즉 왼쪽 무릎이 오른발 근처에 오고 왼쪽 다리 안쪽은 바닥에, 왼쪽 아래 다리는 몸 뒤쪽 방향으로 향하게 둔다는 뜻이다.

12. 오른발을 종전과 같은 방식으로, 오른손은 발꿈치를 컵 모양으로 잡고 왼손은 아래에서 발 바깥쪽을 잡는다.

13. 이 자세에서 머리를 바닥으로 내렸다가 다시 든다. 머리를 아래로 내릴 때마다 동작이 편안한 상태로 최대 범위가 나올 때까지 무겁게 내린다. 오른쪽 고관절에서 스트레칭이 되는 느낌이 나와야 한다. 머리를 바닥에 댈 수 있는가?

14. 머리를 바닥 쪽으로 가능한 멀리 내리거나 혹은 머리를 바닥에 놓을 수 있다면, 오른쪽 무릎에서부터 오른발까지 머리를 이용해 좌우로 호를 그리도록 움직인다(좌우로 쓸 듯이). 머리카락으로 바닥을 좌우로 쓴다고 상상한다. 바닥의 어느 부분을 더 깨끗하게 쓸어낼 수 있는가? 발 쪽인가 무릎 쪽인가?

15. 이번엔 머리를 오른쪽 무릎 쪽으로 쓸 듯이 움직인다. 머리가 몸 뒤쪽 방향으로 가게끔 그대로 무릎을 지나 오른쪽 어깨, 등위로 몸이 회전할 때까지 움직인다.

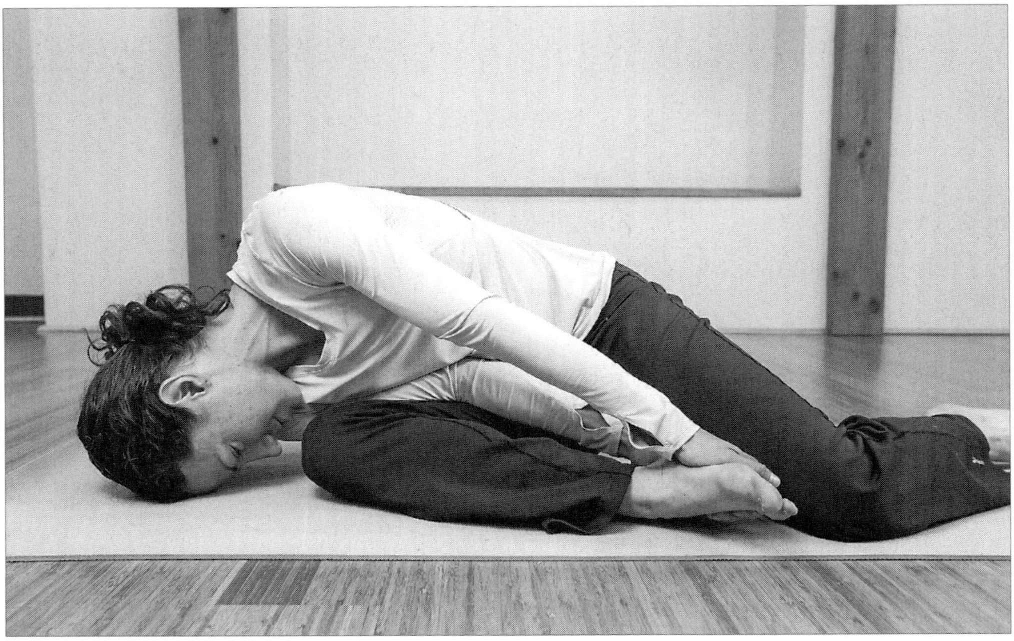

16. 이제 잠시 전 자세처럼 등을 바닥에 붙이고 왼쪽 무릎은 벌려서 떠 있는 자세를 취한다. 이때 양손은 여전히 오른발을 잡은 상태를 유지한다. 동작을 반대로 해서 다시 앉은 자세를 취할 수 있는가?

17. 오른쪽 무릎은 바닥에 붙인 채 오른발을 오른쪽으로 돌려 든다. 이때 머리는 오른쪽 무릎 너머로 내려놓는 것이 중요하다.

무릎에 키스를 한다는 느낌으로 동작을 한다. 이를 통해 오른쪽 고관절 심부 근육들이 부하를 받게 될 것이다. 고관절 심부 근육들이 완전히 부하를 받게 되면, 이 근육들이 활성화되어 아주 적은 노력으로도 척추를 수직으로 세우기 위해 활성화될 것이다. 또한 오른쪽 전완과 팔꿈치를 이용해서 옆으로 앉는 자세를 취할 수 있다.

18. 만약 이와 같이 자세를 전환하는 것이 힘들다면, 단순히 옆으로 앉는 자세를 취하고, 머리를 바닥으로 내리고, 무릎을 지나 쓸 듯이 오른쪽으로 움직이고, 등을 바닥에 대고 눕기 전에, 다시 동작을 거꾸로 되돌려 옆으로 앉는 자세로 돌아간다. 무릎을 지나 동작을 되돌리는 지점을 점차 늘려나간다. 머리를 계속해서 오른쪽으로 가져가고 동작을 되돌릴 수 있다면, (양손으로 발은 잡는 것은 유지한 채) 곧 등을 대고 누운 자세에서 옆으로 앉은 자세로 전환하는 데 필요한 컨트롤 능력을 가지게 될 것이다.

19. 동작을 마무리하면, 왼쪽으로 같은 움직임 세트를 반복한다.

변형

발을 잡는 방식을 다르게 하여 등을 대고 누운 자세에서 옆으로 앉은 자세로 전환할 수 있다. 손을 반대로 하여 왼손으로 오른발 뒤꿈치를 쥐고 오른손으론 발의 바깥쪽을 잡는다.

또한 오로지 '한쪽 손'만 발의 바깥쪽을 잡고 이 동작을 할 수도 있다. 각각의 손으로 각각의 발을 잡고 동작을 해보자. 어떤 경우에서든, 동작의 핵심은 머리를 팔꿈치, 무릎, 그리고 고관절 위로 내리는 것을 유지하여, 누운 자세에서 앉는 자세로 가는 중 척추 세움을 돕는 것이다.

20. 배를 대고 누운 자세에서 앉은 자세로 움직이기

목적

배를 대고 누운 자세에서 앉는 자세로 움직이는 재미있는 동작을 통해 강력한 고관절 신전과 회전 동작을 몸통 조절 능력과 통합한다.

움직임

1. 바닥에 배를 대고 눕는다. 한쪽 손바닥을 다른 손의 손등 위에 올려놓고, 오른쪽 뺨을 그 위에 놓아 머리가 왼쪽을 향하도록 한다.

2. 무릎을 구부려 아래 다리를 수직으로 세워 두 발이 천장을 향하도록 한다. 두 무릎과 발을 마치 밧줄로 묶은 듯이 하나로 모은다.

3. 두 무릎과 발을 하나로 모은 채, 두 발을 바닥을 향해 오른쪽으로 기울인다. 이때 오른쪽 무릎을 중심축으로 움직이기 때문에 동작 중 왼쪽 무릎은 바닥에서 떨어진다.

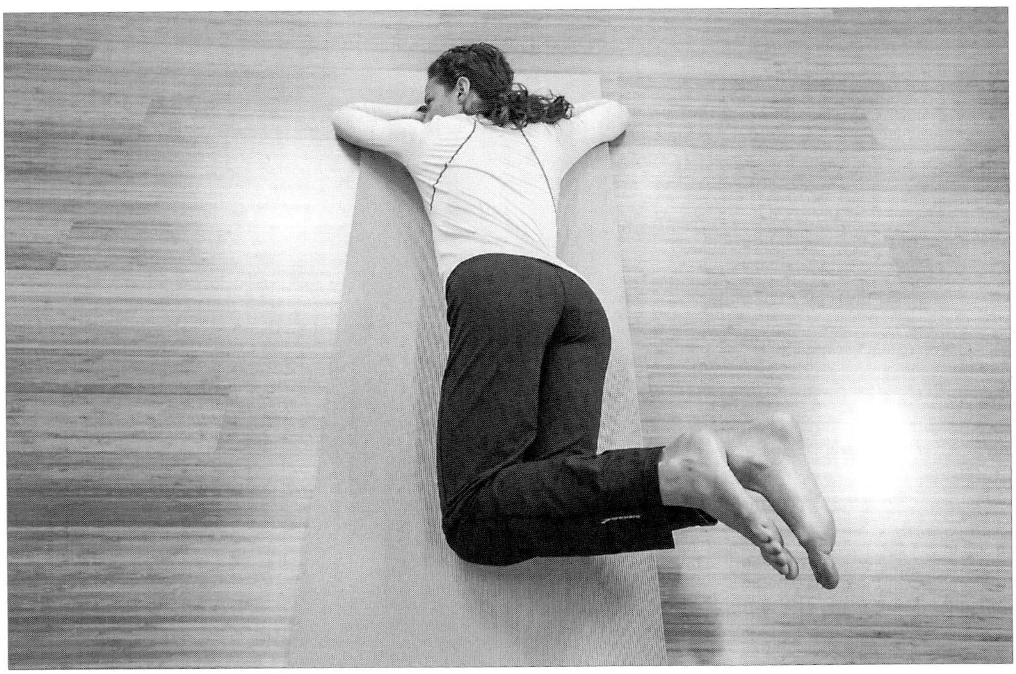

두 발이 기울어질 때 편안한 움직임 범위가 어디인지 찾는다. 흉곽과 척추로 들어오는 회전을 느껴라. 다리 기울기가 편해지기 위해 흉곽, 견갑골, 척추의 어느 부분이 부드러워져야 하는지 동작을 여러 번 반복한다.

4. 두 발을 중간 위치로 되돌린다. 머리를 오른쪽으로 돌리고 이번엔 두 발을 왼쪽으로 기울인다. 왼쪽으로 기울일 때와 오른쪽으로 기울일 때 어느 쪽이 더 수월한지 비교하여 느껴본다.

5. 두 발을 다시 중간으로 가져오고 이번에는 오른쪽으로 기울인다. 왼쪽으로 기울일 때 보다 더 어려운가 쉬운가? 좌우로 기울여보면서 차이를 확실히 확인한다. 견갑골들이 흉곽 위에서 미끄러지듯 움직이게 하여 흉곽과 두 발이 잘 움직일 수 있도록 한다.

6. 머리를 왼쪽으로 돌린다. 두 다리를 오른쪽으로 편안한 만큼 넘기고 그 위치에서 멈춰 있게 한다. 만약 두 발이 바닥에서 떨어져 있다면 그 거리는 어느 정도인지 확인한다.

7. 다리의 위치를 유지하면서 머리를 반대편으로 돌릴 수 있는가? 만약 그럴 수 없다면, 다리를 조금 움직여서 머리를 반대편으로 돌리도록 한다. 다리를 조금 움직인 위치에 그대로 놓고 머리를 좌우로 돌려본다.

8. 편안한 자세로 휴식을 취한다.

9. 푸시업 자세로 손을 놓는다. 머리는 왼쪽으로 돌린다.

10. 다리를 오른쪽으로 기울이고 두 손을 이용하여 회전 동작을 돕고 머리를 들어 왼쪽 어깨 너머로 두 발이 바닥으로 향하는 것을 본다.

11. 두 발과 머리의 움직임이 동시에 일어나도록, 발이 기울기 시작하자마자 왼쪽 어깨 너머로 발을 볼 수 있을 때까지 머리를 들고 왼쪽으로 호를 그리며 움직인다. 그리고 난 뒤 머리와 발이 시작 자세로 올 때까지 동시에 내린다. 전체 움직임은 머리에서 발까지 조화로운 느낌으로 이루어져야 한다.

12. 두 발을 오른쪽으로 기울이고 두 발을 보기 위해 머리를 든다. 동작이 움직임 범위 끝에 다다르고 그 모습을 볼 수 있다면, 왼쪽 무릎을 오른쪽 무릎에서부터 오른쪽 다리 아래를 따라 미끄러지듯 움직여 오른발 옆 바닥에 놓는다. 이 동작을 할 때, 오른손으로 바닥을 밀어 오른쪽 엉덩이로 앉을 수 있도록 돕는다.

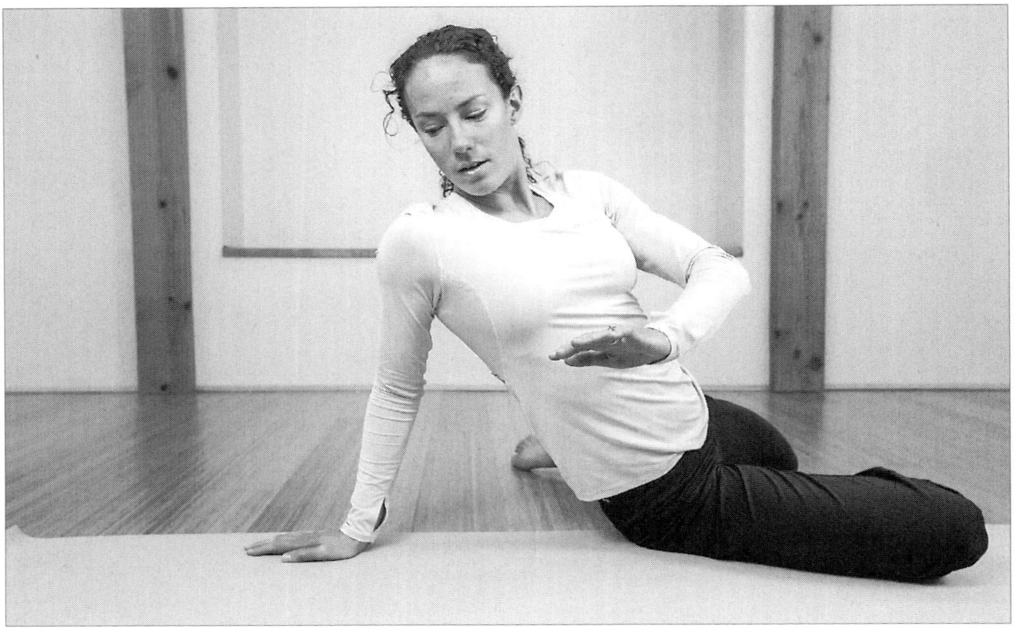

13. 이제 같은 움직임 경로로 배를 부드럽게 원래 위치로 돌릴 수 있는가? 바닥에 위치한 오른손을 보고, 시작 자세에서의 왼손 위치가 어디였는지 생각한다. 가슴을 바닥으로 내리고 골반과 무릎이 시작 자세로 돌아올 때까지 왼손을 시작 위치로 미끄러지듯 움직인다.

14. 이 동작을 반복하면서 매번 반복할 때마다 동작이 더 부드럽고, 우아하고 편하게 이루어지도록 한다.

15. 이 동작을 양쪽으로 한다. 동작을 할 때, 움직임을 더 부드럽게 할 수 있는 팁을 알려주겠다. 위에 있는 다리를 미끄러뜨릴 때, 엉덩이 근육을 이용하여 아래에 위치한 발을 뒤쪽으로 '찬다'. 뒤로 차는 파워는 앉는 동작을 도와줄 것이다. 바닥에 지탱한 손에 힘을

단단히 주어 앉는 동작을 위해 몸을 밀어내도록 한다. 이 동작이 몸을 밀어내는 가장 강력한 자세임을 기억하라.

16. 바닥으로 자세를 되돌릴 때, 가슴을 당겨 수동적으로 시작 자세로 되돌릴 때까지 두 다리는 가능한 그 위치를 유지하도록 한다.

17. 이 움직임이 편해지면, 좌우로 가능한 신속하게 움직여서 그 가속도를 이용하여 손으로 밀어내는 힘을 최소화하는 방법으로 동작을 만들어본다.

21. 크롤링 파트 1

목적

몸 이동 패턴에서 팔다리의 몸 가까운 부위의 컨트롤 능력 발달

움직임

1. 양손과 무릎을 바닥에 놓는다. 양손은 각각 양 어깨 바로 밑에 위치시키고, 양 무릎은 각각 양쪽 고관절 바로 아래에 위치시킨다. 척추를 길게 만들고 체중을 몸의 4군데 지지점에 고르게 분포시킨다.

2. 오른손을 바닥으로부터 들어, 오른쪽 어깨를 천장 쪽으로 올린다. 든 팔을 축 늘어뜨린 밧줄처럼 생각하여 팔의 모든 근육들을 완전히 수동적인 상태로 만든다. 이 움직임은 몸통으로 조절하도록 한다.

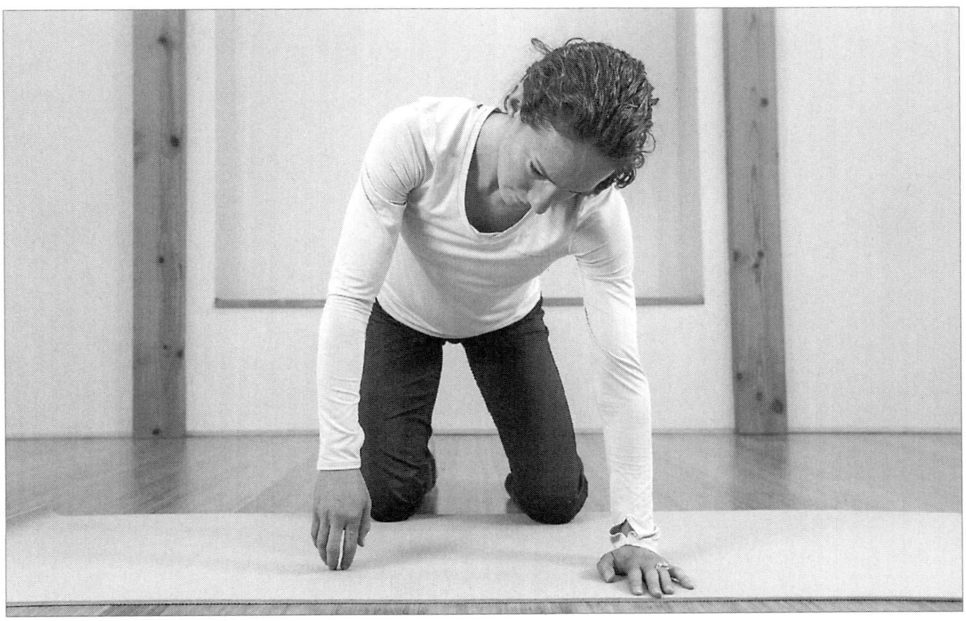

오른쪽 어깨를 천장으로 움직일 때 견갑골을 뒤쪽으로 움직이고 가슴을 오른쪽으로 돌리도록 한다. 오른손을 드는 동작을 할 때 왼손과 왼쪽 무릎에 체중이 이동하는 것이 느껴지는가?

3. 휴식을 취한다.

4. 같은 동작을 왼쪽으로 몇 차례 반복한다. 이때 팔을 밧줄처럼 완전히 늘어뜨리고 수동적으로 만드는 것에 유념한다. 손은 바닥에서 천천히 벗겨내듯 떨어뜨린다. 손꿈치에서 시작하여 손가락 순서로. 손을 내려놓을 때는 손가락이 먼저 바닥에 닿고 다음에 손꿈치가 오도록 한다.

5. 동작을 멈춘다.

6. 오른쪽 고관절을 천장 쪽으로 움직여 오른쪽 무릎을 바닥에서 떨어뜨린다. 오른발은 바닥에 놔둔다.

   팔을 들 때와 마찬가지로, 이 움직임을 위해 다리의 어떠한 근육도 사용하지 않도록 한다. 다리를 들 때 골반이 어떻게 돌아가는지 느껴보고, 나머지 팔다리에 체중이 어떻게 이동하는지 느껴본다.

7. 다른 쪽 무릎으로 같은 동작을 한다. 어느 쪽 무릎이 더 들기 쉬운가?

8. 동작을 멈춘다.

9. 오른손과 무릎을 동시에 바닥에서 들고 내리는 것을 여러 차례 반복한다. 이 움직임을 가능한 부드럽게 통제하면서 수행하여, 동작을 하는 내내 지속적으로 천천히 움직이고 바닥에 내릴 때도 급하게 내려놓지 않는다.

   무게중심을 몸을 지탱하는 왼편 팔다리로 옮기기 위해 왼쪽으로 체중 이동이 일어나는 것을 확인한다. 오른손과 무릎을 들 때 고개를 들고 오른쪽으로 시선을 보내라. 그 뒤 손과 무릎을 내릴 때 고개를 내려 왼손으로 시선을 보낸다.

10. 이번엔 반대쪽으로 같은 동작을 하여, 왼손과 왼쪽 무릎을 바닥에서부터 든다. 이때 오른손과 오른쪽 무릎으로 몸을 지탱한다. 가능한 필요 없는 근긴장은 없애도록 한다. 어느 쪽으로 할 때 균형잡기 쉬운가?

11. 이제 동작을 좌우로 번갈아가며 수행하여, 오른쪽을 들고 그 뒤엔 왼쪽을 든다. 리듬 있게 동작을 할 수 있게 되면, 몇 차례 앞으로 한 발짝 갔다가 뒤로도 한 발짝 가본다. 이는 동측 패턴 크롤링으로, 한쪽 손과 같은 쪽 무릎으로 하는 크롤링이다.

12. 동작을 멈춘다.

13. 오른손과 왼쪽 무릎을 동시에 바닥으로 떨어뜨린다. 이때 팔다리는 마치 밧줄이 매달려 있는 듯한 느낌으로 늘어뜨린다. 가장 높이 들 수 있는 위치에서 동작을 고정하여 양 어깨와 고관절 사이에 카운터 로테이션을 만드는 몸통 근육의 활성화를 확인한다.

14. 같은 동작을 반대쪽 손과 무릎으로 하며 비교해보라. 어느 쪽이 더 자연스러운 느낌을 주는가?

15. 이번에는 오른손과 무릎을 들고 각각 앞으로 한 발짝 내딛어라. 그리고 그 대칭되는 손과 무릎을 한 발짝 앞으로 내딛어서 대측성 패턴으로 앞으로 기어가도록 한다.

    동작을 할 때 양팔과 다리의 근육 활동은 최소한으로 유지한다. 즉 움직임들은 대부분 몸의 중심으로부터 조절되어야 한다. 먹잇감을 향해 가는 사자의 느리면서도 파워풀한 동작을 이미지화한다.

16. 앞뒤로, 빠르고 느리게 기어본다. 머리를 고정시키지 말고 수평이 되게 쳐다보고 또 좌우로 움직여본다. 기어가는 도중 즉시 옆으로 누운 자세를 취할 수 있는가? (힌트: 아기가 움직이는 것을 관찰해보라. 아기는 이러한 동작을 끊임없이 반복한다.)

17. 준비가 됐다면, 일어나서 주위를 잠깐 걸어본다. 보행 중 사용하는 크로스 래터럴 패턴 cross-lateral pattern을 관찰하라. 오른쪽 어깨가 뒤로 움직이는 동시에 왼쪽 엉덩이가 뒤로 움직이는 것이 어떻게 일어나고 있는지를 보라. 몸의 중심이 어떻게 양팔과 다리들을 조절하는지 느낄 수 있는가? 몸 중심에 있는 파워풀한 근육들에 대해 팔다리가 축 늘어진 밧줄들처럼 반응하는가?

22. 크롤링 파트 2

목적

크롤링에서 나오는 몇 가지 독특한 움직임을 사용하여 안정성과 균형감을 만드는 심부 고관절 근육들의 기능을 촉진한다.

움직임

1. 양손과 무릎을 바닥에 댄다.

2. 오른쪽 무릎을 앞쪽으로 미끄러지듯 당겨 왼쪽으로 놓고, 오른발을 왼쪽 무릎 주변을 쓸듯이 움직여 왼발 밑으로 내린다. 이 움직임은 오른쪽 무릎이 왼쪽 무릎 바로 바깥쪽에 올 때까지 한다.

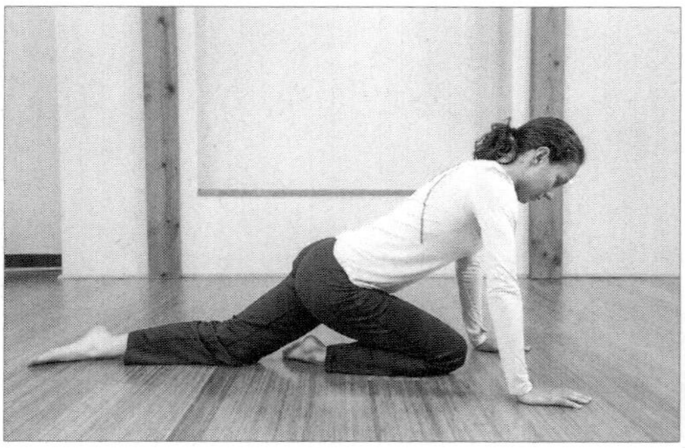
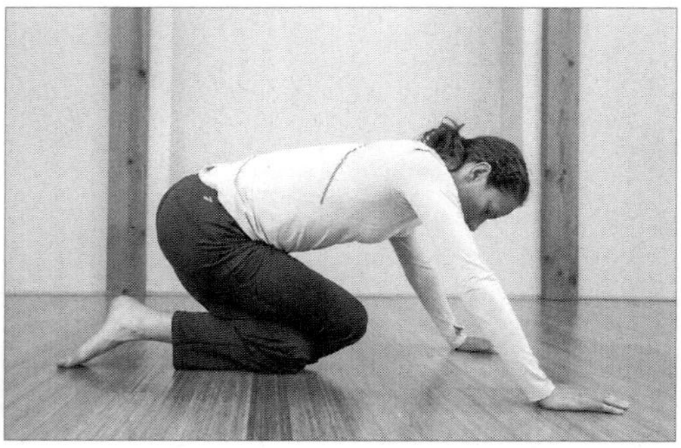

3. 다시 시작 자세로 다리를 가져오고 이 동작을 여러 번 반복한다.

4. 오른쪽 다리를 움직일 때 바닥으로부터 떨어뜨리지 마라. 즉 오른발의 무릎, 아래쪽 다리 그리고 발은 바닥에 붙이고 있어야 한다.

   왼쪽 고관절이 균형을 잡고 잘 지지해서 오른쪽 무릎이 자유롭게 움직일 수 있는지 보라. 왼쪽 고관절 뒤쪽의 근육들이 작동하는 느낌이 드는가?

5. 이번엔 같은 동작을 반대쪽 무릎으로 한다. 왼발을 오른손과 무릎 사이로 지날 때까지 앞으로 당기고, 오른쪽 무릎 바깥에 걸쳐질 때까지 뒤로 밀어넣어라.

무릎을 앞으로 밀 때, 머리를 아래로 숙이게 되는가? 위로 드는가? 머리를 들어보기도 하고 내려보기도 하자. 무릎을 앞으로 밀 때마다 고개를 위로 들고, 뒤로 밀 때마다 고개를 숙여라.

그러고 나서 그 반대로 해보자. 어떻게 하는 것이 더 자연스러운가?

6. 시작 자세로 돌아와서 휴식을 취한다.

7. 오른쪽 무릎을 바닥에 붙인 채로 뒤로 밀고 왼발을 뒤에서 밀 수 있을 때까지 왼쪽으로 보낸다. 그 뒤 왼쪽 무릎 바깥으로 걸칠 수 있을 때까지 앞으로 당긴다. 오른쪽 무릎을 시작 자세로 되돌리고 이 움직임을 여러 차례 반복한다.

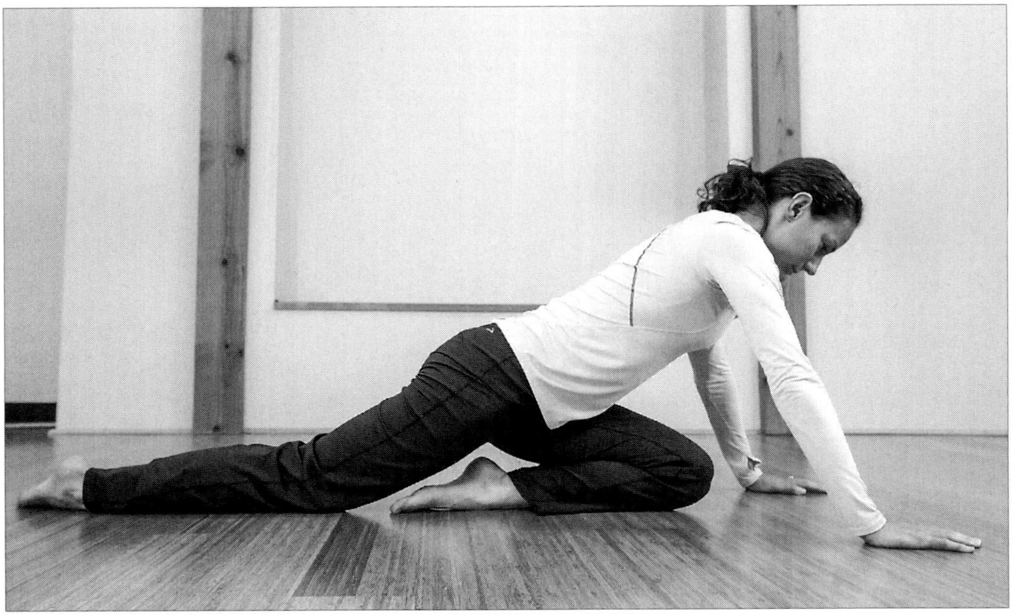

이전 동작과 마찬가지로, 다리를 움직일 때 무릎과 아래 다리 그리고 발은 항상 바닥에서 떨어져서는 안 된다. 즉 다리를 들지 않아야 한다. 발이 깔끔하게 움직일 수 있도록 골반을 뒤로 돌린다. 왼쪽 엉덩이 뒤쪽 근육들이 스트레칭되고 움직이는 느낌이 든다.

8. 휴식을 취한다.

9. 같은 동작을 반대편으로 해본다. 즉 왼쪽 무릎을 오른발 뒤로 보내고 다시 오른쪽 무릎 바깥으로 걸친다.

10. 이 동작을 몇 차례 반복한 뒤, 동작을 하나로 합친다. 즉 왼쪽 무릎을 미끄러지듯이 움직여 오른발과 오른쪽 무릎 주위로 완전히 원을 그린다.

   이 움직임을 할 때, 무릎 움직임에 따라 머리를 드는지 숙이는지 본다. 어떤 패턴이 나타나는가? 움직임이 척추 전체와 조화를 이루도록 한다.

11. 동작을 멈춘다.

12. 오른쪽 무릎을 왼쪽 무릎 위로 움직이고, 그 뒤에 왼발 아래로 움직인다. 왼쪽 무릎 바깥에 올 때마다 동작을 멈추고 방향을 바꾼다. 다시, 골반이 앞뒤로 움직일 때의 리듬을 느끼고 양손과 무릎 사이에 체중이 어떻게 이동하는지 느껴본다.

13. 동작을 멈춘다.

14. 오른쪽 무릎을 위로 그리고 왼쪽 무릎 주위로 움직인다. 그 뒤 왼쪽 무릎을 아래로 내려 오른발을 지나 그대로 오른쪽 무릎 바깥에 걸쳐지도록 다시 위로 움직인다. 같은 동작을 반대 다리로도 서로 번갈아가면서 하여 점차 앞으로 몸이 나아가도록 한다. 이처럼 특이한 방식으로 앞으로 기어나가기 위해 양손을 적절하게 움직인다.

15. 앞으로 전진하는 무릎들의 움직임 균형을 잡기 위해 손을 앞으로 내밀 최적의 타이밍을 찾도록 한다. 일반적인 기어가기처럼, 서로 반대쪽 손과 무릎이 앞으로 움직이는 것이 가장 쉬운 타이밍일 수도 있다.

16. 같은 방식으로 뒤로 기어갈 수 있는가?

23. 발과 발목의 움직임 연결하기

목적

거골하 관절subtalar joint에서 일어나는 복합적인 회전 및 기울기 움직임들과 발목, 무릎과 고관절의 움직임을 조화롭게 연결한다.

주의: 이번 레슨을 하는 동안 발에서 경련이 일어날 수도 있다. 이 경우에 경련이 멎을 때까지 동작을 멈추었다가 다시 시작하도록 한다.

움직임

1. 배를 바닥에 대고 눕고 이마를 손 위에 올린다. 양 무릎을 구부려서 아랫다리가 천장을 향하도록 한다.

2. 이때 아랫다리는 바닥과 완전히 수직을 이루어야 한다. 어느 한쪽으로 기울어져서는 안 된다.

3. 두 발바닥은 천장과 평행이 되도록 정렬한다. 발바닥 위치가 제대로 되었는지 확인하기 위해 뒤로 쳐다볼 수 있다.

4. 양쪽 무릎, 발목 그리고 발을 모은다. 즉 무릎이 서로 닿고, 발뒤꿈치 안쪽이 서로 닿고, 엄지발가락 볼 부분이 서로 닿는다.

5. 양쪽 엄지발가락 볼과 발뒤꿈치를 붙인 상태로 발목 굴곡, 신전 동작을 반복한다. 발 근육에서 경련이 나는 듯한 느낌이 드는가?

6. 이번엔 엄지발가락 볼과 무릎은 붙이고 발꿈치는 떨어뜨린다. 다시 발꿈치를 서로 붙인다. 이 동작을 여러 차례 반복한다.

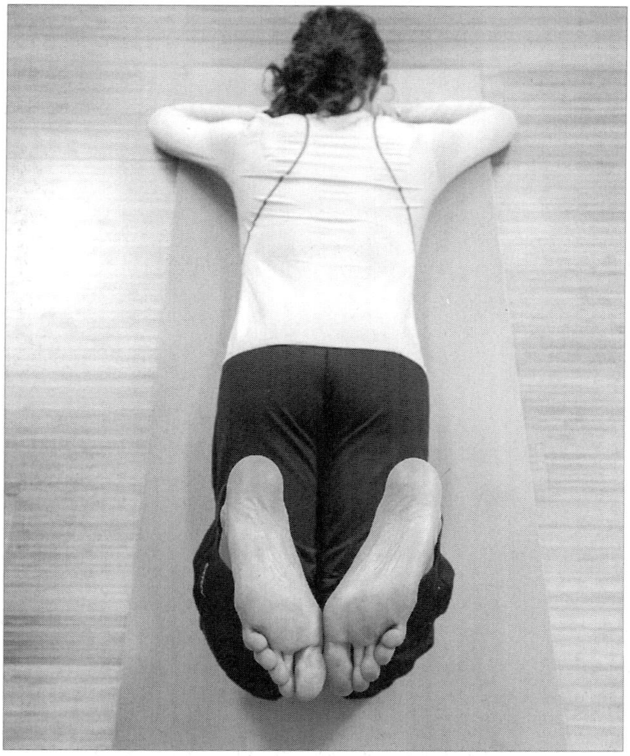

이 동작을 부드럽고 쉽게 할 수 있는가 아니면 동작을 하는 게 부자연스럽고 힘든가?
이 동작을 할 때 어느 근육들이 사용되는 느낌이 드는가?

7. 이제 동작을 반대로 하여, 발뒤꿈치는 붙은 채로 두고 엄지발가락을 서로 떨어뜨릴 수 있는가? 어떤 동작이 더 하기 쉬운가? 두 동작을 번갈아가면서 해보고 어느 동작이 더 쉬운지 찾아보자. 동작 사이의 전환이 부드럽게 이어지는지 보자.

8. 이번엔 왼발은 그대로 둔 채, 오른발로만 위 동작을 번갈아가면서 해본다. 다음엔 바을 바꿔서 왼발로만 동작을 한다. 어느 쪽이 더 쉽게 되는가?

9. 의자에 앉아서 양발을 바닥에 가지런히 놓는다. 오른발이 바닥에 접촉한 느낌이 어떤지 느껴본다. 발꿈치, 엄지발가락 볼, 그리고 새끼발가락 볼이 바닥에 닿은 느낌의 특정 질감을 확인한다.

10. 오른쪽 엄지발가락 볼이 바닥에 고정되어 있다고 상상하라. 그 고정된 위치를 중심으로 고정하고 오른쪽 발꿈치를 좌우로 바닥을 미끄러지듯 움직이며 회전시켜본다.

    어느 방향이 움직이기 더 쉬운가? 무릎에서 이 움직임을 느낄 수 있는가? 고관절에서도 움직임이 느껴지는가?

11. 이제 발뒤꿈치를 바닥에 고정시키고 발가락 쪽을 안팎으로 움직여본다.

    발을 돌릴 때 바닥에 발을 붙인 상태가 어떻게 변하는가? 발을 돌리는 동작이 발 아치에는 어떤 영향을 미치는가?

12. 발을 중립 위치로 가져온다. 그리고 오른쪽 무릎을 안팎으로 움직여 오른발이 안쪽과 바깥쪽으로 회전할 수 있게 한다.

13. 이제 오른쪽 발바닥을 바닥에 편평하게 붙인 채 무릎을 앞뒤로 기울여본다. 이때 엄지발가락 볼과 새끼발가락은 바닥에 단단하게 고정해야 한다.

14. 동작을 거꾸로 하면 어떠한가? 무릎 위치를 고정한 채로 오른발을 안쪽에서 바깥쪽 발날로 기울일 수 있는가?

15. 발뒤꿈치를 고정하고 발가락 쪽을 회전하는 움직임으로 돌아온다. 발을 회전할 때 발이 좌우로 기울어지는 것이 느껴지는가? 발을 안쪽으로 돌릴 때, 발의 어느 부분이 바닥에서 떨어지는가? 발을 안쪽으로 돌릴 때 그 부분을 떨어지지 않게 아래로 누를 수 있는가? 발을 좌우로 돌릴 때 엄지발가락 볼과 새끼발가락 볼을 바닥에 단단히 붙여라.

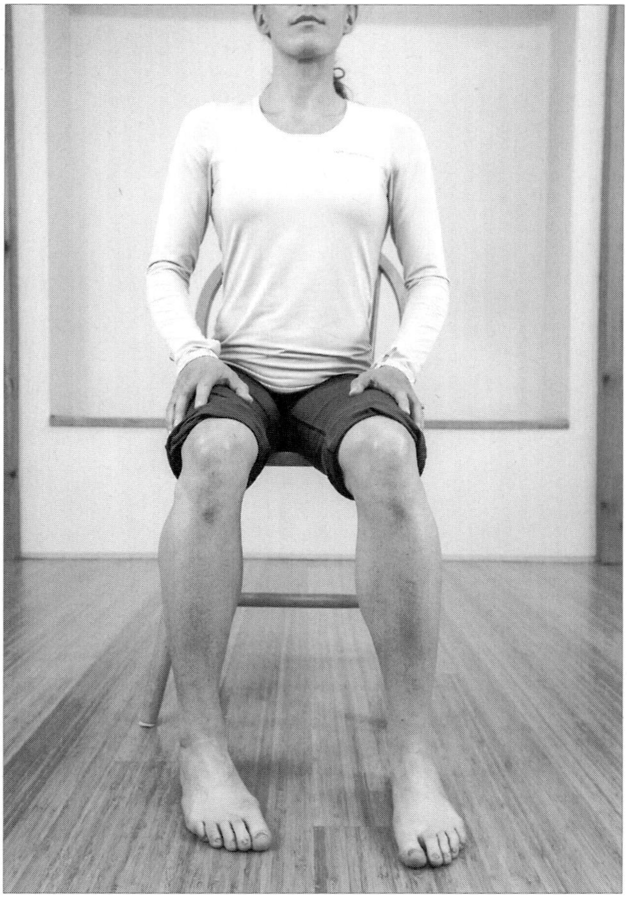

그림과 같이 움직일 때, 발 아치에 있는 근육들을 느낄 수 있는가?

16. 벽을 보고 조금 떨어져서 양손으로 가볍게 벽을 짚고 선다.

17. 오른쪽 엄지발가락을 고정시키고 발뒤꿈치를 안팎으로 돌린다. 골반이 벽을 향한 위치를 유지하여 발이 돌아갈 때 같이 돌아가지 않도록 한다.

    이 움직임을 할 때 고관절에서 일어나는 느낌을 확인한다. 어디에서 움직임이 일어나는지 느낄 수 있는가? 안쪽으로 돌리는 것이 편한가, 바깥으로 돌리는 것이 편한가?

18. 이제 발뒤꿈치를 고정시키고 발가락 쪽을 안팎으로 돌린다. 발뒤꿈치를 돌릴 때보다 더 쉬운가, 어려운가?

19. 발을 안팎으로 돌릴 때 발의 중립 위치(위나 아래로 기울어짐이 없는)를 유지할 수 있는가?

20. 주위를 걷거나 스쿼트와 같은 동작을 하여 오른쪽 발목, 무릎 그리고 고관절 움직임의 질을 왼쪽과 비교해본다. 어떤 차이가 느껴지는가? 이 레슨을 왼쪽으로도 똑같이 해본다.

24. 스쿼트 동작 향상하기

목적

이번 레슨의 목적은 스쿼트 동작을 개선하는 것이다! 그러나 간접적인 방법으로 한다. 아이들은 앉기에서 일어서기 사이에 일어나는 전환 자세를 이용하여 스쿼트를 배운다.

이번 레슨의 모든 움직임들은 바닥에 발을 편평하게 붙이고 양손으로 바닥을 짚는 자세를 기본으로 진행할 것이다. 이 자세는 '포 포인트four point'로 불린다. 간혹 이 자세는 베어 크롤링 자세bear crawling position로도 불린다.

이번 레슨의 각 파트는 이 자세나, 이 자세에서 다른 자세로, 다른 자세에서 이 자세로 전환하는 움직임들로 이루어진다. 일단 이번 레슨의 각 파트가 익숙해지면, 창의적인 방식으로 파트들을 연결해보도록 하자. 이렇게 연결한 움직임들은 운동을 위한 훌륭한 웜 업 동작이 될 것이다.

주의: 다른 레슨들과는 다르게 이번 레슨은 하기 좀 힘들 수 있다(피로감). 통증이 없다는 것을 전제로, 피로감이 생기는 것은 괜찮다. 피로감이 움직임을 컨트롤하고 움직임에 집중하는 것을 방해하지는 않을 것이다. 또 이번 레슨은 다른 레슨들보단 좀 더 길다. 그러니 이 레슨에 익숙해지기 전에는, 한 번에 한두 파트만 연습하는 것이 가장 좋을 것이다.

진단

레슨을 시작하기 전에, 현재 스쿼트 수준을 진단한다. 이때 발뒤꿈치는 바닥에 붙인 채 가능한 아래로 내려갈 수 있어야 한다. 얼마나 내려갈 수 있는가? 골반을 뒤꿈치까지 내릴 수 있는가? 이 자세를 얼마나 편안히 유지할 수 있는가? 얼마나 이 자세를 취할 수 있는가? 스쿼트 자세에서 뒤를 쳐다보기 위해 머리를 돌리거나, 바닥에 있는 물건을 향해 손을 뻗거나, 혹은 체중을 한쪽 발에서 다른 쪽 발로 이동시킬 수 있는가?

비록 이번 레슨이 직접적인 방식으로 스쿼트를 훈련시키진 않지만, 레슨을 연습하면 이 자세에서 기능적 행동을 할 때 변화를 느낄 수 있을 것이다.

움직임

1. 레슨 시작에 앞서 먼저 바르게 선다. 신발은 모두 벗는다. 발은 옆으로 편하게 벌리고 선다.

2. 두 손을 아래로 내려 몸 앞으로 바닥에 편평하게 놓을 수 있을 때까지 몸을 숙인다. 그리고 몸을 일으켜 똑바로 서고 다시 숙인다. 이 동작을 여러 차례 반복한다.

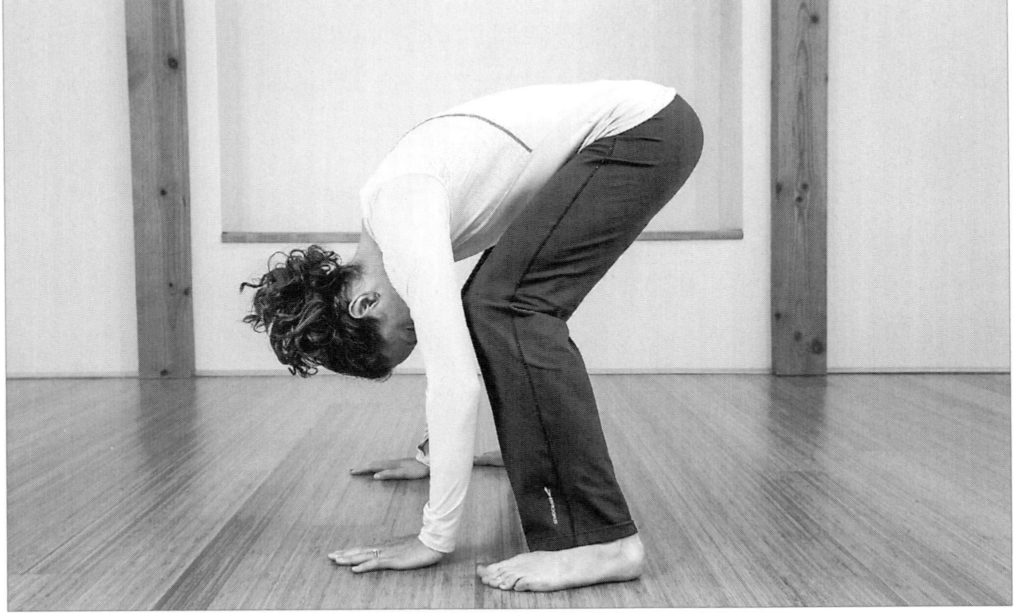

3. 몸을 숙이기 위해 무릎을 구부릴 순 있지만, 두 발뒤꿈치가 바닥에서 떨어져선 안 된다. 만약 몸을 숙이는 게 힘들다면, 앞에 '조금 높은 물건을 두고' 그 위에 손을 내리도록 한다. (역자 주: 몸을 숙이는 것이 힘들다면 의자나 스텝박스와 같은 것을 몸 앞에 놓고 그 위에 손을 내린다.)

4. 두 손을 바닥에 편평하게 놓고, 포 포인트 자세를 취한다. 이 상대적인 포 포인트 자세에 주목한다. 레슨 전체에 걸쳐, 움직임을 더욱 편하고 쉽게 하기 위해 포 포인트 자세를 적절히 수정하여 사용할 것이다.

   두 발 사이를 좀 더 벌리거나, 가깝게 하거나, 바깥이나 안쪽으로 돌릴 수 있다. 또한 두 손과 발 사이의 체중 배분을 다양하게 할 수도 있다. 무릎 굴곡의 적당한 각도를 찾아라. 두 손을 축 늘어뜨리는 것이 나은가? 아니면 두 손으로 단단히 버티는 게 나은가?

5. 이 동작을 반복하면서 모든 동작이 최적으로 일어나기 시작하는 가장 효율적인 방식을 찾을 때까지, 여러 변화를 끊임없이 시도해본다.

   만약 이 동작을 하루 종일 해야 한다면 어떻게 움직일 것인가? (사실 이 동작은 당신이 걷는 법을 배울 때 이미 하루 종일 했던 동작이다.)

6. 휴식을 취한다.

포 포인트 자세에서 주위 둘러보기

1. 다시 두 손을 바닥에 놓는다. 두 손을 계속 바닥에 붙여놓고 포 포인트 자세가 몸을 잘 지탱하고 있는지 확인한다. 자세가 편하게 느껴지도록 조절한다.

2. 이 상태에서 고개를 들어 앞쪽 수평선을 쳐다보고, 다시 고개를 숙여 다리 사이로 몸 뒤쪽을 본다. 이 동작을 여러 차례 반복한다.

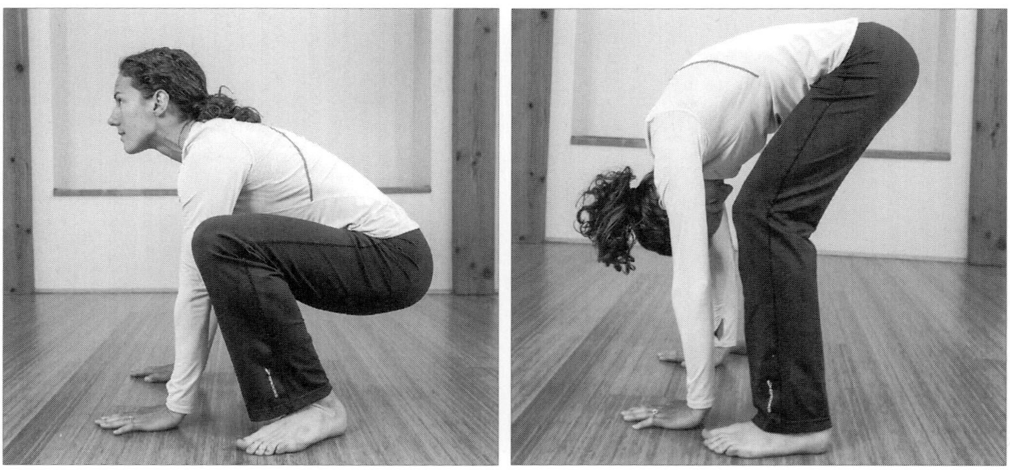

3. 앉던 혹은 서던 편한 자세로 휴식을 취한다.

   다리 사이로 뒤쪽을 볼 때, 가능한 골반을 높이 들어 햄스트링이 스트레칭되는 느낌이 들도록 한다. 고개를 들어 앞을 볼 때, 가능한 골반을 내려 고관절, 가슴과 발목 가동성을 최대한 이용하도록 한다.

4. 다시 포 포인트 자세로 돌아오고 같은 동작을 반복한다. 몸을 들어 앞쪽 수평선을 보고 몸을 숙여 다리 사이를 본다.

   머리와 골반 사이에 상반되는 관계를 주목한다. 하나가 올라가면 다른 하나는 내려간다.

   움직임 범위를 늘리기 위해 손과 발의 위치를 계속해서 조절하라. 저항이 생기는 지점을 그냥 지나치지 말고, 어느 부분에서 저항이 나타나는지 탐색하고, 잠시 기다렸다 움직여라.

5. 앉거나 서서 휴식을 취한다.

6. 다시 포 포인트 자세로 돌아오고 두 발에 실리는 체중 분배를 확인한다. 체중이 안쪽으로 실리는가, 바깥으로 실리는가? 체중을 고르게 분배하고 발의 트라이포드$_{\text{tripod}}$로 강한 (바닥과의) 접촉면을 만들어라. 트라이포드는 엄지발가락 볼, 새끼발가락 볼 그리고 발꿈치로 형성하는 발의 삼각대다. 손으로도 이와 유사한 접촉면을 만들어라.

7. 오른쪽과 왼쪽 그리고 가능하면 몸 뒤쪽을 쳐다본다.

   시야를 넓게 만들기 위해 골반과 척추가 얼마만큼 움직임에 참여해야 하는지 확인한다. 흉곽, 발목 그리고 발에서 나오는 움직임을 느껴라. 몸의 모든 부분들이 조화를 이루어야 한다.

8. 잠시 휴식을 취하고 다시 움직인다. 수평선 상하좌우, 그리고 바닥을 살펴본다.

   몸을 돌릴 때 발 아래의 압력은 어떻게 변하는지 살펴라. 어느 한쪽 발뒤꿈치가 바닥으로부터 떨어지려 하는가?

9. 휴식을 취한다.

포 포인트 자세에서 손 뻗기

1. 포 포인트 자세를 취한다.

2. 오른손에 페인트를 묻혀 바닥에 가능한 넓게 페인트칠을 한다고 상상해보자. 이때 두 발과 다른 손은 바닥에 고정되어 있다. 몸 앞쪽, 양옆, 다리 사이와 몸 뒤쪽에 페인트칠을 해보자.

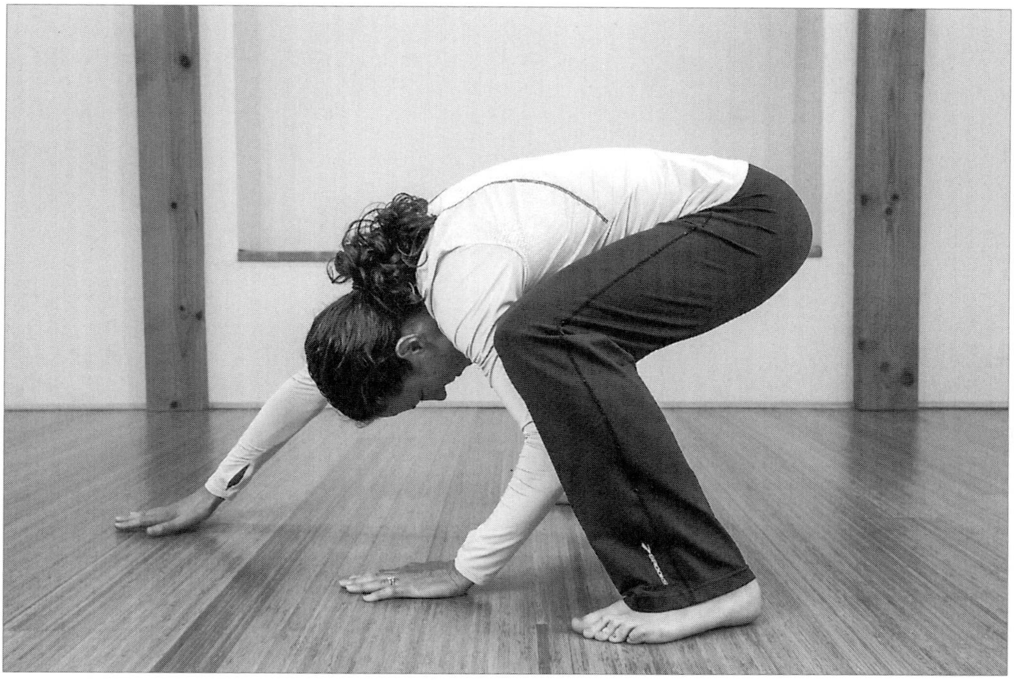

3. 엉덩이와 허벅지의 강력한 근육들이 어떻게 체중을 지탱하고 균형을 잡는지 느껴보라. 골반의 작은 움직임이 어떻게 큰 스트레칭을 만들어내는지 느낄 수 있는가?

4. 휴식을 취한다.

   피로감의 정도를 확인하고 무리하지 않으며 동작이 가능한 범위에서 머물러라. 어떻게 하면 동작을 어렵게 만들지 않고 쉽게 할 수 있는지 익혀라. 우리는 아기였을 때 이와 유사한 움직임들을 하루 종일 했었다. 그때가 더 강해서가 아니라, 단지 더 효율적이었던 것이다.

5. 이제 다시 포 포인트 자세로 돌아와 이번엔 왼손으로 페인트칠을 한다. 모든 방향으로 손을 뻗도록 한다.

이 동작이 몸 전체에서 일어나는 움직임임을 유념하라. 발, 발목, 무릎, 고관절, 척추, 흉곽, 그리고 어깨 모두에서 일어나는 동작이 조화를 이룬다.

6. 휴식을 취한다.

7. 다시 포 포인트 자세를 취하고 이번엔 동시에 두 손을 이용하여 페인트칠을 한다. 두 손을 한꺼번에, 하나씩 따로, 혹은 큰 원을 그리면서 할 수 있다. 이때 손바닥 전체는 바닥에 단단히 붙여 바닥을 살짝 누른다. 어깨는 귀로부터 멀어지게 하고 목은 길게 만들되 긴장이 생겨선 안 된다.

8. 휴식을 취한다.

체중을 이동하기와 걷기

1. 포 포인트 자세를 취한다.

2. 오른손을 바닥에서 들었다가 다시 내려놓는다.

   마치 팔이 로프가 된 것처럼 생각하고 손을 뗀다. 즉 손꿈치가 먼저 떨어지고 뒤이어 손가락들이 떨어진다. 손가락들이 거의 종이 두께만큼 바닥에서 떨어질 때까지 손을 들고, 다시 오른손의 모든 무게가 바닥에 실리게 한다. 이 동작을 마치 바닥을 매우 부드럽게 파듯이 한다.

3. 앉은 자세로 휴식한다.

4. 다시 포 포인트 자세를 취하고 왼손을 같은 방식으로 들고 내린다. 이때도 팔은 마치 로프와 같은 상태여야 한다.

   손을 들기 위해 어떻게 해야 하는가? 손을 들기 위해 다양한 방법을 시도해보고 동작이 가볍고 세밀하게 일어나기 위해 어떻게 해야 하는지 찾도록 한다. 몸의 여러 부분을 동작에 동원할수록, 예를 들어 골반의 움직임이나 움직임의 질이 더 나아질 것이다.

5. 이제 오른손과 왼손을 번갈아가며 들어서 몸을 앞뒤로 흔들어라. 동작의 리듬을 찾아라.

   골반이 좌우로 흔들리며, 체중 이동이 발에서 발로 일어나는 것을 느낄 수 있을 것이다. 이와 같은 간단한 동작을 할 때 우리 몸에 있는 강한 근육들이 얼마나 동원되는지 느껴보라.

6. 휴식을 취한다.

7. 포 포지션 자세를 취한다.

8. 오른발을 바닥에서 들고 다시 내려놓는다. 이 동작을 여러 차례 반복한다.

   얼마나 부드럽고 조용히 오른발을 들고 내릴 수 있는가? 오른발 아래에 저울이 있어서 저울의 숫자가 크게 오르고 내려가도록 한다고 생각하라.

9. 앉아서 휴식을 취한다.

10. 포 포인트 자세로 돌아간다.

11. 왼발을 여러 차례 들어본다.

   체중이 어디로 이동하는가? 오른손? 왼손? 왼발?

12. 이제 번갈아서 움직여본다. 오른발을 들고 내린 뒤 왼발을 들고 내린다. 두 손은 가능한 바닥에 붙인 상태를 유지한다. 발을 들고 내릴 때 가능한 부드럽게 동작한다.

13. 휴식을 취하고 다시 포 포인트 자세를 취한다.

14. 오른발과 오른손을 동시에 들고 원래 자리로 부드럽게 놓는다.

   왼쪽으로 특히 왼쪽 골반으로, 어느 정도 체중 이동을 해야 하는지 느껴본다. 오른쪽 발과 손을 아래로 내릴 때 컨트롤할 수 있는지, 아니면 쿵 하고 떨어뜨리는지 보라.

15. 이제 왼손과 왼발을 들었다가 내린다. 손과 발을 정확히 동시에 들었다가 내리도록 노력한다.

16. 좌우로 번갈아서 움직인다. 즉 오른발과 손을 들었다가, 왼발과 손을 든다. 이렇게 좌우로 몸이 왔다 갔다 할 수 있도록 움직인다.

17. 휴식을 취한다.

18. 다시 자세를 잡고 앞뒤로 기어간다. 움직임에 리듬을 유지하고 앞서 연습한 패턴으로 앞으로 기어간다. 즉 오른손과 발을 함께 앞으로 움직이고 그 뒤에 왼발과 손을 앞으로 움직인다. 그리고 뒤로 움직여 시작 위치로 돌아가고 잠깐 제자리걸음을 한다.

19. 이제 왼쪽으로 게crab가 움직이는 것처럼 이동한다. 즉 손과 발 사이의 거리를 벌렸다가 좁히는 방식으로 움직인다. 그리고 다시 원래 위치로 돌아온다.

20. 휴식을 취한다.

21. 포 포인트 자세를 취한다.

22. 오른발과 왼손을 동시에 든다. 즉 대각선상으로 손발을 든다. 이 동작을 취하는 것이 어려울 수도 있다. 시간을 가지고 연습하면 곧 이 동작을 할 수 있을 것이다.

    만약 조금 다르게 접근하면 이 동작을 취하기 더 쉬울 수도 있다. 즉 오른발과 왼손을 든다고 생각하지 말고, 왼발과 오른손으로 밀어내고 지탱하고 생각해보라.

23. 휴식을 취한다.

24. 이제 반대로 동작을 취해보자. 왼발과 오른손을 동시에 바닥으로부터 든다. 만약 발과 손을 완전히 떨어뜨리지 못한다면 바닥에 살짝 닿아 있어도 된다.

25. 이제 번갈아가면서 동작을 한다. 왼발과 오른손을 들었다가, 다시 오른발과 왼손을 든다. 동작의 리듬과 체중 이동을 위해 어깨에서 일어나는 움직임들을 느껴라.

26. 이제 이 패턴을 유지하고 이용하여 앞으로 기어간다. 그 뒤에 다시 뒤로 기어간다.

27. 휴식을 취한다.

28. 다시 포 포인트 자세를 취한다.

29. 두 손을 들어 두 발 쪽으로 몸을 보낸다. 다음으로 두 발을 들어 두 손 쪽으로 몸을 보낸다.

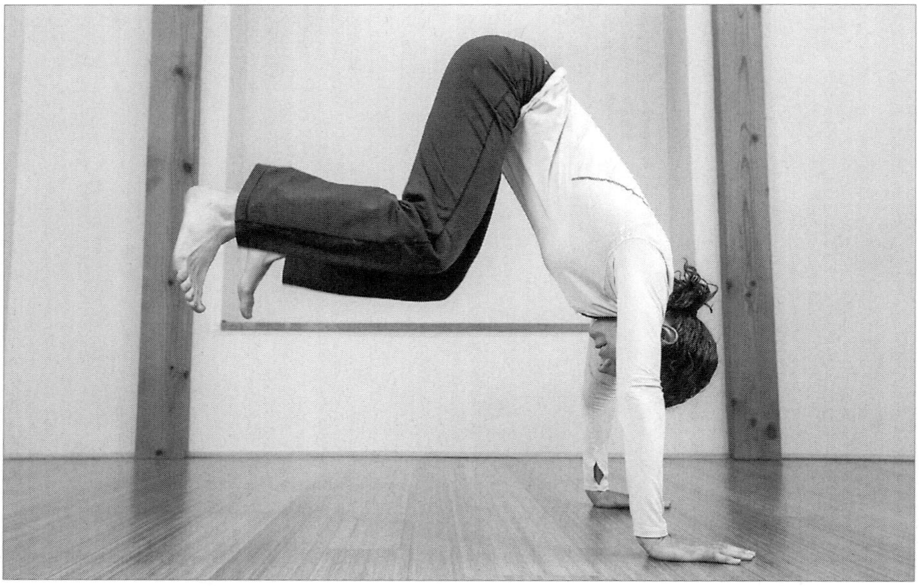

30. 이제 모든 손과 발을 동시에 띄운다. 당신은 이 동작을 할 수 있다. (힌트: 점프한다.) 몇 차례 점프를 하지만 할 수 있는 범위 내에서만 한다.

31. 이제 어떤 패턴이든 원하는 대로 움직여보자. 마치 원숭이처럼 오른쪽, 왼쪽, 또는 옆으로 동측성, 대각선, 게걸음 또는 점핑 패턴을 사용하여 움직여보자.

32. 휴식을 취한다.

33. 주위를 조금 걸어보면서 몸통과 함께 두 팔과 다리 사이의 연결을 느껴보라. 이 신체 부분들이 모두 몸의 중심을 통해 어떻게 서로 당기고 있는가? 가능하다면 네발로 바닥 위를 움직이던 감각을 되살려 보라.

옆으로 앉기로 자세 전환하기

1. 다시 포 포인트 자세를 취한다.

2. 오른손과 오른발 사이의 공간을 보고 그 사이에 선을 그어본다. 왼쪽 무릎을 구부리면서 왼발을 든다. 왼쪽 무릎을 오른발과 오른손 사이에 그은 선 중간 부분에 놓는다.

3. 왼쪽 무릎을 정확한 위치에 놓았다면 왼쪽 엉덩이와 왼쪽 허벅지 바깥 부분으로 앉게 되고 시선은 오른쪽으로 수평선 너머를 보게 될 것이다. 오른발과 두 손은 바닥에 계속 붙어 있어야 한다. 왼발은 오른발 근처의 위치에 놓는다.

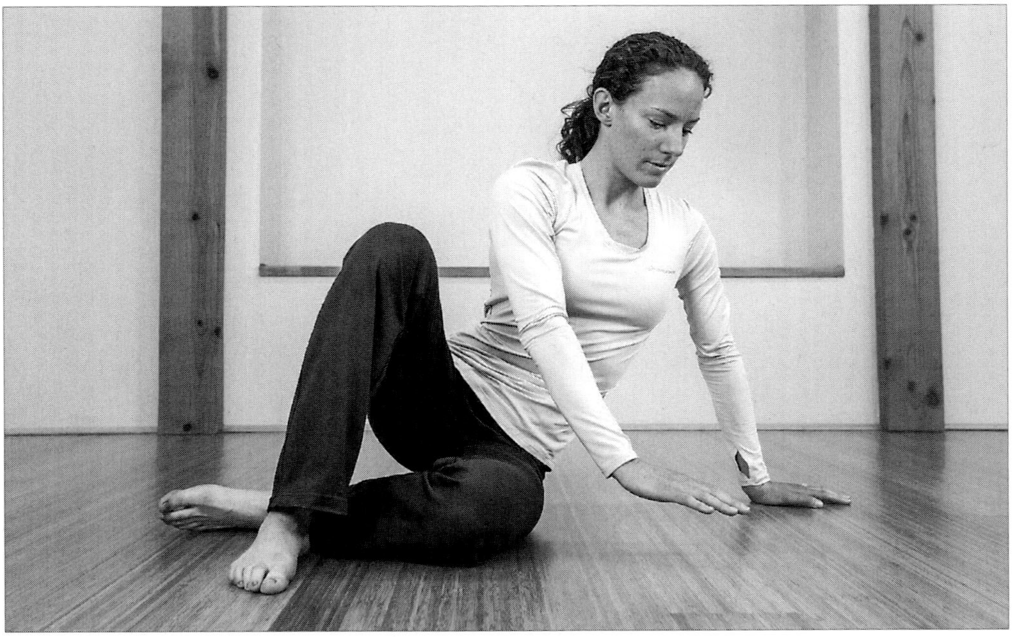

4. 이 자세에서 왼쪽 무릎을 바닥에서부터 들고 원래 위치로 되돌려 다시 포 포인트 자세로 돌아간다. 이제 두 자세 사이를 움직여서 포 포인트 자세와 왼쪽 무릎으로 오른편에 앉는 자세를 번갈아가면서 취한다.

5. 몸을 지지하고 있는 오른발에서 어떤 움직임이 일어나는지 확인한다. 몸을 아래로 돌려 동작을 할 때, 오른발이 중심축을 이루어 회전하는가 아니면 바깥으로 움직이는가? 중심축을 만들기 쉽기 위해 발뒤꿈치가 들리는가? 발뒤꿈치를 들고 앉을 수 있는지 실험해볼 순 있지만, 자연스럽게 움직이도록 내버려둔다.

6. 동작을 멈추고 휴식을 취한다. 만약 동작을 하기 어렵다면, 손이나 무릎의 움직임들을 조절해서 동작이 쉽게 나오도록 한다.

7. 이제 같은 동작을 반대편으로 해본다. 오른쪽 무릎이 왼손과 왼발 사이에 놓이도록 하고, 다시 포 포인트 자세로 간 뒤 이 동작을 반복한다.

8. 동작을 할 때 골반의 궤적에 주목한다. 앉을 때 골반은 아래로 내려가고 왼쪽으로 회전한다. 포 포인트 자세로 움직일 때, 골반은 위로 올라가고 앞쪽을 향하게 된다. 골반의 궤적은 나선형을 그리게 된다.

9. 머리와 골반 사이의 관계를 주목한다. 골반이 바닥 쪽으로 내려갈 때, 머리는 수평선을 보기 위해 위로 들게 되고, 포 포인트 자세를 취할 때 골반은 위, 머리는 아래를 향해야만 한다.

10. 바닥에 몸을 놓을 때 가능한 부드럽게 하여 매우 가볍게 닿도록 한다. 마치 엉덩이로 바닥을 가볍게 키스하는 듯이 닿고 다시 동작을 되돌린다.

11. 휴식을 취한다.

12. 다시 포 포인트 자세를 취한다.

13. 같은 움직임을 좌우로 번갈아가면서 한다. 왼쪽으로 앉은 뒤 포 포인트 자세를 취하고 오른쪽으로 앉는다.

14. 동작의 리듬을 만들어 동작 전환이 매우 부드럽게 이루어지게 한다. 몸을 움직일 때, 바닥에 붙은 양손 중 어느 쪽이 더 가볍게 되는지 확인한다. 예를 들어 오른쪽을 향해 볼 때, 바닥에 붙은 손 중 어느 쪽이 충분히 가벼워서 바닥에서 띄울 수 있는가?

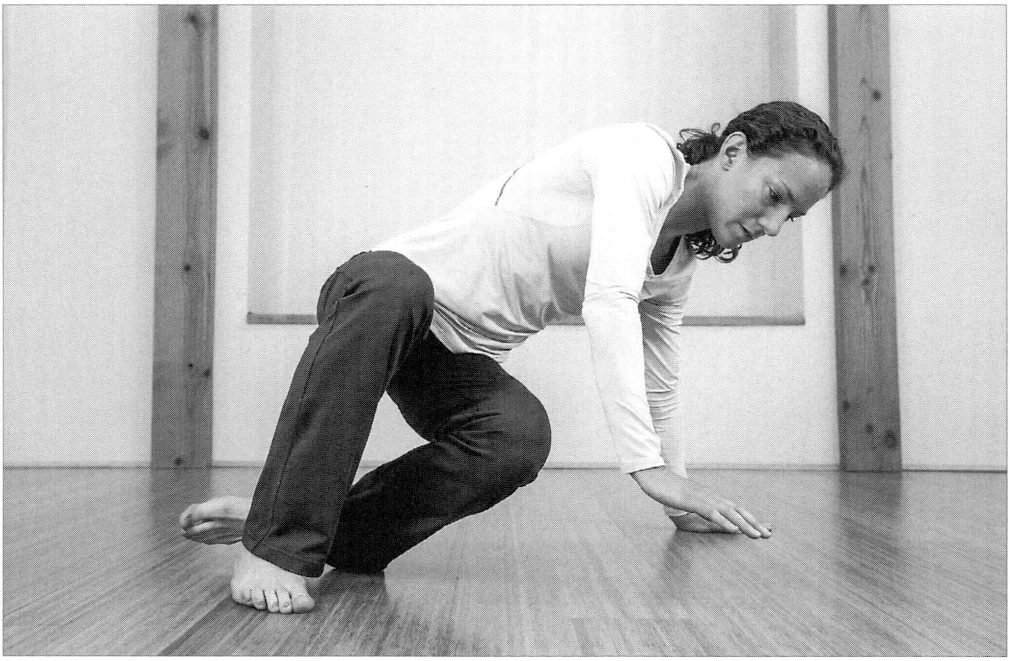

15. 몸을 아래로 내릴 때 한쪽 손을 들고 중간 지점으로 움직일 때 손을 바닥에 되돌려놓는다. 그 뒤에 반대쪽으로 움직일 때 다른 손을 든다.

16. 휴식을 취한다.

17. 포 포인트 자세로 돌아간 뒤 다시 좌우로 움직인다. 동작 속도를 높이기 시작하여, 좌우로 움직일 때마다 엉덩이로 가볍게 바닥을 스친다.

18. 동작과 포 포인트 자세를 전환할 때, 한쪽 발에서 다른 쪽 발로 껑충 뛰면서 동작에 바운스와 스피드를 더 부가할 수 있다. 즉 왼편을 향할 때 왼발에 파워를 실어 점프하여, 오른발로 체중을 옮길 수 있고 오른편으로 몸을 낮출 수 있다. 이런 방식으로 좌우로 번갈아가면서 뛴다.

19. 마치 스프링처럼 각각의 엉덩이에 얼마나 체중이 실리는지 느껴보고 그 부하를 이완시킨 후 다시 다른 쪽 엉덩이에 체중을 실어본다.

20. 휴식을 취한다.

21. 포 포인트 자세를 취한다.

22. 여기선 같은 동작에서 유사한 변형 동작을 소개한다. 오른발을 들되 이번엔 동작 마무리에서 오른쪽 무릎을 편다. 즉 오른쪽 무릎이 곧게 펴진 채 오른쪽 엉덩이로 앉을 수 있도록 오른발을 왼손과 왼발 사이 공간으로 깊게 보낸다.

23. 이 동작을 몇 차례 연습하고, 왼쪽과 오른쪽으로 번갈아가면서 시행해본다. 이 동작 전에 했던 것처럼 좌우로 점프를 할 수도 있다. 마치 브레이크 댄스나 카포에라를 하는 느낌이 들 것이다.

배운 모든 동작을 합쳐본다

이 모든 동작들을 조합하여 다른 방식을 몇 가지나 만들 수 있는가? 이 모든 동작들을 조합하여 5~20분가량으로 만들어 훌륭한 웜업이나 단독으로도 훌륭한 운동으로 수행해보라.

25a. 의자에 앉기 파트 1

목적

더 편안하고 쉽게 앉는다.

주의: **딱딱하고 편평한 의자를 이용할 때 도움이 될 것이다.** (꼭 필수적인 사항은 아니다.)

움직임

1. 두 발을 바닥에 붙이고 의자 앞쪽에 앉는다. 두 손은 무릎 위에 놓는다. 몸의 전반적인 편안한 정도, 숨쉬기 상태, 그리고 좌우를 둘러보는 상태를 살펴본다.

2. 싯 본sit bones이 의자에 닿는 것을 느껴보라. (싯 본은 골반 아래에 툭 튀어나온 뼈들이다. 두 손으로 이 부분을 만져볼 수 있다.)

3. 싯 본 위로 골반을 앞뒤로 회전시켜서 골반의 모양을 느껴보라. 골반의 둥근 부분, 튀어나온 부분, 얇은 부분, 두꺼운 부분, 위나 아래로 각진 부분들을 확인하라. 왼쪽에 실린 체중의 양과 오른쪽을 비교하라. 체중의 분배가 골고루 이루어지게 하라.

4. 골반 회전 범위를 확장시켜서, 앞뒤로 얼마나 멀리 움직일 수 있는지 확인하라.

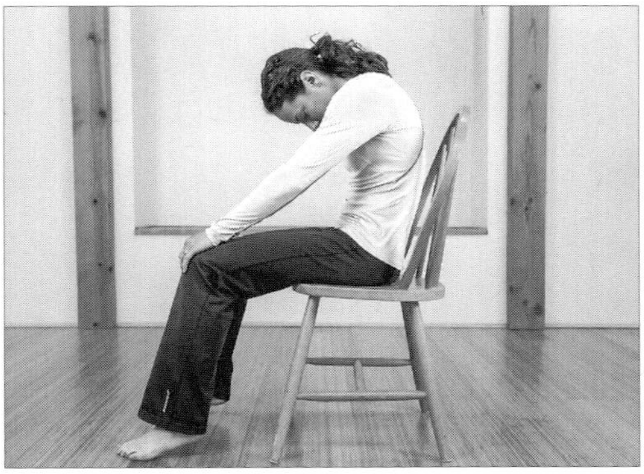

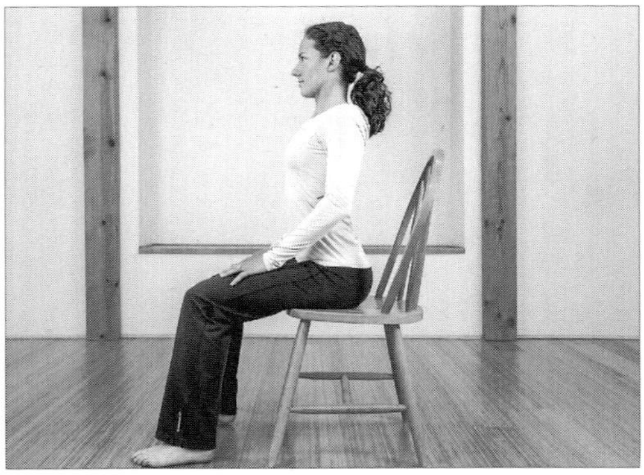

5. 골반을 계속 앞뒤로 움직이면서 한쪽 손을 허리 뒤에 놓는다. 골반을 앞으로 회전시킬 때, 허리에 아치가 생기고 척추뼈가 앞으로 움직이는지 확인하라. 골반을 뒤로 회전 시킬 때, 허리가 둥글게 되고 척추뼈가 뒤로 움직이는지 확인하라. 골반을 앞뒤로 움직일 때 일어나는 변화를 느껴라. 골반을 움직일 때 허리에 있는 근육들이 긴장되고 이완되는 상태를 느껴라.

6. 골반을 계속 앞뒤로 움직이면서 손가락들을 배꼽 위에 놓는다. 골반을 앞으로 회전시킬 때, 배가 확장되도록 하고 배꼽이 앞으로 나오게 한다. 골반을 뒤로 회전시킬 때, 배가 수축하고 배꼽이 뒤로 움직이게 한다. 복부를 확장시킬 때 그 속으로 숨을 들이마시고 수축할 땐 내쉰다.

7. 계속 골반을 움직이고 손가락을 흉골 위에 위치시켜라. 골반이 앞으로 움직일 때 가슴이 확장되고 흉골이 앞과 위로 움직이도록 한다. 골반을 뒤로 회전시킬 때, 가슴이 푹 꺼지고 흉골이 뒤와 아래로 움직이게 한다. 숨을 가슴으로 마시면서 확장하고 내쉬면서 푹 꺼지게 한다.

8. 계속해서 골반을 움직인다. 골반이 뒤로 돌아갈 때, 머리와 눈을 배꼽 쪽으로 향하게 한다. 골반이 앞으로 움직일 때, 머리와 눈이 바로 위 천장 쪽으로 향하게 한다.

9. 골반을 움직이면서 척추 전체가 아치 형태로 휘고 둥글게 되는 형태를 확인한다. 척추 어느 부분이 가장 둥글게 되는가? 어느 부분이 가장 아치 형태로 휘는가? 커브들이 부드럽게 좌우가 대칭을 이루도록 해서 척추의 각 부분들이 동일하게 휘고 둥글게 되도록 한다.

10. 동작을 멈춘다.

11. 머리 위에 손을 얹어 높이를 확인하라. 머리의 수평을 유지하고 전방의 수평선을 바라보면서 골반 움직임을 계속한다.

12. 골반을 앞뒤로 움직이면서 머리의 높이가 변하는 것을 확인한다. 골반을 뒤로 돌리면, 골반의 높이가 낮아지면서 머리의 높이도 낮아질 것이다. 골반을 앞으로 돌리면, 싯 본에서 내려오기 직전까지는 키가 커지지만 그 뒤론 다시 낮아지게 될 것이다. (주의: 키가 작아지는 지점까지 골반을 돌리기 위해선 큰 움직임 범위가 나와야 하는데 이는 확인하기 어렵다.)

13. 싯 본의 가장 높은 부분 위에서 조금씩 움직일 때까지 움직임 범위를 줄인다. 가장 높은 지점에서 동작을 멈추고 머리에 놓은 손을 내린다.

14. 전반적인 편안한 정도, 호흡 상태, 그리고 좌우를 돌아보는 정도를 체크한다. 척추의 길이와 머리로 이어지는 높이를 확인한다. 이전보다 좀 더 쉽게 움직이면서 더 높게 앉아 있는가?

25b. 의자에 앉기 파트 2

목적

더 편히 앉고 자세에 적응력 만들기

움직임

1. 두 발을 바닥에 붙이고 의자 앞쪽에 앉는다. 두 손은 무릎 위에 놓는다. 몸의 전반적인 편안한 정도, 숨쉬기 상태, 그리고 좌우를 둘러보는 상태를 살펴본다.

2. 의자에 닿은 느낌이 어떠한가. 어느 쪽 싯 본에 무게가 더 실리는가?

3. 체중을 오른쪽 싯 본으로 옮겨서 왼쪽 싯 본을 의자로부터 든다. 이 동작을 여러 번 반복한다. 머리와 몸이 오른쪽으로 쏠리는가? 머리 위치가 골반 중심을 유지할 수 있도록 노력한다. 이렇게 하면 몸의 왼편은 짧아질 것이다.

4. 몸 왼편이 짧아지는 느낌을 느끼기 위해 허리에 손을 얹는다. 이때 엄지는 몸 뒤로, 나머지 손가락은 몸 앞에 둔다. 동작을 하면 왼쪽 골반이 갈비뼈 쪽으로 올라가고, 왼쪽 허리는 짧아지고, 손아래 근육들이 수축하는 느낌이 든다.

5. 왼쪽 싯 본은 공중에 떠 있고 오로지 오른쪽 싯 본으로 앉을 때까지 자리를 왼쪽으로 이동한다. 왼쪽 싯 본을 의자보다 아래로 떨어뜨리고 다시 의자보다 위로 올린다. 이 동작을 여러 차례 반복한다. 몸 왼편이 번갈아가며 길어지고 짧아지는 것을 느껴본다.

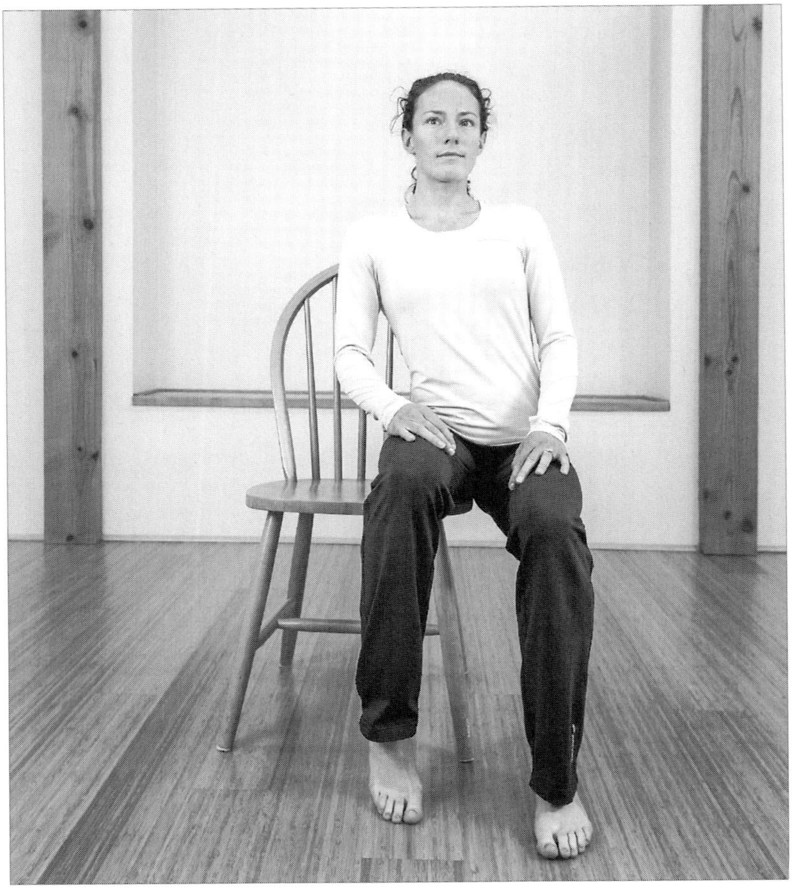

6. 다시 의자 가운데로 이동한다. 왼손을 머리 위에 얹고 왼쪽 팔꿈치를 왼쪽 엉덩이 쪽으로 당긴다. 체중이 어느 쪽 싯 본으로 옮겨지는가? 왼쪽인가, 오른쪽인가? 체중을 오른쪽 싯 본으로 옮기고 왼쪽은 의자로부터 들어올려 보라.

7. 머리가 내려올 때마다, 마치 아코디언처럼 오른쪽 흉곽이 확장되고 왼쪽 흉곽이 수축되는지 확인한다.

8. 두 팔을 양 옆으로 벌려 마치 허수아비처럼 만든다. 두 팔의 높이를 같게 유지하면서 오른팔을 오른쪽으로 더 멀리 보낸다. 싯 본 위에서 체중 이동이 어떻게 일어나는가? 왼쪽인가, 오른쪽인가? 오른쪽 싯 본으로 체중을 이동시키고 왼쪽 싯 본을 의자로부터 들어올린다. 왼쪽 흉곽이 짧아지고 오른쪽 흉곽이 오른쪽으로 밀리는지 확인한다.

9. 동작을 멈춘다.

10. 오른손을 머리 위로 든다. 그리고 마치 사과를 따려고 하는 것처럼 천장을 향해 가능한 높이 뻗는다. 양쪽 싯 본 위에서 체중 이동이 어떻게 일어나는가? 느낌은 어떠한가? 다시 한 번 더, 체중을 오른쪽 싯 본으로 이동시키고 왼쪽 싯 본을 의자로부터 든다. 오른쪽 흉곽이 확장되고 왼쪽은 수축되는 느낌을 확인한다.

11. 같은 움직임을 왼쪽으로 반복한다.

12. 오른손을 천장을 향해 뻗고 그 뒤 왼손을 위로 뻗는다. 두 손을 번갈아가며 뻗는다. 체중 이동이 한쪽 싯 본에서 다른 쪽으로 움직이는지 확인한다. 이 움직임을 이용하여 싯 본을 좌우로 제자리걸음하듯 움직인다.

13. 양손을 몸 옆에 붙이고 싯 본을 한쪽씩 들어서 제자리걸음하듯 움직인다. 체중이 양쪽에 고르게 분배될 때까지 점차 싯 본을 들어올리는 정도를 줄여나간다.

14. 양손을 다시 양 무릎 위에 놓는다. 싯 본을 좌우로 움직여보고, 의자 위에서 싯 본만으로 걸어가듯 몇 번 앞으로 나아갔다가 다시 뒤로 되돌아온다. 머리와 양 어깨에선 상대적으로 움직임이 일어나지 않도록 하여, 머리와 어깨가 골반 위에서 균형을 잡고 움직임의 대부분이 가슴 아래에서 일어나도록 한다.

15. 모든 동작을 마치고 난 뒤, 의자에 편안히 앉은 정도를 재평가한다. 골반의 느낌이 더 생생하게 느껴지는가?

반복과 단계 진행: 옮겨가기

이제 당신은 몇몇 혹은 모든 레슨을 마쳤다. 그럼 다음 단계는 무엇인가?

그 대답은 당신의 목표와 몸 상태에 따라 달라진다. 이제 레슨을 반복하고 단계를 진행하고, 이를 통해 일상생활이나 스포츠 활동에 도움을 줄 수 있도록 하는 데 일반적으로 적용할 수 있는 아이디어를 제시하고자 한다.

- 변형 동작들을 하거나, 여러 동작들을 새롭게 조합하거나, 좀 더 빠르게 동작함으로써 운동 단계를 진행할 수 있다. 스쿼트를 제외하고, 각 레슨에서 사용되는 대부분의 특정 움직임들은 운동 부하를 만들기 위해 저항을 이용하거나 많은 반복을 하는 데 적합하게 설계되진 않았다. 그러나 각 움직임들은, 어떤 방식으로 개선하기만 한다면 다른 운동에서 사용되는 움직임에 도움이 될 수 있다(이행 효과). 예를 들어 나는 날씬한 몸을 만들기 위해 긴 거리로 크롤링하는 것을 추천하지 않지만, 크롤링을 통해 크로스 래터럴 패턴을 개선하게 된다면 달리기 보행 주기를 향상시킬 수 있으며, 이 동작의 부하를 수용할 수 있는 능력을 더 크게 만들 수 있을 것이다.

- 어떤 레슨, 혹은 레슨 중 어느 특정 움직임을 개선하기 위해 흥미, 집중 그리고 어떻게든 개선할 수 있는 능력이 있는 한 그 동작을 언제든지 반복한다. 만약 어떤 동작이나 레슨이 더 이상 도움이 되지 않는다고 느껴진다면 계속해서 반복하지 말고 다른 것을 시도해보라. 그 동작은 나중에 해도 괜찮을 것이다.

- 레슨을 얼마나 반복해야 도움이 되는지 정하는 과정에서 이전에 논의한 신경가소성 변화를 고려하라.

- 이미 잘 발달된 좋은 움직임 습관은 격일로 단지 몇 분간 '활성화' 작업을 하는 것만으로도 유지될 것이다. 이는 몇몇 스쿼트 동작, 롤링 동작, 뻗기 동작, 회전 혹은 크롤링 동작을 포함한 움직임만으로도 할 수 있을 것이다. 이러한 움직임들은 활동적인 운동을 위한 훌륭한 준비나 웜업이 될 수 있으며, 혹은 하루 종일 앉아 있을 때 쉬는 시간, 자세를 환기시키기 위해 할 수도 있을 것이다. 많은 사람들에게 기초적 움직임

을 포함한 활동적인 라이프 스타일이나 운동 프로그램은, 그것만으로도 건강한 움직임 패턴을 유지하기에 충분할 것이다.

- 어느 기간 방치됐던 기본적인 움직임 패턴을 회복하는 데까진 많은 시간과 노력이 필요하다. 새로운 패턴을 구성하는 것은 이보다 더 오래 걸릴 것이다.

- 가장 어려운 작업은 과도한 긴장이나 과도한 위협을 느끼게 하는 비순응적 움직임 습관을 깨는 것이다. 이것을 깨는 데는 끈질김, 낙관적인 태도, 풍부한 지원, 그리고 훌륭한 전문가의 지도가 필요하다. 움직임 문제를 해결하는 데 통증만이 중요한 지표가 아니라는 점을 기억하라.

- 어떤 레슨의 효과가 일시적이었다면, 반복이 필요하며, 이는 레슨을 통해 발휘된 움직임의 신경계 패턴이나 지각 능력이 '깨지기 쉬었다'는 것을 의미할 수 있다. 이는 개선된 패턴이 아직은 영구화되지 못했거나 이미 더 습관화된 다른 움직임 패턴과 경쟁 중인 상태인 것이다.

- 어떤 레슨이든지 그 효과를 지속시키기 위해선, 그 동작을 충분히 반복하여 기본적인 움직임들에 익숙해지고 난 뒤, 더 짧은 시간 동안 같은 효과를 얻을 수 있는지 실험해 보는 것이다. 예를 들어 롤링 레슨에서 몇 차례 연습을 한 뒤, 단지 30초 안에 좌우로 롤링을 함으로써 롤링 레슨의 완전한 효과를 얻을 수 있을 것이다.

- 레슨에서 얻은 효과를 일상생활에 통합시키는 또 다른 방법은 레슨 후 우리 몸의 움직임이 어떻게 달라졌는지 가능한 많은 상황에서 인지해보는 것이다. 예를 들어 특정 레슨을 마친 후 어깨가 더 정렬되고 더 편한 느낌이 들었다면, 이것이 걸음을 걸을 때 어떤 영향을 미치는지 느껴지는가? 물건을 들 때는 어떤가? 컴퓨터 마우스를 잡기 위해 손을 뻗을 때는 어떠한가? 어깨를 사용하는 데 더 오래되고, 더 스트레스를 주는 습관들로 당신을 즉시 되돌리는 활동이 있는가?

- 종종 활동적인 운동, 오랜 시간 취하는 자세, 또는 부정적 감정과 같은 과도한 스트레스 형태에 노출되면 새로 익히 움직임 패턴을 버리고 예전 습관으로 되돌아가게 된다.

나쁜 습관이 다시 나타났다는 것을 일찍 깨달을수록, 나쁜 습관을 억제하고 새롭고 더 바른 습관을 유지할 수 있을 것이다. 즉 하루 중 일어나는 당신의 움직임에 대해 신경 쓰고 자각하는 습관을 늘리는 것이 이러한 레슨에서 얻은 효과들을 통합하는 가장 좋은 방법인 것이다.

- 어떤 레슨을 마치고 난 뒤 걸음을 걸을 때 키가 커지거나 자세가 더 좋아진 것을 느꼈다고 생각해보자. 과연 몇 마일을 뛰고 나서도 그 상태가 유지될까? 숄더 클락 레슨을 하고 난 뒤, 어깨에 있던 습관적인 긴장이 풀렸다면, 무거운 벤치 프레스를 하고 난 뒤 어깨가 다시 굳을까? 만약 과도한 스트레스를 주는 종류의 운동과 상황 뒤에 습관적인 몸의 자기 보호 방식의 움직임이 되돌아왔다면, 이를 깨부수는 지점과 어떤 것이 이것을 야기시키는지 깨닫는 것이 중요하다. 운동 단계 진행은 스트레스 노출 정도의 과정과 점진적인 부하를 이용하여 그 지점을 점차 늘려가는 것을 포함한다. 이는 성공적인 운동 프로그램에 있어 주춧돌이라 할 수 있다.

행운을 빈다!

저자에 대하여

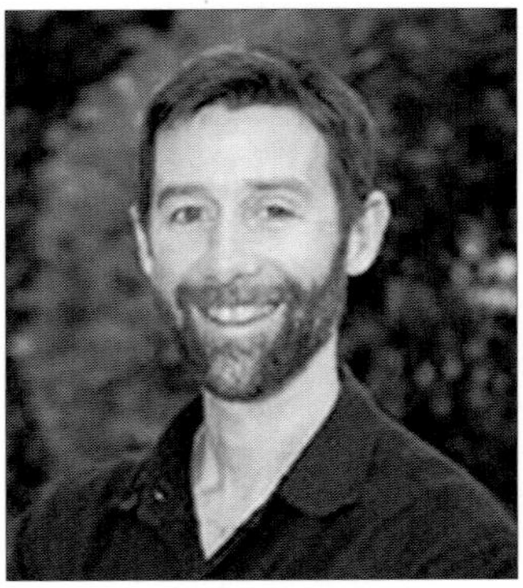

토드 하그로브Todd Hargrove는 그의 아내와 두 딸과 함께 시애틀에서 살고 있다.

그는 공인된 롤퍼이자 휄든크라이스 전문가이며 고객들이 더 잘 움직이고 더 좋은 느낌을 갖게 하기 위한 개인 세션 및 수업을 하고 있다.

더 많은 정보를 알고자 한다면 그의 블로그 bettermovement.org 또는 이 책의 웹사이트 guidetobettermovement.org를 방문하길 바란다.

역자에 대하여

김 지 용

우석대학교 한의학과 졸업

자생한방병원 본원 한방재활의학과 전문의 수료

전) 자생한방병원 TA센터 진료원장

전) SBS 생활경제 건강상담 한의사

현) 자생의료재단 척추관절연구소 연구원

현) <민족의학신문> '척추관절보감' 칼럼

차 민 기

상지대학교 한의학과 졸업

광동한방병원 일반 수련의 수료

SFG(Strong First Girya) Kettlebell Instructor

FMS(Functional Movement Screen)

SFMA(Selective Functional Movement Assessment)

GFM(Ground Force Method) instructor

NASM(national Academy of Sports Medicine) PES/CES

MovLab co-founder

황 현 지

현) 파워존 스텝

American College of Sports Medicine Certified Personal Trainer(ACSM-CPT)

미국스포츠의학회 공인퍼스널트레이너

National Strength and Conditioning Association(NSCA-CSCS)

미국체력관리학회 근력/컨디셔닝 전문가

SFG Kettlebell Instructor

Registered Yoga Teacher 200(Forrest Yoga Foundation Training by Anna Forrest)

FMS(Functional Movement Screen) Certification

Ground Force Method Instructor

움직임을 위한 가이드

1판 1쇄 펴냄 · 2015년 8월 10일

엮은이 · 토드 하그로브
옮긴이 · 김지용, 차민기, 황현지
펴낸이 · 권오현
펴낸곳 · 대성의학사

출판등록 2015년 3월 10일(제2015-000053호)
서울특별시 중구 을지로 126, 2층 (을지로3가)
전화 02)2279-3444 / 팩스 02)2285-0108
Homepage www.medibook.co.kr

값 28,000원

ISBN 978-89-97436-32-3(93690)